U0290016

高职高专规划教材

报 检 实 务

主　编　左显兰
副主编　符建利　訾　颖
参　编　王小丽　屈宁华

机 械 工 业 出 版 社

"报检实务"是一门政策性、专业性和技术性很强的课程。本书根据有关报检业务操作规定，结合高职高专课程项目化教学要求，融合报检员水平测试的内容编写而成。教材编写贯彻"项目导向、任务引领"的原则。全书共包括 6 个项目，分别为：认知出入境检验检疫，办理出境货物报检业务，办理入境货物报检业务，出入境货物运输包装报检，进出境集装箱、出入境交通工具的报检，出入境人员、人员携带物及邮寄物报检。每一项目都设有项目背景、项目知识目标和能力目标分解；每一类货物的进出境报检都设有任务导入；每一项目后面还配有从最新报检水平测试真题中精心挑选的习题，体现了"课证融合"的特点。

　　为方便教学，本书配备了电子课件等教学资源。凡选用本书作为教材的教师均可登录机械工业出版社教育服务网 www.cmpedu.com 免费下载。如有问题请致电010-88379375 联系营销人员，QQ：945379158。

图书在版编目（CIP）数据

报检实务/左显兰主编. —北京：机械工业出版社，2017.11

高职高专规划教材

ISBN 978-7-111-58386-8

Ⅰ．①报… Ⅱ．①左… Ⅲ．①国境检疫—中国—高等职业教育—教材

Ⅳ．①R185.3

中国版本图书馆 CIP 数据核字（2017）第 265116 号

机械工业出版社（北京市百万庄大街 22 号　邮政编码 100037）

策划编辑：乔　晨　　责任编辑：乔　晨　董宇佳

责任校对：黄兴伟　　封面设计：鞠　杨

责任印制：张　博

三河市宏达印刷有限公司印刷

2018 年 1 月第 1 版第 1 次印刷

184mm×260mm · 13.25 印张 · 313 千字

0 001－3000 册

标准书号：ISBN 978-7-111-58386-8

定价：34.00 元

前　言

我国进出口贸易规模已跃居世界首位，出入境检验检疫在保障我国对外经济贸易顺利进行和持续发展、严防疫病疫情传入、保障商品质量、提升通关便利化等方面取得了显著成绩。报检工作是检验检疫的重要环节和联系企业的纽带，具有很强的政策性、专业性和技术性。

国家减少行政审批后，关于报检单位和报检员的管理，以及许多商品的报检规定都发生了巨大变化，比如进出口玩具的监督管理变化，取消入境电池产品汞含量专项检测和备案制度，取消进口旧机电产品备案行政审批，加强事中事后监管等，而目前我们使用的报检教材都是多年前编写的，没有紧跟报检政策的变化而修订。

本书根据最新报检业务操作规定，结合高职高专课程项目化教学要求，融合报检员水平测试的内容编写而成。本书编写贯彻"项目导向、任务引领"的原则。每一项目都设有项目背景、项目知识目标和能力目标分解；每一类货物的进出境报检都设有任务导入，并配有明确的学习任务。

全书共包括6个项目，分别为：认知出入境检验检疫，办理出境货物报检业务，办理入境货物报检业务，出入境货物运输包装报检，进出境集装箱、出入境交通工具的报检，出入境人员、人员携带物及邮寄物报检。编写过程中参照了报检水平测试的内容，将水平测试的报检基础知识和报检职业技能两部分内容，有机融合到了本书中，每一项目后面配备的习题都参考最新报检水平测试真题，体现了高职高专"课证融合"的特点。

本书由左显兰担任主编，负责全书的整体设计和统稿工作。具体编写分工如下：项目一～三由左显兰编写；项目四、五由訾颖编写；项目六的任务一～四由王小丽老师编写，任务五由符建利、屈宁华老师编写。

由于时间和水平有限，书中难免有错误或纰漏，恳请同学们、同行们和专家们批评指正。

为方便教学，本书配备了电子课件等教学资源。凡选用本书作为教材的教师均可登录机械工业出版社教育服务网 www.cmpedu.com 免费下载。如有问题请致信 cmpgaozhi@sina.com，或致电 010-88379375 联系营销人员。

目　录

项目一 认知出入境检验检疫

项目背景：张庭是报关与国际货运专业的一名学生，立志将来从事报检工作。要想成为一名合格的报检员，首先要了解检验检疫工作，知晓其业务流程，掌握报检的基本规定，学会使用《法检目录》。

知识目标：了解出入境检验检疫产生与发展的历史脉络；了解出入境检验检疫的作用与法律体系；知晓检验检疫的业务流程；掌握报检的基本规定；学会使用《法检目录》。

能力目标：能绘制出入境检验检疫的历史脉络图；能绘制检验检疫的业务流程图；能遵守报检的基本规定；能熟练查询《法检目录》。

任务分解：

任务一　绘制出入境检验检疫产生与发展的历史脉络图

任务二　了解出入境检验检疫的作用与法律体系

任务三　掌握报检的基本规定

任务四　绘制检验检疫的业务流程图

任务五　遵守报检企业和报检人员管理规定

任务六　学会查询法检目录

任务一　绘制出入境检验检疫产生与发展的历史脉络图

任务导入

张庭以一名实习生身份进入一家报检单位，实习指导老师带他参加了某检验检疫机构一次货物的现场查验，让其增加感性认识。事后，实习指导老师让他学习相关资料，对出入境检验检疫的产生和发展有一个全面的了解。张庭要完成下列学习任务：

（1）绘制进出口商品检验的产生和发展脉络图；

（2）绘制进出境动植物检疫的产生和发展脉络图；

（3）绘制国境卫生检疫的产生和发展脉络图；

（4）绘制三检合一、国家质检总局形成的历史脉络图。

出入境检验检疫，是指检验检疫机构为了确保人民的生命健康和生活环境的安全，保障国家经济的顺利发展，依照法律、行政法规和国际惯例等有关规定，对出入境的货物、交通运输工具、人员等进行检验检疫、认证及签发官方检验检疫证明等监督管理工作。

报检，是指有关当事人根据法律、行政法规的规定，对外贸易合同的约定或证明履约的需要，向检验检疫机构申请检验、检疫、鉴定，以获准出入境或取得销售使用的合法凭证及某种公证证明所必须履行的法定程序和手续。

中国出入境检验检疫产生于19世纪后期，源自进出口商品检验、进出境动植物检疫和国境卫生检疫，迄今已有 100 多年的历史，尤其是 1978 年我国确立改革开放的基本国策以后，中国出入境检验检疫进入新的历史发展时期。

一、进出口商品检验的产生和发展

进出口商品检验机构与法律体系的产生与发展的历史脉络如图 1-1 和图 1-2 所示。

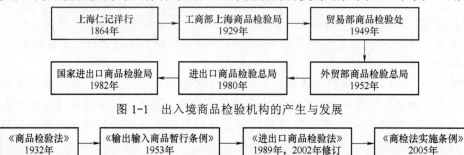

图 1-1　出入境商品检验机构的产生与发展

图 1-2　出入境商品检验法律体系的形成与发展

1864 年，英国劳合氏公司（又称劳埃德船级社）的保险代理人在上海成立仁记洋行，代理劳合氏在华的一切水险和船舶检验、鉴定业务，这是中国第一个办理商品检验的机构。

1928 年，南京国民政府成立以后，提出了"收回检政"和"统一检政"的口号。1928 年国民政府工商部颁布了《商品出口检验暂行规则》。1929 年，工商部颁布了《商品检验局暂行章程》。同年，工商部上海商品检验局成立，这是中国第一家由国家设立的官方商品检验局。1932 年，国民政府行政院通过了《商品检验法》，这是中国商品检验最早的法律。

1949 年，中华人民共和国成立。同年，中央贸易部对外贸易司商品检验处成立，主管全国的进出口商品检验工作。

1952 年，中央贸易部拆分成对外贸易部和商业部，对外贸易部下设商品检验总局，加强了对全国进出口商品检验的领导，并在各地设立了商品检验局。1953 年，政务院颁布《输出输入商品暂行条例》，条例进一步明确了由商检局统一办理对外商检和公证、鉴定工作的职能。

1980 年，国务院做出了关于改革商检管理体制的决定，将外贸部下设的商品检验总局改为中华人民共和国进出口商品检验总局，各地改为进出口商品检验局。

1982 年，进出口商品检验总局更名为国家进出口商品检验局。1989 年 2 月 21 日通过了《中华人民共和国进出口商品检验法》，简称《商检法》，1989 年 8 月 1 日起施行。2002 年 4 月 28 日，第九届全国人民代表大会常务委员会第二十七次会议通过了《全国人民代表大会常务委员关于修改〈中华人民共和国进出口商品检验法〉的决定》，并于 2002 年 10 月 1 日起实施新修改的《商检法》。2005 年 8 月 10 日通过了《中华人民共和国进出口商品检验法实施条例》，2005 年 12 月 1 日开始施行。

二、进出境动植物检疫的产生和发展

出入境动植物检疫机构的产生与发展如图 1-3 所示。

出入境动植物检疫法律体系的形成与发展脉络如图 1-4 所示。

1903 年，中东铁路管理局建立铁路兽医检疫处，对来自沙俄的各种肉类食品进行检疫工作。这是中国最早的进出境动植物检疫机构。

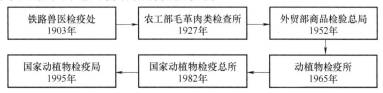

图 1-3　出入境动植物检疫机构的产生与发展

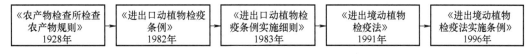

图 1-4　出入境动植物检疫法律体系的形成与发展

1927 年，天津成立了"农工部毛革肉类检查所"，这是中国官方最早的动植物检疫机构。1928 年，国民政府制定了《农产物检查所检查农产物规则》等一系列规章，这是中国官方最早的动植物检疫法规。

1952 年，明确外贸部商品检验总局负责对外动植物检疫工作，其中畜产品检验处负责动物检疫，农产品检验处负责植物检疫。

1964 年 2 月，国务院决定将动植物检疫从外贸部划归农业部领导，并于 1965 年在全国 27 个口岸设立了中华人民共和国动植物检疫所。

1982 年，国务院正式批准成立国家动植物检疫总所，代表国家行使对外动植物检疫的管理职权，并颁布了《中华人民共和国进出口动植物检疫条例》。

1983 年，农业部制定了《中华人民共和国进出口动植物检疫条例实施细则》等一系列规章制度。

1991 年 10 月 30 日，第七届全国人大常委会第二十二次会议通过并公布了《中华人民共和国进出境动植物检疫法》（简称《动植物检疫法》），并于 1992 年 4 月 1 日起实施。

1995 年，国家动植物检疫总所更名为国家动植物检疫局。

1996 年 12 月 2 日，国务院批准发布了《中华人民共和国进出境动植物检疫法实施条例》，1997 年 1 月 1 日起施行。

三、国境卫生检疫的产生和发展

国境卫生检疫机构的产生与发展如图 1-5 所示。

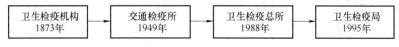

图 1-5　国境卫生检疫机构的产生与发展

国境卫生检疫法律体系的形成与发展如图 1-6 所示。

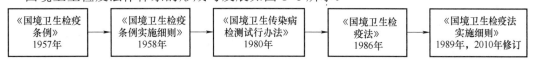

图 1-6　国境卫生检疫法律体系的形成与发展

1873 年，由于印度、泰国、马来半岛等地霍乱流行并向海外广泛传播，上海、厦门海关设立卫生检疫机构，订立相应的检疫章程，这是中国出入境卫生检疫的雏形。

1930 年，各地卫生检疫机构从当时的海关分离出来，组成了隶属国民政府卫生署的独立部门。

1949 年新中国成立后，卫生部防疫处将原有的 17 个海、陆、空卫生检疫所合并更名为"交通检疫所"。

1957 年，第一届全国人大常委会第 88 次会议通过《中华人民共和国国境卫生检疫条例》（以下简称《卫生检疫条例》），这是中华人民共和国成立以来颁布的第一部卫生检疫法规。

1958 年，卫生部根据《国境卫生检疫条例》的授权，发布《中华人民共和国国境卫生检疫条例实施细则》。《国境卫生检疫条例》及其实施细则，对海、陆、空口岸卫生检疫工作做了比较全面的规定，它是在总结中国卫生检疫 80 多年立法经验的基础上制订的，符合中国当时的卫生检疫的国情，科学性、实践性都比较强，对防止传染病的传入和传出，保障人民身体健康，促进外贸发展与人员交往起到了很大的作用。

1980 年，卫生部发布《国境卫生传染病检测试行办法》，规定流行性感冒、疟疾、登革热、脊髓灰质炎等为检测传染病。1981 年卫生部又发布了《中华人民共和国国境口岸卫生监督办法》。这一系列规章的颁布，极大地丰富了卫生检疫工作的内容，并对当时的卫生检疫工作起到了重要的指导作用，同时也为卫生检疫立法提供了很好的经验。

1986 年 12 月 2 日，第六届全国人大常委会第十八次会议通过并公布了《中华人民共和国国境卫生检疫法》（以下简称《国境卫生检疫法》）。1989 年 2 月 10 日国务院批准，1989 年 3 月 6 日卫生部发布了《中华人民共和国国境卫生检疫法实施细则》。2010 年 4 月 19 日国务院第 108 次常务会议通过修改，4 月 24 日公布实施。

1988 年，中华人民共和国卫生检疫总所成立。1995 年，中华人民共和国卫生检疫总所更名为中华人民共和国卫生检疫局。

1998 年 4 月，国家进出口商品检验局、国家动植物检疫局和国家卫生检疫局合并组建国家出入境检验检疫局，这就是统称的"三检合一"。合并后，国家出入境检验检疫局继承了原来"三检"机构的执法授权，其职责更加明确，法律地位更加清晰，机构和人员更加精简、高效。

1999 年 8 月 10 日，各地 35 个直属检验检疫局同时挂牌成立。

1999 年 12 月，全国 278 个分支检验检疫机构陆续挂牌成立，出入境检验检疫事业全面进入新时期。

四、国家质量监督检验检疫总局成立

2001 年 4 月 10 日，原国家出入境检验检疫局和国家质量技术监督局合并，组建为国家质量监督检验检疫总局（简称国家质检总局），为国务院正部级直属机构。原国家出入境检验检疫局设在各地的出入境检验检疫机构、管理体制及业务不变。国家质检总局形成的历史脉络如图 1-7 所示。

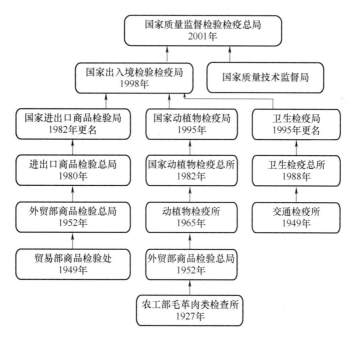

图 1-7　国家质检总局形成的历史脉络图

任务二　了解出入境检验检疫的作用与法律体系

张庭作为某报检单位的一名实习生，在了解了出入境检验检疫产生与发展的历史之后，其实习指导老师再次带他参加某一批进口货物的现场查验。该公司向宁波北仑区检验检疫局申报进口一批来自菲律宾的新鲜香蕉，共计 3 个 40ft 集装箱，61t，货值 3.9 万美元。工作人员在现场检验检疫时，发现香蕉柄端有疑似蚧壳虫危害状。经鉴定，检出检疫性有害生物新菠萝灰粉蚧，这是北仑口岸时隔两年后再次从菲律宾香蕉中截获新菠萝灰粉蚧。北仑检验检疫部门对该批香蕉做销毁处理。经过此事件后，张庭的实习指导老师让他进一步学习相关资料，了解出入境检验检疫的作用和法律地位，张庭要完成下列学习任务：

（1）了解出入境检验检疫的作用；

（2）了解出入境检验检疫的法律体系；

（3）明确出入境检验检疫管理体制与机构。

一、出入境检验检疫的作用

中华人民共和国成立后，党和政府非常重视出入境检验检疫工作，建立了独立自主的检验检疫机构，停止了外国在中国的检验鉴定工作的同时，及时制定了检验检疫法律法规和相关的部门规章。随着中国改革开放和国家经济的不断发展，对外贸易的不断扩大，出入境检验检疫对保证国民经济的顺利发展，保证农、林、牧、渔业的生产安全和人民健康，维护对外贸易有关各方的合法权益和正常的国际经济贸易秩序，促进对外贸易的发展都起到了积极的作用。它的作用主要体现在以下几个方面：

（一）出入境检验检疫是国家主权的体现

出入境检验检疫机构作为涉外经济执法机构，根据法律授权，代表国家行使检验检疫职能，对一切进入中国国境和开放口岸的人员、货物、运输工具、旅客行李物品和邮寄包裹等实施强制性检验检疫；对涉及安全卫生及检疫产品的国外生产企业的安全卫生和检疫条件进行注册登记；对发现检疫对象或不符合安全卫生条件的商品、物品、包装和运输工具，有权禁止进口，或视情况在进行消毒、灭菌、杀虫或其他排除安全隐患的措施等无害化处理并重验合格后，方准进口；对于应经检验检疫机构实施注册登记的向中国输出有关产品的外国生产加工企业，必须取得注册登记证书，其产品方准进口。这些强制性制度，是国家主权的具体体现。

（二）出入境检验检疫是国家管理职能的体现

出入境检验检疫机构作为执法机构，根据法律授权，对列入应实施出口检验检疫对象和范围的人员、货物、危险品包装和装运易腐易变的食品、冷冻品的船舱、集装箱等，按照中国的、进口国的法规及标准规定，或按照与中国签有双边检疫议定书的外国的或国际性的法规、标准的规定，实施必要的检验检疫；对涉及安全、卫生、检疫和环保条件的出口产品的生产加工企业，实施生产加工安全或卫生保证体系的注册登记，或必要时帮助企业取得进口国有关主管机关的注册登记；经检验检疫发现产品质量与安全卫生条件不合格的商品，有权阻止出境；不符合安全条件的危险品包装容器，不准装运危险货物；不符合卫生条件或冷冻要求的船舱和集装箱，不准装载易腐易变的粮油食品或冷冻品；未取得安全、卫生、检疫注册登记的涉及安全卫生的产品的生产厂，危险品包装加工厂和肉类食品加工厂，不准生产加工上述产品；对涉及人类健康和安全、动植物生命和健康以及环境保护和公共安全的入境产品实行强制性认证制度；对成套设备和废旧物品进行转船前检验。

上述这些对出境入货物、包装和运输工具的检验检疫和注册登记与监督管理，都具有相当的强制性，是国家监督管理职能的具体体现。

（三）出入境检验检疫是国家经济建设和社会发展的保障

1. 保护农、林、牧、渔业生产安全

保护农、林、牧、渔业生产安全，使其免受国际上重大疫情灾害影响，是中国出入境检验检疫机构担负的重要使命。

对动植物及其产品和其他检疫物品，以及装载动植物及其产品和其他检疫物品的容器、包装物和来自动植物疫区的运输工具（含集装箱）实施强制性检疫，这对防止动物传染病、寄生虫和植物危险性病、虫、杂草及其他有害生物等检疫对象和其他危险疫情性传入传出，保护国家农、林、牧、渔业生产安全和人民身体健康，履行我国与外国签订的检

疫协定书的义务，突破进口国在动植物检疫中设置的贸易技术壁垒，从而使中国农、林、牧、渔产品在进口国顺利通关入境，促进农畜产品对外贸易的发展，具有重要作用。

2. 保护我国人民健康

中国边境线长、口岸多，对外开放的海、陆、空口岸有100多个，是世界各国开放口岸最多的国家之一。近年来，各种检疫传染病和监测传染病仍在一些国家和地区发生和流行，还出现了一批新的传染病，特别是鼠疫、霍乱、黄热病、艾滋病等一些烈性传染病。随着国际贸易、旅游和交通运输的发展，出入境人员迅速增加，这些传染病及其传播媒介随时都有传入的危险，给我国人民的身体健康造成威胁。因此，对出入境人员、交通工具、运输设备以及可能传播传染病的行李、货物、邮包等物品实施强制性检疫，对防止检疫传染病的传入或传出，保护人民健康具有重要作用。

（四）有效提高我国出口企业的管理水平和产品质量，不断开拓国际市场

世界各主权国家为保护国民身体健康、保障国民经济发展和消费者权益，相继制定了食品、化妆品和医疗器械的卫生法规，机电与电子设备、交通运输工具和涉及安全的消费品安全法规，动植物产品的检验法规，检疫传染病的卫生检疫法规。我国出入境检验检疫机构依法履行检验检疫职能，能有效提高我国出口企业的管理水平和产品质量，不断开拓国际市场。

（五）出入境检验检疫对外经济贸易顺利进行和持续发展的保障

1. 对进出口商品的检验检疫和监督为对外贸易双方提供了公正权威凭证

在国际贸易中，对外贸易、运输、保险双方往往要求由官方或权威的非当事人，对进出口商品的质量、重量、包装、装运技术条件提供检验合格证明，作为出口商品交货、结算、计费、计税和进口商品处理质量与残短索赔问题的有效凭证。中国检验检疫机构对进出口商品实施检验，提供的各种检验鉴定证明，就是为对外贸易有关方履行贸易、运输、保险契约和处理索赔争议，提供具有公正权威的必要凭证。

2. 对进出口商品的官方检验检疫和监管认证是突破国外贸易技术壁垒和建立国家技术保护屏障的重要手段

中国检验检疫机构对出口产品或我国生产加工企业的官方检验检疫与监管认证，是突破国外的贸易技术壁垒，取得国外市场准入资格，并使我国产品能在国外顺利通关入境的保证。

中国检验检疫机构加强对进口产品的检验检疫和对相关的国外生产企业的注册登记与监督管理，是采用符合国外通行的技术贸易壁垒的做法，以合理的技术规范和措施保护国内产业和国家经济的顺利发展，保护消费者的安全健康与合法权益，建立起维护国家根本利益的可靠屏障。

二、出入境检验检疫的法律体系

我国对检验检疫采取了国家最高权力机关、国务院和国家质检总局三级立法的体制。这种法律体系在结构上形成了以国家最高权力机关制定的法律为母法，以国务院制定的行政法规和国家质检总局制定的部门规章为补充的三级检验检疫法律体系，见表1-1。

表 1-1 出入境检验检疫的法律体系

	商品	动植物	国境卫生	食品
检验检疫法律	《中华人民共和国进出口商品检验法》，1989 年 2 月 21 日通过，同年 8 月 1 日施行，2002 年 4 月 28 日修订	《中华人民共和国进出口动植物检疫法》，1991 年 10 月 30 日通过，1992 年 4 月 1 日施行	《中华人民共和国国境卫生检疫法》，1986 年 12 月 2 日通过，1987 年 5 月 1 日施行，2007 年 12 月 29 日修订	《中华人民共和国食品安全法》，2009 年 2 月 28 日通过并公布，同年 6 月 1 日施行
检验检疫行政法规	《中华人民共和国进出口商品检验法实施条例》，2005 年 8 月 10 日通过，同年 8 月 31 日发布，同年 12 月 1 日施行	《中华人民共和国进出口动植物检疫法实施条例》，1996 年 12 月 2 日发布，1997 年 1 月 1 日施行	《中华人民共和国国境卫生检疫法实施细则》，1989 年 2 月 10 日批准，同年 3 月 6 日发布，2010 年 4 月 19 日修改，同年 4 月 24 日公布并施行	《中华人民共和国食品安全法实施条例》，2009 年 7 月 8 日通过，7 月 20 日发布并施行
检验检疫规章及规范性文件	检验检疫规章由国家质检总局会同有关部门制定，以国家质检总局令的形式发布。 规范性文件由国家质检总局或直属检验检疫局以公告的形式对外发布。			

三、出入境检验检疫管理体制与机构

（一）出入境检验检疫管理体制

1980 年 2 月，国务院根据改革开放形势的需要做出了《国务院关于改革检验检疫管理体制的决定》。该决定指出："全国检验检疫建制归中央统一管理，成立中华人民共和国检验检疫局作为国务院直属机构，统一管理全国检验检疫机构和人员编制、财务及其业务。"从此检验检疫恢复了统一的垂直领导体制。

（二）出入境检验检疫的组织机构

1998 年 3 月，全国人大九届一次会议批准通过的国务院改革方案确定，将国家进出口商品检验局、国家动植物检疫局和国家卫生检疫局合并组建国家出入境检验检疫局，由海关总署管理，于 1998 年 4 月成立，并将其上述"三检"下设检验检疫机构合并组成各地直属出入境检验检疫局及其下属出入境检验检疫机构，于 1999 年 8 月 10 日挂牌成立。从 2000 年 1 月 1 日起，各地出入境检验检疫机构实行"一次报检、一次取（采）样、一次检验检疫、一次卫生除害处理、一次计收费、一次发证放行"的先报检、后通关的新的通关制度，并启用新的统一的出入境检验检疫证书和出入境货物通关单。

1. 国家质检总局

为适应社会主义市场经济体制发展的需要，国务院决定将原国家出入境检验检疫局和国家质量技术监督局合并，组建国家质量监督检验检疫总局，于 2001 年 4 月 10 日正式成立。国家质量技术监督检验检疫总局是国务院设立的现行的出入境检验检疫部门，主管全国出入境检验检疫工作，所设在各地的出入境检验检疫机构，管理体制不变，仍管理所辖地区的出入境检验检疫工作。

国家质检总局是国务院主管全国质量、计量、出入境商品检验、出入境卫生检疫、出入境动植物检疫、进出口食品安全和认证认可、标准化等工作，并行使行政执法职能的直属机构。

2. 国家认监委

中国国家认证认可监督管理委员会（中华人民共和国国家认证认可监督管理局）为国家质检总局管理的事业单位。国家认证认可监督管理委员会是国务院授权的履行行政管理职能，统一管理、监督和综合协调全国认可工作的主管机构。

3. 国家标准化管理委员会

中国国家标准化管理委员会（中华人民共和国国家标准化管理局）为国家质量监督检验检疫总局管理的事业单位。国家标准化管理委员会是国务院授权履行行政管理职能，统一管理全国标准化工作的主管机构。

4. 直属局检验检疫机构

各地出入境检验检疫机构分为直属局和分支局，是负责所辖区域出入境卫生检疫、动植物检疫和进出口商品检验的行政执法单位；机构实行垂直管理的体制，即直属局由国家出入境检验检疫局直接领导，分支局隶属于所在区域的直属局。

各地出入境检验检疫直属局及分支局的名称，统一为"中华人民共和国××（地名）出入境检验检疫局"。全国共设置直属局 35 个，其中：正厅（局）级直属局 32 个，副厅（局）级直属局 3 个；共设置分支局 300 多个。

任务三　掌握报检的基本规定

任务导入

张庭作为某报检公司的实习员，在经过一段时间的见习和实习，对检验检疫产生和发展的历史、检验检疫的作用和法律体系有一定认识之后，其实习老师又给他布置了一个新的学习任务，让他查阅相关资料，掌握报检的一些基本规定。他需要完成以下学习任务：

（1）掌握报检的范围；

（2）知晓报检方式和报检程序；

（3）掌握更改、撤销和重新报检以及复验的基本规定。

一、报检的范围

根据国家法律、行政法规的规定和目前我国对外贸易的实际情况，出入境检验检疫的报检范围主要包括四个方面：

（1）法律、行政法规规定必须由出入境检验检疫机构实施检验检疫的：

1）列入《出入境检验检疫机构实施检验检疫的进出境商品目录》（以下简称《法检目录》）内的货物；

2）入境废物、进口旧机电产品；

3）出境危险货物包装容器的性能检验和使用鉴定；

4）进出境集装箱；

5）进境、出境、过境的动植物、动植物产品及其检疫物；

6）装载动植物、动植物产品和其他检疫物的装载容器、包装物、铺垫材料；进境动植物性包装物、铺垫材料；

7）来自动植物疫区的运输工具；装载进境、出境、过境的动植物、动植物产品及其他检疫物的运输工具；

8）进境拆解的废旧船舶；

9）出入境人员、交通工具、运输设备以及可能传播检疫传染病的行李、货物和邮包等物品；

10）旅客携带物（包括微生物、人体组织、生物制品、血液及其制品等）和携带伴侣动物；

11）国际邮寄物（包括动植物、动植物产品和其他检疫物等）；

12）其他法律、行政法规规定需要经检验检疫机构实施检验检疫的应检对象（如成套设备）。

（2）输入国家或地区规定必须凭检验检疫机构出具的证书方准入境的。

（3）有关国际条约或与我国有协议/协定，规定必须经检验检疫的。

（4）对外贸易合同约定须凭检验检疫机构签发的证书进行交接、结算的商品。

二、报 检 方 式

可以采用书面报检或电子报检两种方式。

三、报 检 程 序

出入境报检程序一般包括：

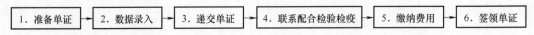

1. 准备单证 → 2. 数据录入 → 3. 递交单证 → 4. 联系配合检验检疫 → 5. 缴纳费用 → 6. 签领单证

（一）准备报检单证

（1）报检时，应使用国家质检总局统一印制的报检单，报检单必须加盖报检单位印章或已向检验检疫机关备案的"报检专用章"。

（2）报检单所列项目应填写完整、准确，字迹清晰，不得涂改，无相应内容的栏目应填写"***"，不得留空。

（3）报检单位必须做到三个符合；一是单证符合，二是单货相符，三是单单相符。

（4）随附单证原则上要求原件，确实无法提供原件的，应提供有效复印件。

（二）电子报检数据录入

（1）使用经国家质检总局评测合格并认可的电子报检软件进行电子报检。

（2）须在规定的报检时限内将相关出入境货物的报检数据发送至报检地检验检疫机构。

（3）对合同或信用证中涉及检验检疫特殊条款和特殊要求的，应在电子报检中同时提出。

（4）对经审核不符合要求的电子报检数据，报检人员可按照检验检疫机构的有关要求对报检数据修改后，再次报检。

（5）报检人员收到受理报检的反馈信息后打印出符合规范的纸质货物报检单。

（6）需要对已发送的电子报检数据进行更改或撤销报检时，报检人员应发送更改或撤销申请。

（三）现场递交单证

电子报检受理后，报检人应按受理报检信息的要求，到受理报检的检验检疫机构，提交报检单和随附单据。

（四）联系配合检验检疫

检验检疫机构受理报检后，报检人员应主动联系，配合检验检疫机构对出入境货物实施检验检疫。

（1）向检验检疫机构提供抽样、检验、检疫和鉴定等必要的工作条件，配合检验检疫机构现场验货、抽样及检疫处理。

（2）落实检验检疫机构提出的检验检疫监管措施和其他有关事宜。

（3）对经检验合格放行的出境货物加强批次管理，不错发、错运、漏发。法定检验检疫的出口货物未经检验检疫或者检验检疫不合格的，不准出口；未经检验合格或未经检验检疫许可的入境法检货物，不准销售、使用或拆卸、运递。

（五）缴纳检验检疫费

报检人员应在检验检疫机构开具收费通知单之日起 20 日内足额缴纳检验检疫费用。

（六）签领单证

检验检疫完毕，检验检疫机构签发相应的单证，报检人员在领取检验检疫机构出具的有关检验检疫单证时，应如实签署姓名和领证时间。各类单证应在其规定的范围内使用。

四、更改、撤销和重新报检

（一）更改

（1）已报检的出入境货物，检验检疫机构尚未实施检验检疫或虽已实施检验检疫但尚未出具单证的，由于某种原因需要更改报检信息的，可以向受理报检的检验检疫机构申请，经审核批准后按规定进行更改。

（2）检验检疫机构单证发出后，报检人需要更改、补充内容或重新签发的，应填写更改申请单，经检验检疫机构有关部门审核批准后，按规定进行更改。

（3）品名、数（重）量、包装、发货人、收货人等重要项目更改后与合同、信用证不符的，或者更改后与输入国法律法规规定不符的，均不能更改。

超过有效期的检验检疫单证，不予更改、补充或重发。

（4）办理更改需要提供的单据：

1）填写更改申请单，说明更改的事项和理由；

2）提供有关函电等证明文件，交还原发检验检疫单证；

3）变更合同或信用证的，须提供新的合同或信用证；

4）更改检验检疫单证的，应交还原发单证（含正副本）。确有特殊情况不能交还的，申请人应该书面说明理由，经法定代表人签字、加盖公章，在指定报纸上申明作废，并经检验检疫机构审批后，方可重新签发。

（二）撤销

（1）报检人向检验检疫机构报检后，因故撤销的，可提出申请，并书面说明理由，经检验检疫机构批准后按规定办理撤销手续。

（2）报检后30天内未联系检验检疫事宜的，做自动撤销报检处理。

（3）办理撤销应填写更改申请单，说明撤销理由，提供有关证明材料。

（三）重新报检

1．重新报检的范围

领取了检验检疫单证后，凡有下列情况之一的应重新报检：

（1）超过检验检疫有效期限的；

（2）变更输入国家或地区，并有不同检验检疫要求的；

（3）改换包装或重新拼装的；

（4）已撤销报检的；

（5）其他不符合更改条件，需要重新报检的。

2．重新报检的要求

（1）按规定填制出境货物报检单或入境货物报检单，交附有关函电或证明单据；

（2）交还原发单证，不能交还的单证按规定办理作废的手续。

五、复验

报检人对检验检疫机构的检验结果有异议的，可以向做出检验结果的检验检疫机构或其上级检验检疫机构申请复验，也可以向国家质检总局申请复验。

检验检疫机构或国家质检总局对同一检验结果只进行一次复验。

报检人对检验检疫机构、国家质检总局的复验结论有异议的，可以申请行政复议，也可以向人民法院申请行政诉讼。

（一）工作程序和时限

1．工作程序

申请——受理——复验——做出复验结论

（1）申请人做出复验申请；

（2）检验检疫机构或国家质检总局对申请材料进行审核，符合规定的予以受理；

（3）检验检疫机构或国家质检总局组织实施复验；

（4）实施复验的检验检疫机构或国家质检总局做出复验结论。

2．工作时限

检验检疫机构应当在 60 日内做出复验结论，如需延长，延长时间不得超过 30 日。

（二）申请时限和条件

（1）报检人申请复验，应当自收到检验检疫机构做出的检验结果之日起 15 日内提出，因不可抗力或其他正当理由不能申请复验的，申请期限中止。从中止的原因消除之日起，申请期限继续计算。

（2）报检人申请复验，应当保证和保持原报检商品数量、质量、重量符合原报检时的状态，并保留其包装、封识、标识。

（三）申请时应提供的单据

（1）复验申请表；

（2）原报检时所提供的单证和资料；

（3）原检验检疫机构出具的证书。

（四）申请的受理

检验检疫机构或国家质检总局自收到复验申请之日起 15 日内，对复验申请进行审查并做出如下处理：

（1）符合复验规定的予以受理，并出具复验申请受理通知书；

（2）资料不全的，出具复验申请材料补正告知书，限期补正。逾期不补正的，视为撤销申请；

（3）不符合复验规定的，不予受理，并出具复验申请不予受理通知书。

（五）复验的费用

复验费用一般由报检人出，但如果是原检验检疫机构造成的，则由原检验检疫机构承担。

任务四 绘制检验检疫的业务流程图

任 务 导 入

张庭作为某报检公司的实习生，在经过一段时间的见习和实习，在掌握报检的一些基本规定基础之上，其实习指导老师要求他进一步学习，了解检验检疫的业务流程，绘制相关业务流程图，他需要完成以下学习任务：

（1）了解检验检疫的业务流程；
（2）绘制出境货物报检的业务流程图；
（3）绘制入境货物报检的业务流程图；
（4）绘制电子报检的业务流程图。

"三检合一"之后，从 2000 年 1 月 1 日起，各地出入境检验检疫机构实行"一次报检、一次取（采）样、一次检验检疫、一次卫生除害处理、一次计收费、一次发证放行"的先报检、后通关的新通关制度，并启用新的统一的出入境检验检疫证书和出入境货物通关单。

一、检验检疫业务流程概述

出入境检验检疫的业务流程是指报检/申报、计收费、抽样/采样、检验检疫、卫生除害处理、签证放行的全过程。

（一）报检/申报

报检/申报是指申请人按照法律法规或其他规章的规定向检验检疫机构申报检验检疫工作的手续。

报检人应按检验检疫机构有关规定和要求提交相关资料。检验检疫机构工作人员审核报检人提交的报检单内容填写是否规范、完整，应附的单据资料是否齐全、符合规定，索赔或出运是否超过有效期等，审核无误的，方可受理报检。对报检人提交的材料不齐全或不符合有关规定的，检验检疫机构不予受理报检。

（二）计收费

对已受理报检的，检验检疫机构工作人员按照《出入境检验检疫收费方法》的规定计费并收费。

（三）抽样/采样

对须检验检疫并出具结果的出入境货物，施检人员须到现场抽取/采取样品。样品经检验检疫后重新封识，超过样品保存期后销毁。

（四）检验检疫

检验检疫机构对已报检的出入境货物，按照国家强制性标准，国际惯例或合同、信用证的要求等相关检验依据进行检验检疫，以判定所检对象的各项指标是否合格。目前，检验检疫的方式包括全数检验、抽样检验、型式试验、过程检验、登记备案、符合性验证、符合性评估、合格保证和免于检验等。

（五）卫生除害处理

检验检疫机构对有关出入境货物、动植物、运输工具、交通工具等实施卫生除害处理。

（六）签证放行

出境货物，经检验检疫合格的，出具出境货物通关单，作为海关核放货物的依据；买方要求出具检验检疫证书的，签发相关证书。经检验检疫不合格的，签发出境货物不合格通知单。

入境货物，检验检疫机构受理报检并进行了必要的卫生除害处理或检验检疫后，签发入境货物通关单，作为海关核放货物的依据；货物通关后，经检验检疫机构检验检疫合格的，签发入境货物检验检疫证明，作为销售、使用的凭证。检验检疫不合格的，签发检验检疫处理通知书；对外索赔的，签发检验检疫证书，作为向有关方面索赔的依据。

二、出境货物报检业务流程

出境货物报检后，先进行检验检疫，后放行通关。

法定检验检疫的出境货物，在报关时必须提供出入境检验检疫机构签发的出境货物通关单，海关凭报关地出入境检验检疫机构出具的出境货物通关单验放。

（1）法定检验检疫的出境货物的发货人或者其代理人在货物出境前向检验检疫机构报检，检验检疫机构受理报检和计收费后，转检验或检疫部门实施检验检疫。

（2）对产地和报关地属于同一辖区的出境货物，经检验检疫合格的，出具出境货物通关单，供报检人在海关办理通关手续。

对产地和报关地属不同辖区的出境货物，报检人应向产地检验检疫机构报检，产地检验检疫机构检验检疫合格后出具出境货物换证凭单，由报关地检验检疫机构核查货证后换发出境货物通关单。

（3）出境货物经检验检疫不合格的出具出境货物不合格通知单。

出境货物报检业务流程如图1-8所示，出境货物检验检疫业务流程如图1-9所示。

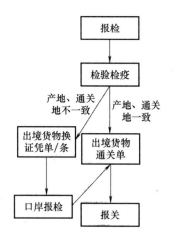

图1-8　出境货物报检业务流程

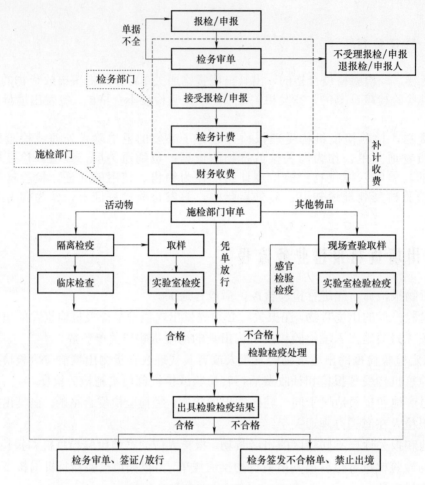

图 1-9　出境货物检验检疫业务流程

三、入境货物报检业务流程

入境货物报检后，先放行通关，再进行检验检疫。

法定检验检疫的入境货物，在报关时必须提供报关地出入境检验检疫机构签发的入境货物通关单，海关凭报关地检验检疫机构签发的入境货物通关单验放。

（1）法定检验检疫货物在入境前或入境时，货主或其代理人首先向卸货口岸或到达站的检验检疫机构报检。

（2）报检人提供的单证材料齐全、符合要求的，检验检疫机构受理报检并计收费；对来自疫区的，可能传播检疫传染病、动植物疫情，及可能夹带有害物质的入境货物的交通运输工具或运输包装等实施必要的检疫、消毒、卫生除害处理后，签发入境货物通关单，供报检人办理海关的通关手续。

（3）货物通关后，货主或其代理人须在检验检疫机构规定的时间和地点到指定的检验检疫机构联系货物的检验检疫事宜，经检验检疫合格的，签发入境货物检验检疫证明，准予销售、使用；经检验检疫不合格的货物，签发检验检疫处理通知书，货主或其代理人应在检验检疫机构的监督下进行处理，无法进行处理或处理后仍不合格的，做退运或销毁处理。需要对外索赔的，签发检验检疫证书。

入境货物报检业务流程如图 1-10 所示；入境货物检验检疫业务流程如图 1-11 所示。

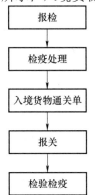

图 1-10 入境货物报检业务流程

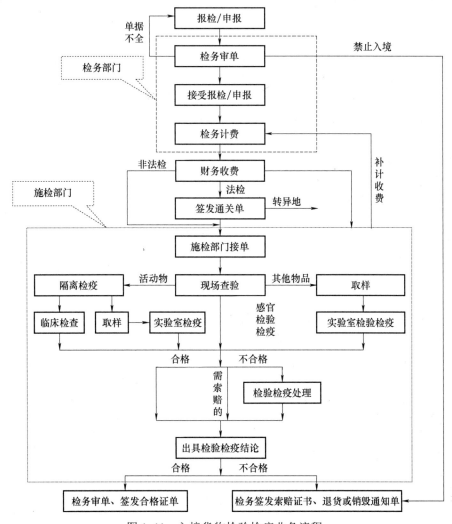

图 1-11 入境货物检验检疫业务流程

四、电子报检

电子报检是指报检人使用报检软件通过检验检疫电子业务服务平台将报检数据以电子方式传输给检验检疫机构，经检验检疫业务管理系统和检务人员处理后，将受理报检信息反馈报检人，实现远程办理出入境检验检疫报检的行为。

（一）电子报检的申请

（1）申请电子报检的报检人应具备下列条件：

1）遵守报检的有关管理规定；

2）已在检验检疫机构办理报检企业备案手续；

3）具有经检验检疫机构备案的报检员；

4）具备开展电子报检的软硬件条件；

5）在国家质检总指定的机构办理电子业务开户手续。

（2）报检人在申请开展电子报检时，应提供以下资料：

1）在检验检疫机构取得的报检企业备案证明复印件；

2）电子报检登记申请表；

3）电子业务开户登记表。

（3）检验检疫机构应及时对申请开展电子报检业务的报检人进行审查。经审查合格的报检企业可以开展电子报检业务。国家质检总局认可的电子报检软件有企业端安装版和浏览器版两种，企业可以自行选择。

（4）如今能够进行电子报检的业务包括进出境货物、伴侣动物、特殊物品、食品包装、危险货物包装容器、木质包装、集装箱、运输工具报检和出口货物产地证书申报等。

（二）电子报检的业务流程

电子报检的业务流程包括：报检、施检、计收费、放行。

1. 电子报检

下面以榕基易检2008软件为例介绍电子报检的操作流程，如图1-12所示。

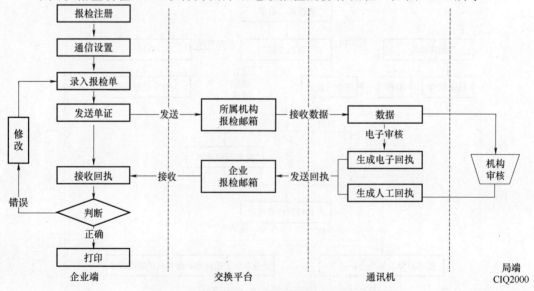

图1-12　采用榕基易检软件的电子报检流程图

（1）报检注册

系统登录后，点击【电子报检】—【报检注册】，会弹出一个注册界面，此界面是企业进行电子报检工作时会涉及的一些基本信息注册界面，如图1-13所示。

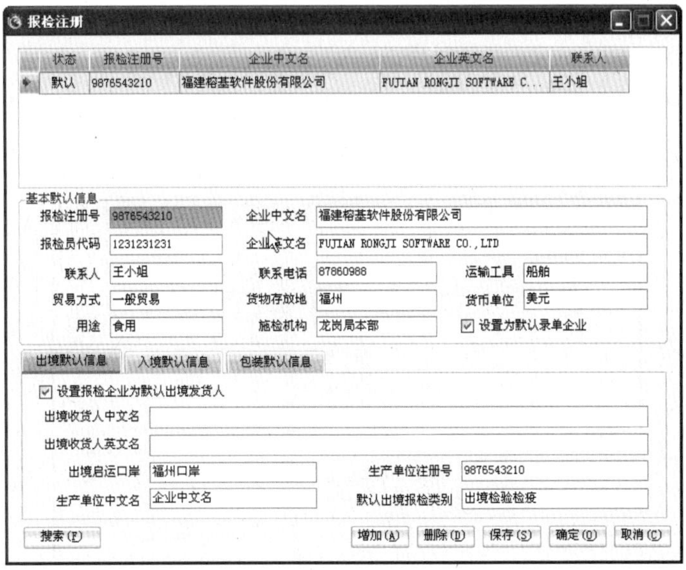

图 1-13　报检注册

报检注册号：此栏填写企业在所属机构进行报检备案登记后，所指定的企业报检注册号，为10位的数字；

企业中文名：此栏填写企业公章上的中文名全称；

公司英文名：此栏填写企业公章上的英文名全称；

报检员代码：此栏填写企业报检员的代码，有多名报检员时，此栏只需填写其中一人，具体报检单录入时还可根据需要更改选择；

联系人：此栏填写企业报检时的联系人姓名；

联系电话：此栏填写企业报检时的联系人电话；

运输工具：此栏填写企业报检单录入时常用的运输工具；

贸易方式：此栏填写企业的常用贸易方式（如：一般贸易），具体报检单录入时还可根据需要选择实际所需贸易方式；

货物存放地：此栏填写企业报检货物的存放地点（如：工厂仓库）；

货币单位：此栏填写企业货物价值的货币种类（如：美元）；

用途：此栏填写企业报检货物的用途（如：食用）；

施检机构：此栏填写对企业申报货物实施检验检疫的机构；

出境启运口岸：出境报检的常用启运口岸；

生产单位注册号：此栏填写企业报检货物的生产单位报检注册号；

生产单位中文名：此栏填写企业报检货物的生产单位中文名；

默认出（入）境报检类别：此栏填写企业出（入）境货物报检的检验检疫类别。

以上，按要求填写完毕后，在窗口上方选中记录条，点击【设置为默认录单企业】，再点【保存】—【确定】，完成【报检注册】。接下来可以进入【通讯设置】环节。

注：集团公司有多个企业需要进行报检的，必须使用"榕基易检"多用户版软件。多用户版软件，点【添加】按钮可以进行多个企业的设置，报检注册方法同上。

（2）通讯设置

点击【电子报检】—【通讯设置】，弹出"通讯设置"界面，电子报检相关通信设置在此界面中进行（如图 1-14 所示）。

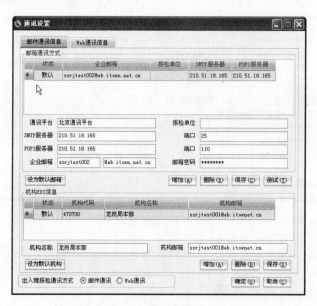

图 1-14 "邮件通讯设置"界面

目前全国电子报检由于业务量巨大，使用了三个平台（北京平台、上海平台、广东平台）。向上海局及下属分支局进行电子报检的企业，通信时需选择上海平台；向广东局及下属分支局进行电子报检的企业，选择广东平台；向上述两个局之外的全国其他局及其分支局进行电子报检的企业，选择北京平台。

三个平台的通信模式也有所不同，其中上海和广东平台使用的是 Web 通信模式，北京平台使用的是邮件通信模式。

企业根据归属平台，在【通讯设置】界面上方的【邮件通讯信息】、【Web 通讯信息】标签中选择其中一种正确的模式，进行设置。注意：无论哪种模式，都需要进行【机构 EDI 信息】设置。

1）邮件信息

具体设置如下：

通讯平台：选择企业所在地使用的通信平台，系统默认为大部分地区所要使用的北京通信平台。

报检单位：设置报检企业的中文名称，需与企业邮箱一一对应。集团公司多个企业报检时，不同的企业需要使用各自的邮箱，录入完一个企业后点【增加】按钮，可以进行多个企业的通信信息录入。

SMTP 服务器：210.51.18.165　　端口：9525。

POP3 服务器：210.51.18.165　　端口：9510。

（注意：对于使用代理软件上网的用户，端口根据代理软件中端口设置来选择。）

企业邮箱地址、密码：企业在平台申请的电子邮箱，如 name@eb.itown.net.cn。（注意：易检软件的企业邮箱并不是平常使用的电子邮箱，而是向通信平台申请的企业邮箱，专用于企业使用本软件进行电子报检。）

录入完毕后，选中记录条，点【设置为默认邮箱】—【保存】—【确定】，完成通信设置工作。

【机构 EDI 信息】：设置报检机构邮箱，即所属检验检疫局接收企业电子报检数据的邮箱。用户在选择所属局时会自动跳出机构邮箱，无须改动。

若需要向多个报检机构申报，可以设置多个机构，用户只需要将常用的报检机构邮箱设置为默认即可。

注意：这些邮箱请认真输入，中间没有任何空格，点是英文符号，注意区分逗号","和点号"."。

2）WEB 信息

先在界面上方选择【Web 通讯信息】，再进行信息设置。具体设置如图 1-15 所示。

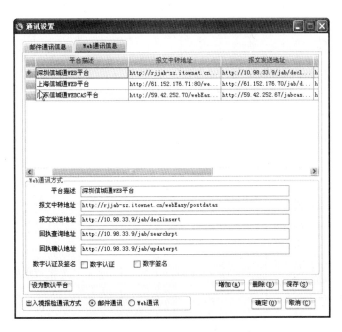

图 1-15　"Web 通讯设置"界面

（3）录入报检单

报检单录入，要按照出/入境货物报检单（如图 1-16 所示）的填制规范进行录入，其填制规范在后面会有详细介绍，这里就不赘述。

中华人民共和国出入境检验检疫

出境货物报检单

报检单位（加盖公章）：　　　　　　　　　　　　　　*编号：＿＿＿＿＿＿

报检单位登记号：　　　　联系人：　　　电话：　　　报检日期：　年　月　日

发货人	（中文）				
	（外文）				
收货人	（中文）				
	（外文）				

货物名称（中/外文）	H.S.编码	产地	数/重量	货物总值	包装种类及数量

运输工具名称号码		贸易方式		货物存放地点	
合同号		信用证号		用途	
发货日期		输往国家（地区）		许可证/审批证	
启运地		到达口岸		生产单位注册号	

集装箱规格、数量及号码

合同、信用证订立的检验检疫条款或特殊要求	标记及号码	随附单据（画"√"或补填）	
		☐ 合同	☐ 包装性能结果单
		☐ 信用证	☐ 许可/审批文件
		☐ 发票	☐
		☐ 换证凭单	☐
		☐ 装箱单	☐
		☐ 厂检单	☐

需要单证名称（画"√"或补填）		*检验检疫费	
☐ 品质证书　　　＿正＿副	☐ 植物检疫证书　　＿正＿副	总金额	
☐ 重量证书　　　＿正＿副	☐ 熏蒸/消毒证书　＿正＿副	（人民币元）	
☐ 数量证书　　　＿正＿副	☐ 出境货物换证凭单＿正＿副		
☐ 兽医卫生证书　＿正＿副		计费人	
☐ 健康证书　　　＿正＿副			
☐ 卫生证书　　　＿正＿副		收费人	
☐ 动物卫生证书　＿正＿副			

报检人郑重声明：	领取单证	
1. 本人被授权报检。		
2. 上列填写内容正确属实，货物无伪造或冒用他人的厂名、标识、认证标识，并承担货物质量责任。	日期	
签名：＿＿＿＿＿＿	签名	

　注：有"*"号栏由出入境检验检疫机关填写　　　　　　　◆ 国家出入境检验检疫局制

图 1-16　出境货物报检单

（4）发送单证

1）发送前，先检查所发报检单的正确性，并确认网络连接通畅。

2）【电子报检】—【发送接收】—【发送单证】，选择所要发送的报检单，点【发送】按钮，即开始发送，直到发送完成为止。如由于网络故障等原因发送失败的，请先解决好网络问题，网络恢复正常后，再次选中报检单，点击【发送】。如图 1-17 所示。

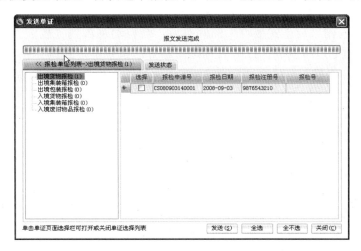

图 1-17　发送单证

3）报检单成功发送后，会自动跳转到"待审核"状态。

（5）接收回执

1）报检单发送完毕，稍等一段时间，再接收回执。其中，电子回执很快，一般在4～5 分钟之内可接收到；人工审核回执收到的时间，则要根据检验检疫机构审核人员的具体审核时间而定。

2）【电子报检】—【发送接收】—【接收回执】，点【接收】按钮，开始接收回执。接收到回执后，可以双击打开回执条，查看回执的具体内容。如图 1-18 所示。

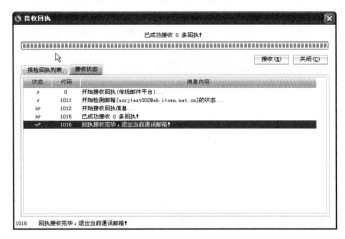

图 1-18　接收回执

3）接收到回执后，报检单会根据所接收回执的具体内容及回执代码自动改变状态到：

被正式接收状态、被拒绝状态等。

若报检单状态为"被拒绝",则按回执提示进行修改,修改完毕再重新发送;

若报检单状态为"被正式接收",则可考虑打印报检单等,到检验检疫机构缴费、签字盖章、领取相关单证。

(6)打印及管理

1)打印

① 报检单在收到"被正式接收"的回执后,会自动跳转到"被正式接收"的状态。对此状态下的报检单,可以进行打印。打印内容有:报检单、回执等。

② 点击【电子报检】—【打印管理】,选中所需的报检单及回执,点击上方【打印单证】菜单下的【打印单证】或【打印预览】或【单证报表设计器】,即可对被选中的报检单进行"打印"或"预览"或"打印格式设计"的操作。

③【打印预览】界面中的功能菜单说明:

【打印】:点击进入【高级打印】,在弹出窗口内可设置用户需要的【打印分数】、【打印范围】。

【显示比例】:可调整预览界面的显示比例。

【▯▯▯▯】:显示模式,分为:一页模式,两页模式,三页模式。

【报表类型】:打印对象的具体类型。此处仅为报检单。

【设计器】:点击进入报检单具体字段的微调界面,用户可根据自身不同的要求移动报检单中各个字段的具体打印位置,使其打印效果达到最佳。

【上一页】/【下一页】:多页报检单时,可以点击查看上/下页。

【关闭】:退出打印预览。

2)管理

点击【电子报检】—【打印管理】,进入本功能模块,如图1-19所示。

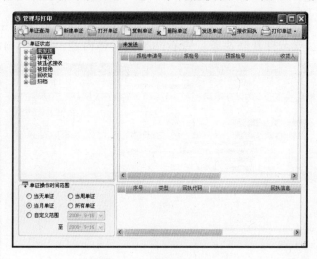

图1-19 管理与打印

采用用户熟悉的资源管理器方式,整合了报检单涉及的所有功能,包括:单证查询、新建单证、打开单证、复制单证、删除单证、接收回执、发送单证、打印单证等。在此界面可以完成报检单涉及的所有工作,无须不同界面来回切换,方便了用户操作。

【单证查询】：点击【单证查询】，输入查询条件，点击确定后，可以找到系统中所有符合条件的报检单。如图 1-20 所示。

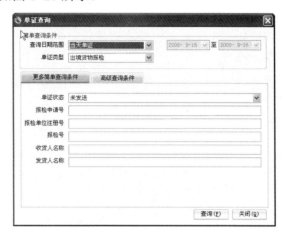

图 1-20 单证查询

【新建单证】：点击【新建单证】，会弹出所有报检单类型，用户可根据需要选择进入录入界面。如图 1-21 所示。

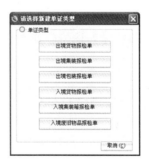

图 1-21 新建单证

【打开单证】：选中一份报检单，点击【打开单证】，可以打开此份报检单。

【复制单证】：选中一份报检单，无须打开，只须点击【复制单证】，就可以复制出一份与模本报检单内容相同的新报检单。省去了内容相似报检单的重复录入工作。

【删除单证】：选中报检单，点击【删除单证】，该报检单则被删除。这种删除只是对报检单做了删除标记，删除的报检单仍被存放在【回收站】里，并未真正删除，用户可以进入【回收站】里，进行彻底删除或恢复。一次可对多份报检单同时操作。

【接收回执】：点击接收回执，如同打开【电子报检】—【接收回执】，同样可以接收回执。

【发送单证】：选中未发送的报检单，点击【发送单证】，如同打开【电子报检】菜单下的【发送单证】，同样可以对报检单进行发送。此操作只针对"未发送"状态下的报检单有效，其他状态下的报检单不可以直接发送。

【打印单证】：选中一份报检单，点击【打印单证】下拉菜单，可以选择【打印单证】、【预览单证】、【单证报表设计】。

【右键功能】：选中一份报检单，单击右键，出现下拉功能列表，分别为：【打开】、【修改】、【删除】、【打印预览】、【改变状态】。上述所有功能列表，执行其中一项，如同点击其功能按钮。

【单证显示/查询时间范围】：在打印管理窗口的左下角可以选择用户需要的显示及查询单证的时间范围，其中包括：【当天证书】、【当周/当月/所有报检单】、【自定义范围】，自定义范围可以根据用户需要，定义为某个特定时间段。

2．施检环节

报检企业接到报检成功信息后，按信息中的提示与施检部门联系检验检疫。在现场检验检疫时，持报检软件打印的报检单和全套随附单据交施检人员审核，不符合要求的，施检人员通知报检企业立即更改，并将不符合情况反馈受理报检部门。

3．计收费

计费由电子审单系统自动完成，接到施检部门转来的全套单据后，对照单据进行计费复核。报检单位逐票或按月缴纳检验检疫等有关费用。

4．电子放行

电子放行包括电子转单、电子通关等工作内容。

（1）电子转单

电子转单是指通过系统网络，对经产地检验检疫机构检验检疫合格，须到出境口岸申请出境货物通关单的货物，将其经产地检验检疫机构检验检疫合格的相关电子信息数据，传输到出境口岸检验检疫机构；对经入境口岸办理通关手续须到目的地实施检验检疫的入境货物，将其入境口岸检验检疫机构签发入境货物通关单的相关电子信息传输到目的地检验检疫机构的监管模式。

1）出境电子转单

① 产地检验机构检验合格后，通过网络将相关信息传输到电子转单中心。出境货物电子转单传输内容包括报检信息、签证信息及其他相关信息。

② 产地检验检疫机构向货主或代理人提供报检单号、转单号及密码等。

③ 出境货物的货主或代理人凭报检单号、转单号及密码等到口岸检验检疫机构申请出境货物通关单。

④ 出境口岸检验检疫机构应出境货物的货主或代理人的申请，提取电子转单信息，签发出境货物通关单。

⑤ 电子转单一次有效，不得分批核销。

⑥ 电子转单需要修改的，在不违背有关法律法规的情况下，口岸检验检疫机构根据下列情况对电子转单信息予以更改：

运输造成的包装破损或短装，需要减少报检数量的；需要在口岸更改运输工具、发货日期、集装箱规格及数量的；申报总值按有关比重换算或变更申报总值幅度不超过10%的；经口岸检验检疫机构与产地检验检疫机构协商同意更改有关内容的。

⑦ 口岸查验包括验证和验货。按有关规定需核查货证的，货主或代理人应配合查验。

2）入境电子转单

① 对经入境口岸办理通关手续，需到目的地实施检验检疫的货物，口岸检验检疫机构通过网络，将报检、签证及相关信息传输到目的地检验检疫机构。

② 入境货物的货主或代理人持口岸检验检疫机构签发的入境货物通关单第二联（入境货物调离通知单）向目的地检验检疫机构申请检验并缴纳相应的检验检疫费。

③ 目的地检验检疫机构提取电子转单信息受理报检。根据电子转单信息，对入境货物的货主或代理人未在规定期限内办理报检的，将有关信息反馈给入境口岸检验检疫机构，采取相应措施。

3）暂不实施电子转单的情况

① 出境货物在产地预检；

② 出境货物出境口岸不明确的；

③ 出境货物需要到口岸检验检疫机构并批的；

④ 出境货物按规定需在口岸检验检疫机构出证的；

⑤ 其他按有关规定不适用电子转单的。

（2）电子通关

电子通关：采用网络信息技术，将检验检疫机构签发的出入境通关单的电子数据传输到海关计算机业务系统，海关将报检报关数据比对确认相符合，予以放行，这种通关形式叫电子通关。电子通关主要指通关单联网核查、通关单无纸化等工作。

1）通关单联网核查

① 基本流程

"通关单联网核查"的基本流程是：出入境检验检疫机构根据相关法律法规的规定对法检商品签发通关单，实时将通关单电子数据传输至海关，海关凭以验放法检商品，办结海关手续后将通关单使用情况反馈国家质检总局。

企业方面的流程是：企业向出入境检验检疫机构申领通关单——查询通关单状态信息——报关单预录入——查询报关单和通关单状态信息（申报成功、退单、结单交单等）——企业根据海关信息办理相关手续。

② 通关单状态信息查询

企业取得通关单后，进出口货物的经营单位或报检企业可通过中国电子检验检疫业务网（www.eciq.cn）查询通关单状态信息，状态信息分为"已发送电子口岸""电子口岸已收到""海关已入库""海关已核注""海关已核销""海关未能正常核销""通关单已过期"。

"已发送电子口岸"：国家质检总局已将通关单电子数据发送至电子口岸；

"电子口岸已收到"：电子口岸已收到国家质检总局发送的通关单电子数据；

"海关已入库"：海关已成功接受通关单电子数据，企业可根据通关单电子数据办理报关手续；

"海关已核注"：这份通关单对应的报关单已申报成功；

"海关已核销"：这份通关单对应的报关单已结关；

"海关未能正常核销"：海关核销通关单电子数据不成功；

"通关单已过期"：该份通关单超过有效期，通关单无法使用。

③ 通关单联网核查内容

企业在报检、报关时，必须如实申报，并保证通关单与报关单相关申报内容一致，具体要求如下：

首先，报关单的经营单位与通关单的收/发货人一致。

其次，报关单的启运国与通关单的输出国家或地区一致；报关单的运抵国与通关单的输往国家或地区一致。

再次，报关单申报法检商品必须录入通关单编号，并且一票报关单只允许填报一个通关单编号。

第四，报关单上法检商品的项数和次序与通关单上货物的项数和次序一致。

第五，报关单上法检商品与通关单上对应商品的 H.S.编码一致。

第六，报关单上每项法检商品的法定第一数量不允许超过通关单上对应商品的数量/重量。

第七，报关单上法检商品的第一计量单位与通关单上的货物数量/重量计量单位相一致。

第八，出口货物报关单上的"申报日期"必须在出境货物通关单的有效期内。

2）通关单无纸化

通关单无纸化是指以通关单联网核查系统为平台，对符合条件的进出口货物，检验检疫机构向海关发送通关单电子数据后，不再出具纸质通关单；海关直接凭通关单电子数据办理进出口通关手续，不再验核纸质通关单的模式。

3）通关单电子数据修改

① 对于报关单未结关的，企业直接向检验检疫部门申请，检验检疫部门修改后，海关凭通关单电子数据验放。

② 对于报关单已结关的，在更改内容不涉及检验检疫工作改变的情况下，企业凭海关出具的企业联系单向检验检疫部门申请，检验检疫部门受理更改后，签发纸质通关单和通关单电子数据，海关凭借纸质通关单和电子数据办理相关手续。

4）应急措施

当通关单联网核查发生故障时，关、检双方经过对故障原因及处理方案核实确认后，启动应急措施，企业向报检机构申领纸质通关单，海关凭纸质通关单办理进出口通关手续。

小贴士 电子通关

电子通关包括进出口货物直通放行、绿色通道制度和通关单联网核查等工作。

电子报检的业务流程如图 1-22 所示。

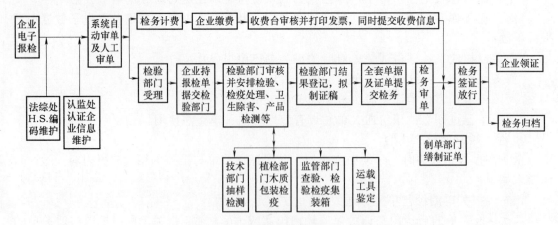

图 1-22　电子报检的业务流程图

五、直通放行工作流程

"直通放行"是指检验检疫机构以企业诚信管理和货物风险分析为基础，以信息化管理为手段，对符合规定条件的进出口货物实施便捷高效的检验检疫放行方式，包括进口直通放行和出口直通放行。

进口直通放行是指对符合条件的进口货物，口岸检验检疫机构不实施检验检疫，货物直接运至目的地，由目的地检验检疫机构实施检验检疫的放行方式。出口直通放行是指对符合条件的出口货物，经产地检验检疫机构检验检疫合格后，企业可凭产地检验检疫机构签发的通关单在报关地海关直接办理通关手续的放行方式。

国家质检总局负责全国进出口货物检验检疫直通放行工作的管理；各地检验检疫机构负责本辖区进出口货物检验检疫直通放行工作的实施和监督管理。直通放行工作的实施以企业诚信管理和货物风险分析为基础，以信息化管理为手段，坚持"谁检验检疫，谁承担责任"的原则。符合直通放行条件的，企业报检时可自愿选择检验检疫直通放行方式或原放行方式。

（一）实施直通放行的企业应符合的条件

申请实施直通放行的企业应符合以下所有条件：

（1）严格遵守国家出入境检验检疫法律法规，2年内无行政处罚记录；

（2）检验检疫诚信管理（分类管理）中的A类企业（一类企业）；

（3）企业年进出口额在150万美元以上；

（4）企业已实施HACCP或ISO9000质量管理体系，并获得相关机构颁发的质量体系评审合格证书；

（5）出口企业同时应具备对产品质量安全进行有效控制的能力，产品质量稳定，检验检疫机构实施检验检疫的年批次检验检疫合格率不低于99%，1年内未发生由于产品质量原因引起的退货、理赔或其他事故。

（二）实施直通放行的货物应符合的条件

国家质检总局按照风险分析、科学管理的原则，制定《实施出口直通放行货物目录》和《不实施进口直通放行货物目录》，并实行动态调整。

1. 申请实施进口直通放行的货物应符合的条件

（1）未列入《不实施进口直通放行货物目录》；

（2）来自非疫区（含动植物疫区和传染病疫区）；

（3）用原集装箱（含罐、货柜车，下同）直接运输至目的地；

（4）不属于国家质检总局规定须在口岸进行查验或处理的范围。

2. 申请实施出口直通放行的货物应符合的条件

申请实施出口直通放行的货物应在《实施出口直通放行货物目录》内，但下列情况不实施出口直通放行：

（1）散装货物；

（2）出口援外物资和市场采购货物；

（3）在口岸需更换包装、分批出运或重新拼装的；

（4）双边协定、进口国或地区要求等须在口岸出具检验检疫证书的；

（5）国家质检总局规定的其他不适宜实施直通放行的情况。

（三）直通放行的流程

1. 进口直通放行的流程

（1）对在口岸报关的进口货物，报检人选择直通放行的，在口岸检验检疫机构申领入境货物通关单（四联单），货物通关后直运至目的地，由目的地检验检疫机构实施检验检疫。口岸检验检疫机构经国家质检总局电子通关单数据交换平台向海关发送通关单电子数据，同时通过"入境货物口岸内地联合执法系统"将通关单电子数据以及报检及放行等信息发送至目的地检验检疫机构。通关单备注栏应加注"直通放行货物"字样并注明集装箱号。目的地检验检疫机构在完成检验检疫后，将检验检疫信息反馈至口岸检验检疫机构。

（2）对在目的地报关的进口货物，报检人选择直通放行的，直接向目的地检验检疫机构报检。目的地检验检疫机构在受理报检后，签发入境货物通关单（三联单）。目的地检验检疫机构经国家质检总局电子通关单数据交换平台向海关发送通关单电子数据的同时，通过"入境货物口岸内地联合执法系统"将通关单电子数据、报检及放行等信息发送至入境口岸检验检疫机构。通关单备注栏应加注"直通放行货物"字样并注明集装箱号。目的地检验检疫机构在完成检验检疫后，将检验检疫信息反馈至口岸检验检疫机构。

（3）对需要实施检疫且无原封识的进口货物，口岸检验检疫机构应对集装箱加施检验检疫封识（包括电子锁等），要逐步实现全球定位系统对进口直通放行货物运输过程的监控。集装箱加施封识的，应将加施封识的信息通过"入境货物口岸内地联合执法系统"发送至目的地检验检疫机构。

（4）对于进口直通放行的货物，报检人应在目的地检验检疫机构指定的地点接受检验检疫。对已加施检验检疫封识的，应当向目的地检验检疫机构申请启封，未经检验检疫机构同意不得擅自开箱、卸货。

（5）货物经检验检疫不合格且无有效检疫处理或技术处理方法的，由目的地检验检疫机构监督实施销毁或做退货处理。

进口直通放行货物的检验检疫费由实施检验检疫的目的地检验检疫机构收取。报关地不同的两种进口直通放行方式的比较见表 1-2。

表 1-2　进口直通放行两种方式的比较

报关地	报检地	领取单证种类	检验地
入境口岸	入境口岸	通关单（四联单）	目的地
目的地	目的地	通关单（三联单）	目的地

2. 出口直通放行流程

（1）企业选择出口直通放行方式的，办理报检手续时，应直接向产地检验检疫机构申请"出境货物通关单"，并在报检单上注明"直通放行"字样。

（2）产地检验检疫机构检验检疫合格并对货物集装箱加施封识后，直接签发通关单，在通关单备注栏注明出境口岸、集装箱号、封识号，经国家质检总局电子通关单数据交换平台向海关发送通关单电子数据。

（3）口岸检验检疫机构对到达口岸的直通放行货物实施随机查验，发现封识丢失、封识损坏、封识号有误或箱体破损等异常情况，要进一步核查，并及时通过"电子通关单联网监控系统"将情况反馈给产地检验检疫机构。

（4）实施出口直通放行的货物需更改通关单的，由产地检验检疫机构办理更改手续并出具新的通关单，同时收回原通关单。因特殊情况无法在产地领取更改通关单的，发货人或其代理人可向口岸检验检疫机构提出书面申请，口岸检验检疫机构根据产地检验检疫机构更改后的电子放行信息，通过"电子通关单联网监控系统"打印通关单，同时收回原通关单。出口直通放行与原放行方式的异同见表1-3。

表1-3　出口直通放行与原放行方式的异同

放行方式	报检地	领取单证种类	是否需要换证报检
出口直通放行	产地	出境货物通关单	不需要
原放行方式	产地	通关单（三联单）	需要

六、绿色通道放行工作程序

为了进一步加快口岸通关速度，方便出口货物通关放行，促进出口，国家质检总局在局部试点的基础上，推出了检验检疫绿色通道制度（以下简称绿色通道制度）。

（一）企业准入条件

申请实施绿色通道制度的企业（以下简称申请企业）应当具备以下条件：

（1）具有良好信誉，诚信度高，年出口额500万美元以上；

（2）已实施ISO9000质量管理体系，获得相关机构颁发的生产企业质量体系评审合格证书；

（3）出口货物质量长期稳定，2年内未发生过进口国质量索赔和争议；

（4）1年内无违规报检行为，2年内未受过检验检疫机构行政处罚；

（5）根据国家质检总局有关规定实施生产企业分类管理的，应当属于一类或者二类企业；

（6）法律法规及双边协议规定必须使用原产地标记的，应当获得原产地标记注册；

（7）国家质检总局规定的其他条件。

（二）企业进入承诺

申请企业应当对以下内容做出承诺：

（1）遵守出入境检验检疫法律法规和《出入境检验检疫报检规定》；

（2）采用电子方式进行申报；

（3）出口货物货证相符、批次清楚、标记齐全，可以实施封识的必须封识完整；

（4）产地检验检疫机构检验检疫合格的出口货物在运往口岸过程中，不发生换货、调包等不法行为；

（5）自觉接受检验检疫机构的监督管理。

申请实施绿色通道制度的企业，应当到所在地检验检疫机构索取并填写实施绿色通道制度申请书，同时提交申请企业的 ISO9000 质量管理体系认证证书（复印件）及其他有关文件。

（三）实施条件

（1）实施绿色通道制度的自营出口企业，报检单位、发货人、生产企业必须一致；

（2）实施绿色通道制度的经营性企业，报检单位、发货人必须一致，其经营的出口货物必须由获准实施绿色通道制度生产企业生产。

（四）放行流程

（1）产地检验检疫机构对经检验合格、符合实施绿色通道条件的出口货物，向口岸检验检疫机构发送电子转单信息；

（2）对于实施绿色通道制度的企业，口岸检验检疫机构应当严格审查电子转单数据中实施绿色通道制度的相关信息；对于审核无误的，不需查验，直接签发出境货物通关单。

（3）实施绿色通道制度的企业需要在口岸对有关申报内容进行更改的，口岸检验检疫机构不得按照绿色通道制度的规定予以放行。

知识链接 1-1

未列入《法检目录》的放行

对于未列入《法检目录》，但按照国家法律法规和相关规章规定应当实施出入境检验检疫的进出境的商品，通关放行规定如下：

（1）对进口可再利用的废物原料，海关一律凭检验检疫机构签发的入境货物通关单验放。各地检验检疫机构签发入境货物通关单时，在备注栏注明"上述货物经初步查验，未发现不符合环境保护要求的物质"。

（2）对进口旧机电产品，海关一律凭检验检疫机构签发的入境货物通关单验放。各地检验检疫机构在签发入境货物通关单时，在备注栏注明"旧机电产品进口备案"的字样以及配额产品证明编号、进口许可证编号或机电产品进口证明编号或机电产品进口登记表编号。

（3）对出口纺织品标识查验，海关一律凭检验检疫机构签发的出境货物通关单验放。各地检验检疫机构在签发出境货物通关单时，在备注栏内加注"纺织品标识查验合格"的字样。

（4）进口货物发生短少、残损或其他质量问题需对外索赔时，其赔付货物的进境，海关凭检验检疫机构签发的入境货物通关单和用于索赔的检验证书副本验放。

（5）对尸体、棺柩、骸骨、骨灰等的入出境，仍按照《关于遗体运输入出境事宜有关问题的通知》（民事发[1998]11 号）办理，海关凭检验检疫机构签发的尸体/棺柩/骸骨/骨灰入/出境许可证验放。

（6）除上述情况外，其他未列入《法检目录》的，但国家有关法律法规明确由检验检疫机构负责检验检疫的货物和特殊物品的通关，海关一律凭检验检疫机构签发的入境货物通关单或出境货物通关单验放。

任务五 遵守报检企业和报检人员管理规定

任务导入

张庭的实习指导老师要求张庭学习《出入境检验检疫报检企业管理办法》，了解报检企业和报检员的一些管理规定，张庭要完成下列学习任务：

（1）了解报检企业类型和报检员水平测试的相关规定；

（2）掌握报检企业和报检人员的备案管理规定；

（3）掌握报检企业的报检业务范围；

（4）了解报检企业监督管理规定及法律责任。

《出入境检验检疫报检企业管理办法》已经于 2014 年 12 月 4 日由国家质量监督检验检疫总局局务会议审议通过，自 2015 年 4 月 1 日起施行。

一、报检企业和报检人员

报检企业包括自理报检企业和代理报检企业。

自理报检企业，是指向检验检疫部门办理本企业报检业务的进出口货物收/发货人。出口货物的生产、加工单位办理报检业务的，按照自理报检企业的规定管理。

代理报检企业，是指接受进出口货物收/发货人（以下简称委托人）委托，为委托人向检验检疫部门办理报检业务的境内企业。

报检人员，是指负责向检验检疫部门办理所在企业报检业务的人员。

报检企业对其报检人员的报检行为承担相应的法律责任。

知识链接 1-2

报检员水平测试

2014 年国家质检总局决定，不再组织全国报检员资格全国统一考试，改为水平测试，由报检协会主持。由于 2014 年之后暂未组织此项考试，因此每年的考试时间等安排可以参考 2014 年的一些具体的规定：

1. 2014 年报检员水平测试报名时间是什么时候？

答：网上报名时间为 2014 年 10 月 22 日至 11 月 23 日。

2. 2014 年报检员水平测试报名网址是什么？

答：报检员考试报名网址为 http://www.bjy.net.cn（仅在报名阶段有效）。

3. 报检员水平测试报名费是多少？如何缴纳？

答：报检员网上报名时需要以网上银行的方式缴纳报名费 100 元。

4. 报检员网上报名如何选择考区？

答：建议本着就近原则。可以选择全国各地考区，但是一旦选中，报名成功后则不能更改。如海南考生，若选择在上海考试，则必须本人亲自到上海现场确认并且参加考试。

5. 参加 2014 年报检员水平测试的学历条件要求？

答：高中及以上学历均可参加考试，包括高中、中专、技校、职高的应届毕业生。

6. 大学应届毕业生或在校学生是否可以参加报检员考试？

答：可以，因为已经符合高中学历要求，所以大学在校学生可以参加报名考试。

7. 报检员网上报名后是否需要现场确认？什么时间进行确认？

答：报名后必须经过现场资格确认，否则不能参加考试。确认时间为 2014 年 11 月 24 日至 12 月 5 日。

8. 现场确认时，是否必须本人亲自到场？

答：必须本人亲自到场，不得代办。

9. 现场确认期间，周末检验检疫局是否可以办理现场确认？

答：各考区工作安排不同，请登录相应直属出入境检验检疫局查看具体工作时间，这个因考区而异。

10. 现场确认时需要准备什么资料？

答：现场确认时须携带以下资料

（1）本人身份证复印件和学历证书复印件（同时交验原件）；

（2）报名表（从报名网站下载打印）；

（3）同底版 2 寸彩色证件照。

11. 同底版 2 寸彩色证件照要求什么颜色的背景？

答：要求蓝色或白色背景，不可以是红色。

12. 报检员水平测试具体的考场在哪里？

答：考试之前打印准考证时即可知道具体考场位置。检验检疫协会将根据考生分布情况确定考场设置，非一线城市的考生有可能异地考试。

13. 2014 年报检员水平测试教材都有哪些？

答：2014 年报检员教材一套三册，分别为

《报检基础知识》《报检职业技能》《进出境商品目录查询手册》。

14. 报检员报名时提示"您选择的报考局目前未设置报名点"时如何处理？

答：这是因为该地区参加报检员水平测试的人数较少，所以请选择临近考区报名。但是请注意：选择在哪个考区，就要到这个考区现场确认并且进行考试。（个别考区是因技术故障导致无法显示或者无法提交，请直接致电相关直属局咨询。）

15. 报检员报名时"个人简历"一栏如何填写？

答：个人简历这栏没有实际意义，仅需简单填写即可，例如：

2010 年至 2013 年在××学校就读××专业

2013 年至 2014 年在××从事××工作

16. 什么时候、在哪里可以买到报检员教材？

答：2014 年 11 月 24 日至 12 月 5 日之间，在报检员现场确认地点有售，其他渠道均为盗版。

17. 盗版图书是否可以带入考场？

答：《进出境商品目录查询手册》为工具书，需要带入考场，必须正版，入场时需要使用仪器检查防伪暗记。

18. 能否单独购买一本《进出境商品目录查询手册》？

答：报检员教材成套购买，不拆零出售。

19. 2014年报检水平测试考试大纲可在哪里查看？

答：《2014年报检水平测试大纲》已经发布，全文请见 http://kaoshi110.com/news/201107/31/7784.html

20. 2014年报检员考试日期和时间？

答：2014年报检水平测试考试日期为2015年1月18日，考试时间为上午9点30分至上午11点30分。

21. 参加2014年报检员考试需要带什么资料？

答：准考证主证、准考证副证、2B铅笔、橡皮、签字笔。

22. 使用盗版2B铅笔会不会有影响？

答：使用盗版2B铅笔将会造成答题卡无法识别，历年考试中都有因此得0分的情况，所以请大家注意鉴别、购买正版2B铅笔。

23. 2014年报检员水平测试及格分数线是多少？通过率是多少？

答：2014年报检员水平测试不设及格分数线，也没有通过率，考生只会拿到一张列有基础知识和业务技能所得分数的成绩单。成绩是否合格将由用人单位根据自身需求决定。

24. 报检员水平测试证书是否设置了有效期？

答：目前从官方信息中并未涉及有效期的问题。据分析，因为这属于一个技能鉴定的考试，所以设置有效期本身也无意义。理由请见报检水平测试考试基础问题解析。

25. 2014年报检员水平测试满分多少分？分别考什么内容？

答：2014年报检员水平测试分为基础知识和职业技能两部分，满分各为100分。

基础知识（100分），内容包括：出入境检验检疫法律法规；检验检疫管理、报检管理等基础知识；贸易国家和地区疫病疫情、质量安全风险预警等方面的信息。

职业技能（100分），内容包括：国际贸易基础知识；H.S.编码和法检目录的使用，对报检商品进行归类；翻译外贸合同、信用证、检验检疫证书；填制检验检疫、海关、运输、外汇等业务单证。

二、报检企业和报检人员的备案管理

报检企业办理报检业务应当向检验检疫部门备案，备案时应当提供以下材料：

（1）报检企业备案表；

（2）营业执照复印件；

（3）组织机构代码证书复印件；

（4）报检人员备案表及报检人员的身份证复印件；

（5）企业的公章印模；

（6）使用报检专用章的，应当提交报检专用章印模；

（7）出入境快件运营企业应当提交国际快递业务经营许可证复印件。

以上材料应当加盖企业公章，提交复印件的应当同时交验原件。

材料齐全、符合要求的，检验检疫部门应当为报检企业办理备案手续，核发报检企业及报检人员备案号。

已备案报检企业向检验检疫部门办理报检业务,应当由该企业在检验检疫部门备案的报检人员办理。

报检人员办理报检业务时应当提供备案号及报检人员身份证明。

（一）报检业务

报检企业可以向检验检疫部门办理下列报检业务:

（1）办理报检手续;

（2）缴纳出入境检验检疫费;

（3）联系和配合检验检疫部门实施检验检疫;

（4）领取检验检疫单证。

需要报检的企业可以委托代理报检企业,代为办理报检业务。

代理报检企业办理报检业务时,应当向检验检疫部门提交委托人授权的代理报检委托书,委托书应当列明货物信息、具体委托事项、委托期限等内容,并加盖委托人的公章。

代理报检企业应当在委托人授权范围内从事报检业务,并对委托人所提供材料的真实性进行合理审查。

代理报检企业代缴出入境检验检疫费的,应当将出入境检验检疫收费情况如实告知委托人,不得假借检验检疫部门名义向委托人收取费用。

（二）监督管理

（1）报检企业办理报检业务应当遵守国家有关法律、行政法规和检验检疫规章的规定,承担相应的法律责任。

（2）报检企业办理备案手续时,应当对所提交的材料以及所填报信息内容的真实性负责且承担法律责任。

（3）检验检疫部门对报检企业的报检业务进行监督检查,报检企业应当积极配合,如实提供有关情况和材料。

代理报检企业应当在每年3月底前提交上一年度的《代理报检业务报告》,主要内容包括企业基本信息、遵守检验检疫法律法规情况、报检业务管理制度建设情况、报检人员管理情况、报检档案管理情况、报检业务情况及分析、报检差错及原因分析、自我评估等。

（4）检验检疫部门对报检企业实施信用管理和分类管理,对报检人员实施报检差错记分管理。报检人员的差错记分情况列入报检企业的信用记录。

（5）报检企业备案表、报检人员备案表中载明的备案事项发生变更的,企业应当自变更之日起30日内持变更证明文件等相关材料向备案的检验检疫部门办理变更手续。

（6）报检企业可以向备案的检验检疫部门申请注销报检企业或者报检人员备案信息。报检企业注销备案信息的,报检企业的报检人员备案信息一并注销。

（7）因未及时办理备案变更、注销而产生的法律责任由报检企业承担。

（三）法律责任

代理报检企业违反规定扰乱报检秩序,有下列行为之一的,由检验检疫部门按照《中华人民共和国进出口商品检验法实施条例》的规定进行处罚：

（1）假借检验检疫部门名义向委托人收取费用的；

（2）拒绝配合检验检疫部门实施检验检疫，拒不接受检验检疫部门监督管理，或者威胁、贿赂检验检疫工作人员的；

（3）其他扰乱报检秩序的行为。

报检企业有其他违反出入境检验检疫法律法规规定行为的，检验检疫部门按照相关法律法规规定追究其法律责任。

任务六　学会查询法检目录

任 务 导 入

上海捷达进出口有限公司出口一批探照灯到美国，委托张庭所在的实习公司对这批货物进行报检。张庭的实习指导老师布置任务给张庭，让他查询该批货物的检验检疫类别，准备填写报检单。张庭需要完成以下任务：

（1）查询 H.S.编码；

（2）确定检验检疫类别。

凡列入《出入境检验检疫机构实施检验检疫的进出境商品目录》（简称《法检目录》）的进出口商品和其他法律法规规定必须经检验的进出口商品，必须经过出入境检验检疫部门或其指定的检验检疫机构检验。规定进口商品应检验未检验的，不准销售、使用；出口商品未检验合格的，不准出口。

一、查询 H.S.编码

《法检目录》由"商品编码""商品名称及备注""计量单位""海关监管条件"和"检验检疫类别"5 栏组成（见图 1-23）。其中的"商品编码""商品名称及备注"和"计量单位"是以《商品名称及编码协调制度》（简称《协调制度》）为基础，并依照海关通关业务系统《商品综合分类表》的商品编号、商品名称、商品备注和计量单位编制。

第二十八章 无机化学品；贵金属、稀土金属、放射性元素及其同位素的有机及无机化合物				共 个商品
商品编号	商品名称	计量单位	监管条件	检验检疫类别
2827399000	其他氯化物	千克	A/B	R/S
2827600000	碘化物及碘氧化物	千克	A/B	R/S
2828900000	次溴酸盐、亚氯酸盐、其他次氯酸盐	千克	A/B	R/S
2830902000	硫化锑	千克	/B	/N
2832200000	其他亚硫酸盐	千克	A/B	R/S
2833210000	硫酸镁	千克	A/B	R/S
2833291000	硫酸亚铁	千克	A/B	R/S
2833293000	硫酸锌	千克	A/B	R/S
2833299010	硫酸钴	千克	A/B	R/S
2833299090	其他硫酸盐	千克	A/B	R/S
2834100000	亚硝酸盐	千克	A/B	R/S
2835251000	饲料级的正磷酸氢钙（磷酸二钙）	千克	A/B	
2835252000	食品级的正磷酸氢钙（磷酸二钙）	千克	A/B	
2835291000	磷酸三钠	千克	A/B	R/S
2835299000	其他磷酸盐	千克	A/	M/
2835311000	食品级的三磷酸钠（三聚磷酸钠）	千克	A/B	

图 1-23　法检目录结构

查阅《法检目录》的目的是获悉各类出入境商品法定的"检验检验类别"，并按照检验检疫类别的要求顺利完成报检，《法检目录》共包含二十一类。

法检商品，如图1-24所示。

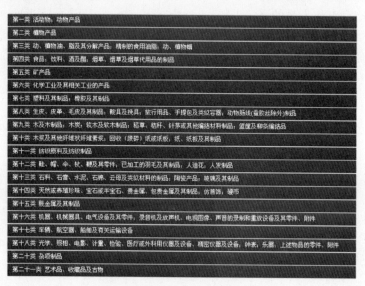

第一类 活动物；动物产品
第二类 植物产品
第三类 动、植物油、脂及其分解产品；精制的食用油脂；动、植物蜡
第四类 食品、饮料、酒及醋；烟草、烟草及烟草代用品的制品
第五类 矿产品
第六类 化学工业及其相关工业的产品
第七类 塑料及其制品；橡胶及其制品
第八类 生皮、皮革、毛皮及其制品；鞍具及挽具；旅行用品、手提包及类似容器；动物肠线(蚕胶丝除外)制品
第九类 木及木制品；木炭；软木及软木制品；稻草、秸秆、针茅或其他编结材料制品；篮筐及柳条编结品
第十类 木浆及其他纤维状纤维素浆；回收(废碎)纸或纸板；纸、纸板及其制品
第十一类 纺织原料及纺织制品
第十二类 鞋、帽、伞、杖、鞭及其零件；已加工的羽毛及其制品；人造花、人发制品
第十三类 石料、石膏、水泥、石棉、云母及类似材料的制品；陶瓷产品；玻璃及其制品
第十四类 天然或养殖珍珠、宝石或半宝石、贵金属、包贵金属及其制品；仿首饰；硬币
第十五类 贱金属及其制品
第十六类 机器、机械器具、电气设备及其零件；录音机及放声机、电视图像、声音的录制和重放设备及其零件、附件
第十七类 车辆、航空器、船舶及有关运输设备
第十八类 光学、照相、电影、计量、检验、医疗或外科用仪器及设备；精密仪器及设备；钟表、乐器；上述物品的零件、附件
第二十类 杂项制品
第二十一类 艺术品、收藏品及古物

图1-24 法检目录类标题

在《法检目录》中查阅检验检疫类别之前应首先准确确定该商品的H.S.编码。H.S.编码查找，要按照一定的操作程序进行，否则如同大海捞针。查找H.S.编码，具体分为以下几个步骤：

1．分析产品的特点

探照灯属于灯具及照明装置，应按用途或功能来分类。

2．明确产品所属的类章

（1）确定商品属于哪一类。对某一个具体商品进行归类时，第一步，是要断定它属于《协调制度》中哪一类，也就是要先确定它在进出口商品名称与编码中22类97章中的大致范围。要快速准确查找商品名称与编码有一定的技巧和诀窍：

巧记商品编码（顺口溜）

自然世界动植矿，一二五类在取样，三类四类口中物，矿产物料翻翻五，
化工原料挺复杂，打开六类仔细查，塑料制品放第七，橡胶聚合脂烷烯，
八类生皮合成革，箱包容套皮毛造，九类木秸草制品，框板柳条样样行，
十类木浆纤维素，报刊书籍纸品做，十一税则是大类，纺织原料服装堆，
鞋帽伞杖属十二，人发羽毛大半归，水泥石料写十三，玻璃石棉云母粘，
贵金珠宝十四见，硬币珍珠同类现，十五查找贱金属，金属陶瓷工具物，
电子设备不含表，机器电气十六找，光学仪器十八类，手表乐器全在内，
武器弹药特别类，单记十九少劳累，家具文具灯具亮，玩具游戏活动房，
体育器械二十讲，二十一类物品贵，艺术收藏古物类，余下运输工具栏，
放在十七谈一谈，商品归类也不难，记住大类第一环。

根据上述"顺口溜",很快得知灯具在第二十类"杂项制品"。

(2)确定商品属于哪一章。第二十类包含第九十四、九十五、九十六共三章,查找章标题,根据具体列明原则,灯具属于第九十四章。九十四章包含"未列名灯具及照明装置"。

3．根据归类原则找到产品的编码

(1)确定品目(四位数级编码):快速查看四位数的品目条文,探照灯属于9405,因为其品目条文里有"其他品目未列明的灯具及照明装置,包括探照灯、聚光灯及其零件……

(2)确定子目(五～八位数级编码):探照灯属于子目"其他电灯及照明装置"下的9405.4010。在确定子目的时候,要注意同级比较。

在查找商品的编码时,要按照归类总规则进行查找,为了方便记忆,有一个口诀:

有列名归列名;

没有列名归用途;

没有用途归成分;

没有成分归类别;

不同成分比多少;

相同成分要从后。

知识链接 1-3

商品归类总规则

归类总规则是《协调制度》中所规定的最为基本的商品归类规则。归类总规则规定了六条基本原则:

规则一　类、章及分章的标题,仅为查找方便而设。具有法律效力的归类,应按税(品)目条文和有关类注或章注确定,如税(品)目、类注或章注无其他规定,按以下规则确定。

规则二

(1)税(品)目所列货品,应视为包括该项商品的不完整品,只要在进口或出口时该不完整品或未制成品具有完整品或制成品的基本特征;还应视为包括该项货品的完整品或制成品(或按本款可作为完整品或制成品归类的货品)在进口或出口时的未组装件或拆散件。

(2)税(品)目中所列材料或物质,应视为包括该种材料或物质与其他材料或物质混合组合的物品,税(品)目所列某种材料或物质构成的货品,应视为包括全部或部分由该种材料或物质的货品,由一种以上材料或物质构成的货品,应按规则三归类。

规则三　当货品按规则二(2)或由于其他原因看起来可归入两个或两个以上品目时,应按以下规则归类:

(1)列名比较具体的税(品)目,优先于列名一般的税(品)目。但是,如果两个或两个以上税(品)目都仅述及混合或组合货品所含的某部分材料或物质,或零售的成套货品中的某些货品,即使其中某个税(品)目对该货品描述的更为全面、详细,这些货品在有关品目的列名应视为同样具体。

（2）混合物、不同材料构成或不同部件组成的组合物以及零售的成套货品，如果不能按照规则三（1）归类时，在本款可适用的条件下，应按构成货品基本特征的材料或部件归类。

（3）货品不能按照规则三（1）（2）归类时，应按号列顺序归入其可归入的最末一个税（品）目。

规则四　根据上述规则无法归类的货品，应归入与其最相类似的货品的品目。

规则五　除上述规则外，本规则适用于下列货品的归类：

（1）制成特殊形状仅适用于盛装某个或某套物品并适合长期使用的照相机套、乐器盒、枪套仪器、绘图仪器盒、项链盒及类似容器，如果与所装物品同时进口或出口，并通常与所装物品一同出售的，应与所装物品一样归类。但本款不使用于本身构成整个货品基本特征的容器。

（2）除规则五（1）规定的以外，与所装货品同时进口或出口的包装材料或包装容器，如果通常是用来包装这类货品的，应与所装货品一并归类。但明显可重复使用的包装材料和包装容器不受本款限制。

规则六　货品在某一税（品）目项下各子目的法定归类，应按子目条文或有关的子目注释以及以上各条规则来确定，但子目比较只能在同一数级上进行。除《协调制度》另有规定的以外，有关的类注、章注也适用于本规则。

小贴士　品目归类时解题程序上应注意的问题

1. 抓不准待归类商品的特征

通常协调制度分类时对原料性商品按商品的自然属性设章；制成品按所具有的原理、功能及用途设章；对难以按常用的分类标识进行分类的进出口商品，则以杂项制品为名专列类、章。

所以首先应判断的是，待归类商品究竟是按原料、材料上的特征设章，还是按原理、功能及用途上的特征设章，或是应列入杂项制品。下面仅就品目归类时与明确"待归类商品特征"这一环节有关的程序进行说明。

[例1]：四缸汽车用内燃发动机，气缸容量 1 500mL

说明：汽车用内燃发动机从用途上看是汽车的零、部件，从功能上看是机械，查阅类、章标题，当视为前者时应归入第87章车辆及其零件、附件，但铁道及其电车道车辆除外；当视作后者时应归入第84章核反应堆、锅炉、机器、机械器具及其零件，所以确认其编码应为8407.3410。

此外，商品归类试题中有时还会给出一些与归类无关的条件，如产地、品牌等，应注意避免这些因素对归类思路的影响和干扰。例如，中国产生漆、纸箱包装、净重 5kg 的绿豆粉制的干粉丝，奔驰轿车用电动机风挡刮雨器，所给出的条件"中国产""纸箱包装""奔驰"就与归类无关。

2. 误将标题作为具有法律效力的归类依据

在商品归类中，类、章及分章的标题并不具备法律效力，而仅为查找方便而设。

[例2]：石棉制安全帽（帽内衬有纯棉机织物制衬里）

说明：某些考生一看见帽子，就按第65章的章标题帽类及其零件将商品归入第65章，进而归入以安全帽列名的子目6506.1000。

该商品看起来既是帽类（按用途）又是石棉制品（按材料）。当作为前者时似应归入第65章品目65.06，当作为后者时似应归入第68章品目68.12。再查阅两个章的注释，从第65章章注1（2）得知，第65章不包括石棉制帽类（品目68.12）。品目68.12的条文明确包括石棉的制品（例如纱线、机织物、服装、帽类……）。因为归类时章标题不具有法律效力，正确的归类方法是按照条文和注释的规定归类，本题商品应归入子目6812.9100。

3. 忽视运用注释解决归类

注释是为限定协调制度中各类、章、品目和子目所属货品的准确范围，简化品目和子目条文文字，杜绝商品分类的交叉，保证商品归类的唯一性而设立的，是非常重要的归类依据。在货品看起来可归入两个或两个以上品目的场合，尤其要想到运用注释确定归类。特别应关注涉及归类优先级、划分多个编码的界限、归类原则以及排他性的注释规定。

[例3]：超过100年的水墨画原件，有收藏价值

说明：水墨画原件是手绘的艺术品，查阅类、章标题应归入第97章。看起来既是手绘画，也是超过100年的古物。如作为前者似应归入品目97.01油画、粉画及其他手绘画；如作为后者似应归入品目97.06超过100年的古物。

因为第97章章注4（2）规定品目97.06不适用于可以归入该章其他各品目的物品，所以超过100年的水墨画原件应归入品目97.01，最终归入子目9701.1019。本题的解题关键是牢记注释和品目条文在归类时处于同样优先的地位。如果忽视运用注释，就会误用规则三（3）从后归类的方法即归入品目97.06，此法当然是一个错误的选择。

4. 错误运用归类总规则

归类总规则是商品归类时必须遵循的总原则，其应用条件是在品目条文和注释不能解决归类的情况下才能应用。在讲解归类总规则的时候已经强调过，在这里就不再重复。

子目归类时解题程序上的错误主要出在下面两个环节上的错误。主要表现在以下两方面。

（1）误将子目归类先于品目归类

[例4]：氯乙烯－乙酸乙烯酯共聚物，按重量计含乙酸乙烯酯单体单元为60%（水分散体）

说明：氯乙烯－乙酸乙烯酯共聚物是以氯乙烯和乙酸乙烯酯为共聚单体的饱和的合成物质，是塑料，查阅类、章标题应归入第39章塑料及其制品。

因本题商品是初级形状，所以应归入第1分章。该分章未见明确列有氯乙烯－乙酸乙烯酯共聚物的品目。此合物中重量最大的那种共聚单体单元所构成的聚合物的品目归类。因按重量计乙酸乙烯酯聚合物归类，归入品目39.05。

因39.05品目下有一个"其他"子目，所以子目的归类应参照子目注释1办理，即因本题商品乙酸乙烯酯的含量不足95%，所以不能视为聚乙酸乙烯酯，而应视为乙酸乙烯酯共聚物，最终归入子目3905.2100。但是不少考生基于对氯乙烯－乙酸乙烯酯共聚物的不了解，忙于到子目条文寻求帮助，当发现品目39.04项下有以氯乙烯－乙酸乙烯酯共聚物

列名的子目后，就误将 3904.3000 作为正解。

（2）非同级子目进行比较

品目归对了，但会因为忽视子目归类时应按照归类总规则六规定的原则—子目的比较只能在同一数级上进行，而前功尽弃。

此外还应注意经常总结考试中出现频率较高的商品大类试题的解题思路和归类技巧。诸如动、植物及其食品类；化工类；塑料、橡胶；纸张类；纺织类；金属类；机电仪类等。解题思路与应试技巧需要通过大量练习才会熟能生巧。

二、检验检疫类别的确定

（1）出入境商品的 H.S.编码确定后，如果该 H.S.编码对应的海关监管条件标注有"A""B"或"A/B"，再查找《法检目录》"检验检疫类别"一栏的字母标注，通过字母标注查阅到该出入境商品的"检验检疫类别"。

（2）《法检目录》中的特殊商品：成套设备、食品添加剂无法一一对应 H.S.编码，无论是成套申报或分项申报，均属法定检验。

知识链接 1-4

《法检目录》中商品的"海关监管条件"为"A"，表示须实施进境检验检疫，"海关监管条件"为"B"表示须实施出境检验检疫，"海关监管条件"为"D"表示海关与检验检疫联合监管。

《法检目录》中商品的"检验检疫类别"中："M"表示进口商品检验，"N"表示出口商品检验；"P"表示进境动植物、动植物产品检疫；"Q"表示出境动植物、动植物产品检疫；"R"表示进口食品卫生监督检验；"S"表示出口食品卫生监督检验；"V"表示进境卫生检疫；"W"表示出境卫生检疫；"L"表示民用商品入境验证。

以"硬粒小麦（配额内）"为例，其对应的商品编码为 10011000.10，计量单位为千克，"海关监管条件"为 A/B，这表示该商品在入境和出境时均须实施检验检疫，"检验检疫类别"为"M.P.R/Q.S"表示该商品进口时应实施商品检验、植物产品检疫和食品卫生监督检验，出口时应实施植物产品检疫和食品卫生监督检验。

练 习 题

一、单项选择题

1. 1929 年，工商部（   ）商品检验局成立，这是中国第一家由国家设立的官方商品检验局。

    A．北京   B．南京   C．上海   D．广州

2. 1929 年，中国第一家由国家设立的官方商品检验局是（   ）。

    A．上海仁记洋行   B．上海商品检验局 C．汉口商检局   D．中央贸易部

设立的商品检验处

3．国家对涉及人类健康、动植物生命和健康，以及环境保护和公共安全的产品实行（　　）制度。

    A．强制性认证　　　　B．贸易壁垒　　　　C．注册　　　　D．监管

4．列入《中华人民共和国实施强制性产品认证的产品目录》内的商品，必须经过指定的认证机构认证合格、取得指定认证机构颁发的认证证书并加施认证（　　）后，方可进口。

    A．记号　　　　　　B．说明　　　　　C．封条　　　　D．标识

5．我国颁布实施《中华人民共和国国境卫生检疫法》，是为了（　　）。

    A．维护社会公共利益和进口贸易各方的合法权益，促进外贸顺利发展

    B．保护我国农、林、渔、牧业生产和国际生态环境

    C．防止传染病由国外传入或由国内传出，保护人体健康

    D．保证进出口食品卫生，防止食品污染和有害因素对人体的危害

6．新的《中华人民共和国进出口商品检验法实施条例》的正式施行日期为（　　）。

    A．2005 年 8 月 10 日　　　　　　　　B．2005 年 12 月 1 日

    C．2006 年 1 月 1 日　　　　　　　　D．2006 年 7 月 1 日

7．中国第一家由国家设立的官方商品检验局是（　　）。

    A．汉口商检局　　　B．上海仁记洋行　　C．上海商品检验局　D．中央贸易部国外贸易司设立的商品检验处

8．（　　）年 10 月，国务院颁布《动植物检疫法》。

    A．1989　　　　　　B．1990　　　　　C．1991　　　　D．1997

9．中华人民共和国成立以来颁布的第一部卫生检疫法规是（　　）。

    A．《国境口岸传染病监测试行办法》

    B．《中华人民共和国国境卫生检疫法》

    C．《中华人民共和国国境卫生检疫条例》

    D．《中华人民共和国国境卫生检疫条例实施细则》

10．2001 年 4 月 10 日，国家质量监督检验检疫总局成立，它是由（　　）合并成立。

    A．出入境卫生检疫局、动植物检疫局

    B．出入境卫生检疫局、商品检疫局

    C．国家出入境检验检疫局、国家质量技术监督局

    D．国家进出口商品检验局、国家质量技术监督局

11．《商检法》《动植物检疫法》《国境卫生检疫法》以及《食品安全法》等法律的行政执法机构是（　　）。

    A．商务部　　　　　　　　　　　　B．全国人大常委会

    C．海关总署　　　　　　　　　　　D．出入境检验检疫机构

12．检验检疫部门实行（　　）领导体制。

    A．水平　　　　　　B．垂直　　　　　C．交叉　　　　D．磋商

13．我国出入境检验检疫机构承担着"严把国门，为国民经济发展保驾护航"的重任，在国际贸易保护主义日益严重的形势下，还承担着（　　）的重任。

    A．打破国外配额壁垒　　　　　　　　B．打破国外反倾销壁垒

    C. 打破国外关税壁垒　　　　　　　　　D. 打破国外技术壁垒

14. 出入境检验检疫机构是主管出入境卫生检疫、动植物检疫、商品检验、鉴定、认证和监督管理的（　　　）机构。

    A. 协调　　　　　　B. 仲裁　　　　　　C. 行政管理　　　　D. 行政执法

15. 在《出入境检验检疫机构实施检验检疫的进出境商品目录》中，某商品的海关监管条件为"A/"，则其检验检疫类别可以是（　　　）。

    A. L.M/　　　　　　B. /N　　　　　　C. R/S　　　　　　D. P/Q

16.《出入境检验检疫机构实施检验检疫的进出境商品目录》由（　　　）制定、调整并公布实施。

    A. 全国人大　　　　B. 国家质检总局　　C. 海关总署　　　　D. 商务部

17. 根据《出入境检验检疫机构实施检验检疫的进出境商品目录》，须实施出口食品卫生监督检验的商品，其商品编码对应的"检验检疫类别"应包含代码（　　　）。

    A. M　　　　　　　B. Q　　　　　　　C. R　　　　　　　D. S

18.《出入境检验检疫机构实施检验检疫的进出境商品目录》中的"检验检疫类别"代码"R"和"Q"分别表示（　　　）。

    A. 进口商品检验；进境动植物检疫

    B. 进口食品卫生监督检验；出境动植物检疫

    C. 出口食品卫生监督检验；出境动植物检疫

    D. 进境动植物检疫；出境动植物检疫

19. 某商品的"检验检疫类别"为"M.P/Q"，该商品入境时应实施（　　　）。

    A. 商品检验和动植物检疫　　　　　　　B. 食品卫生监督检验

    C. 商品检验和食品卫生监督检验　　　　D. 动植物检疫

20. 在《出入境检验检疫机构实施检验检疫的进出境商品目录》中，"成套设备"对应的"检验检疫类别"为（　　　）。

    A. A/　　　　　　　B. /D　　　　　　　C. M/　　　　　　　D. /S

21.《出入境检验检疫机构实施检验检疫的进出境商品目录》中，须实施进境动植物检疫的商品的，检验检疫类别"应包含代码（　　　）。

    A. M　　　　　　　B. N　　　　　　　C. P　　　　　　　D. Q

22. 某公司从印度进口一批液晶显示器（检验检疫类别为 L.M/N），贸易方式为一般贸易，报检时须提供（　　　）。

    A. 质量许可证　　　　　　　　　　　　B. 型式试验报告

    C. 强制性产品认证证书　　　　　　　　D. 入境货物检验检疫证明

23. 法定检验检疫是指（　　　）。

    A. 海关对出入境货物实行的监管

    B. 商检部门实施的对进出口商品的检验

    C. 检验检疫机构对入境动植物实施的强制性检验检疫

    D. 依据国家法律法规对法定检验检疫对象实施的检验检疫业务

24. 下列不属于合格评定程序范畴的是（　　　）。

    A. 抽样、检验和检查　　　　　　　　　B. 注册、认可和批准

    C. 评估、验证和合格保证　　　　　　　D. 报检、出证和放行

25．某企业进口一批货物（检验检疫类别为 M/N），经检验检疫合格并取得（　　　）后，方可销售、使用该批货物。

  A．入境货物通关单   B．入境货物调离通知单

  C．入境货物检验检疫证明   D．检验检疫处理通知书

26．出境货物的检验检疫流程一般为（　　　）。

  A．报检—签发检验检疫单证—实施检验检疫

  B．签发检验检疫单证—实施检验检疫—报检

  C．签发检验检疫单证—报检—实施检验检疫

  D．报检—实施检验检疫—签发检验检疫单证

27．某企业进口一批货物（检验检疫类别为 M/N），经检验检疫机构检验后发现该批货物不合格。以下表述正确的是（　　　）。

  A．该企业可凭出境货物不合格通知单办理退运手续

  B．该企业可凭入境货物通关单办理退运手续

  C．该企业可凭入境货物检验检疫证明对外索赔

  D．该企业可凭检验证书对外索赔

28．入境法定检验检疫货物，取得检验检疫机构签发的（　　　），方可销售、使用。

  A．入境货物通关单   B．检验检疫处理通知书

  C．入境货物检验检疫证明   D．入境货物调离通知单

29．检验检疫合格的出境货物，申请人凭检验检疫机构签发的（　　　）办理通关手续。

  A．出境货物换证凭单   B．出境货物换证凭条

  C．出境货物通关单   D．检验检疫证书

30．法定检验检疫的入境货物，凭（　　　）办理通关手续。

  A．入境货物检验检疫证明   B．检验检疫处理通知书

  C．入境货物报检单   D．入境货物通关单

31．法定检验检疫的入境货物，海关凭（　　　）检验检疫机构签发的入境货物通关单验放。

  A．最终销售地   B．收货人所在地   C．最终使用地   D．报关地

32．对产地检验检疫，口岸报关出境的货物，由产地检验检疫机构出具（　　　），口岸检验检疫机构经验证或核查货证合格后，换发（　　　）。

  A．出境货物通关单，出境货物换证凭单

  B．出境货物换证凭单，出境货物通关单

  C．品质证书，出境货物通关单

  D．品质证书，出境货物换证凭单

33．入境货物检验检疫的一般工作程序是（　　　）。

  A．在到达站先进行卫生除害处理

  B．报检后先检验检疫，再放行通关

  C．首先向卸货口岸检验检疫机构报检

  D．报检后先放行通关，再进行检验检疫

34．法定检验检疫的入境货物到货后，收货人应向卸货口岸或到达站的检验检疫机构办理报检手续。未报经检验检疫的，（　　　）。

A. 可以销售、使用 B. 可以使用，不能销售

C. 不准销售、使用 D. 不可使用，可以销售

35. 货物通关后，入境货物的（ ）需在检验检疫机构规定的时间和地点到指定的检验检疫机构联系对货物实行检验检疫。

A. 发货人 B. 发货人和货主

C. 收货人 D. 货主或其代理人

36. 对检验不合格的出境预检货物，检验检疫机构签发（ ）证明。

A. 检验证书 B. 检验检疫证明

C. 检验检疫处理通知书 D. 出境货物不合格通知单

37. 对于检验检疫绿色通道企业的出口货物，检验检疫机构实施（ ）

A 产地免于检验，口岸进行查验 B. 产地免于检验，口岸免于查验

C. 产地检验合格，口岸进行查验 D. 产地检验合格，口岸免于查验

38. 实施电子报检后，对报检数据的审核采取（ ）的程序进行。

A. "先机审，后人审" B. "人机同步审核"

C. "先人审，后机审" D. "全程机审"

39. 出境货物受理电子报检后，报检人应按受理报检信息的要求，在（ ），提交报检单和随附单据。

A. 实施检验检疫前 B. 实施检验检疫时

C. 通关放行时 D. 通关放行后

40. 入境货物受理电子报检后，报检人应按受理报检信息的要求，在（ ）时，提交报检单和随附单据。

A. 领取出入境货物通关单 B. 发送报检申请

C. 待报检软件要打印 D. 检验检疫机构施检

41. 电子报检人须在（ ）内将相关出入境货物的报检数据发送至报检地检验检疫机构。

A. 规定的报检时限 B. 24h C. 3天 D. 7天

42. 以下关于检验检疫机构有关管理制度的表述，错误的是（ ）。

A. 对实施绿色通道制度的企业，检验检疫机构不再复验直接签发通关单

B. 对分类管理中的一类出口企业，检验检疫机构实施抽批检验

C. 实施电子监管的出口企业，无需再向检验检疫机构办理报检手续

D. 法定检验的进出口商品，符合条件的可申请免予检验

43. 关于出口货物电子监管，以下表述错误的是（ ）。

A. 实现了对出口货物生产、加工、储运和质量控制等过程的全面电子化管理

B. 实现了检验检疫工作往前推移，进一步提高了出口货物通关速度

C. 实施电子监管的出口货物不再需要批批报检

D. 实施电子监管的出口货物仍然实施批批检验

44. 关于出口货物电子监管，以下表述正确的是（ ）。

A. 实施电子监管后，企业出口的货物无须报检

B. 实施电子监管后，企业报检时可简化报检手续

C. 实施电子监管后，企业出口的货物不需要检验

　　D．实施电子监管后，企业出口的货物需批批检验

二、多项选择题

1．出入境检验检疫的对象包括（　　　　）。
　　A．国境卫生　　　　　　　　　　　　B．交通运输工具
　　C．出入境货物　　　　　　　　　　　D．人员及其事项

2．1998 年 3 月，全国人大九届一次会议批准通过的国务院机构改革方案确定，（　　　）合并组建国家出入境检验检疫局，即"三检合一"。
　　A．国家卫生检疫局　　　　　　　　　B．国家技术监督局
　　C．国家动植物检疫局　　　　　　　　D．国家进出口商品检验局

3．出入境检验检疫是行政执法行为，以下所列属于检验检疫执法依据的有（　　　　）。
　　A．《进出口商品检验法》　　　　　　B．《进出境动植物检疫法》
　　C．《国境卫生检疫法》　　　　　　　D．《食品卫生法》

4．中国出入境检验检疫的作用主要体现在（　　　　）。
　　A．出入境检验检疫是国家主权和管理职能的体现
　　B．出入境检验检疫是我国对外贸易顺利进行和持续发展的保障
　　C．出入境检验检疫对保护农、林、牧、渔业生产安全具有重要意义
　　D．出入境检验检疫是保护我国人民健康的重要屏障

5．根据《中华人民共和国进出口商品检验法》的规定，进出口商品检验应当根据保护人类健康安全、（　　　　）的原则，由国家质检总局制定、调整必须实施检验的进出口商品目录并公布实施。
　　A．保护动物或者植物的生命和健康　　B．保护环境
　　C．防止欺诈行为　　　　　　　　　　D．维护国家安全

6．出入境检验检疫机构是主管出入境（　　　　）的行政执法机构。
　　A．商品生产
　　B．卫生检疫
　　C．动植物检疫
　　D．商品检验、鉴定、认证和监督管理

7．出入境检验检疫工作的主要目的和任务包括（　　　　）。
　　A．对进出口商品进行检验、鉴定和监督管理
　　B．对出入境人员、交通工具、运输设备实施国境卫生检疫和口岸卫生监督
　　C．对出入境动植物及其产品，包括其运输工具、包装材料的检疫和监督工作
　　D．对能传播检疫传染病的行李、货物、邮包等物品实施国境卫生检疫和口岸卫生监督

8．以下所列，须经检验检疫机构卫生检查或检疫方准入境或出境的有（　　　　）。
　　A．人员　　　　　　　　　　　　　　B．交通工具
　　C．集装箱　　　　　　　　　　　　　D．可能传播检疫传染病的货物

9．根据《中华人民共和国进出口商品检验法》，以下所列，属于进出口商品合格评定程序的有（　　　　）。
　　A．抽样、检验和检查　　　　　　　　B．评估、验证和合格保证

    C．注册、认可和批准　　　　　　　　　　D．熏蒸、消毒和除害处理

10．根据《中华人民共和国国境卫生检疫法》的规定，以下所列入境集装箱、货物等物品，须经检验检疫机构消毒、除鼠、除虫或其他卫生处理，方准入境的有（　　　　　）。

    A．来自检疫传染病疫区的

    B．被检疫传染病污染的

    C．发现与人类健康有关的啮齿动物或病媒昆虫的

    D．可能传播检疫传染病的

11．关于《出入境检验检疫机构实施检验检疫的进出境商品目录》，以下表述正确的有（　　　　　）

    A．该目录由国家质检总局制定、调整并公布实施

    B．该目录按《商品分类和编码协调制度》的分类方法编排

    C．该目录内的商品属于法定检验检疫范围

    D．该目录外的商品均不属于法定检验检疫范围

12．某种商品的检验检疫类别为 M.P.R/Q.S，出口时，检验检疫机构对其实施的检验检疫内容有（　　　　　）。

    A．商品检验　　　　　　　　　　　　　　B．动植物检疫

    C．食品卫生监督检验　　　　　　　　　　D．民用商品入境验证

13．出入境检验检疫机构对必须检验检疫的出入境货物实施的检验检疫属于（　　　　　）。

    A．法定检验检疫　　　　　　　　　　　　B．行政性检验检疫

    C．强制性检验检疫　　　　　　　　　　　D．必要性检验检疫

14．某企业进口一批法检货物，以下表述正确的有（　　　　　）。

    A．货物通关放行后，企业应及时向检验检疫机构申请检验

    B．货物通关放行后，企业即可将货物投入使用

    C．货物须经检验检疫合格后方可投入使用

    D．货物未经检验检疫就投入使用的，企业将受到行政处罚

15．于检验检疫工作程序，以下表述正确的有（　　　　　）。

    A．入境货物检验检疫的一般工作程序是：报检后先检验检疫，再放行通关

    B．入境货物检验检疫的一般工作程序是：报检后放行通关，再检验检疫

    C．出境货物检验检疫的一般工作程序是：报检后先检验检疫，再放行通关

    D．出境货物检验检疫的一般工作程序是：报检后放行通关，再检验检疫

16．关于法定检验的出口商品，以下表述正确的有（　　　　　）。

    A．未经检验或经检验不合格的，不准出口

    B．发货人应在商品的生产地或国家质检总局指定的地点申请检验

    C．发货人应在国家质检总局统一规定的期限内向检验检疫机构报检

    D．实施出口商品注册登记管理的，必须获得注册登记，方可出口

17．法定检验检疫的入境货物到货后，收货人应向卸货口岸或到达站的检验检疫机构办理报检。未报经检验检疫的（　　　　　）。

    A．不准销售　　　　　　　　　　　　　　B．不准使用

    C．可以使用，但不准销售　　　　　　　　D．既可使用，也可销售

18．进出口商品检验工作流程包括（　　　　）。

    A．抽样　　　　　　　　B．检验　　　　　　　　C．受理报检　　　　D．签发证书

19．检验检疫机构实施卫生除害处理的依据有（　　　　）。

    A．《商检法》及其实施条例

    B．《国境卫生检疫法》及其实施细则

    C．《食品安全法》及其实施条例

    D．《动植物检疫法》及其实施条例

20．关于电子转单，以下表述错误的有（　　　　）

    A．电子转单具有数据共享、简化程序、降低贸易成本、提高通关速度的优点

    B．实施电子转单后，口岸检验检疫机构不再核查货证

    C．实施电子转单后，报检人凭报检单号、转单号及密码向出境口岸检验检疫机构申请换领出境货物通关单

    D．对于出境口岸不明确的货物，也可实施单子转单

21．实施通关单联网核查，要求企业在报检、报关时必须如实申报，并保证通关单与报关单申报内容一致，以下表述正确的是（　　　　）。

    A．报关单的经营单位与通关单的收、发货人一致

    B．报关单的启运国与通关单的输出国一致

    C．报关单上法检商品的项数和次序与通关单上货物的项数和次序一致

    D．报关单上法检商品与通关单上对应的商品 H.S.编码一致

三、判断题

1．《进出境动植物检疫法实施条例》由全国人大常委会制定并公布。

2．中国出入境检验检疫产生于20世纪中期。　　　　　　　　　　　　　（　　）

3．进出口商品检验、进出境动植物检疫、国境卫生检疫这三大检验检疫工作统一由检验检疫机构进行，这就是统称的"三检合一"。　　　　　　　　　（　　）

4．出入境检验检疫机构是我国行使国家卫生检疫、进出境动植物检疫、进出口商品检验等职能的行政执法机构。　　　　　　　　　　　　　　　　　（　　）

5．实施国境卫生检疫，是为了防止传染病由国外传入或者向国外传出，保护人体健康。　　　　　　　　　　　　　　　　　　　　　　　　　　　　　（　　）

6．出入境检验检疫以保护国家整体利益和经济效益为衡量标准。　　　（　　）

7．国家以行政许可的形式从根本上确定了中国出入境检验检疫的法律地位。

    　　　　　　　　　　　　　　　　　　　　　　　　　　　　　　（　　）

8．出入境检验检疫是国家主权的体现主要是指涉及出口、进境、对国外企业注册等强制制度。　　　　　　　　　　　　　　　　　　　　　　　　　　　（　　）

9．保护国家经济的顺利发展、保护人民的生命和生活环境的安全与健康，是出入境检验检疫的重要目的。　　　　　　　　　　　　　　　　　　　　　（　　）

10．我国出入境检验检疫机构承担着"严把国门，为国民经济发展保驾护航"的重任，在国际贸易保护主义日益严重的形势下，还承担着打破国外贸易技术壁垒的重任。

    　　　　　　　　　　　　　　　　　　　　　　　　　　　　　　（　　）

11．未列入《出入境检验检疫机构实施检验检疫的进出境商品目录》的商品，检验检

疫机构凭货主或其代理人的申请实施检验。　　　　　　　　　　　（　　　）

12．《出入境检验检疫机构实施检验检疫的进出境商品目录》中检验检疫类别为"M/N"的进出口商品，均须向检验检疫机构报检。　　　　　　　（　　　）

13．检验检疫机构可根据需要，对检验合格的进出口商品加施检验检疫标识或封识。
　　　　　　　　　　　　　　　　　　　　　　　　　　　　　　（　　　）

14．根据有关规定，检验检疫机构对法定检验以外的进出口商品实施抽查检验。
　　　　　　　　　　　　　　　　　　　　　　　　　　　　　　（　　　）

15．某公司进口成套设备，其零配件的 H.S.编码不在《出入境检验检疫机构实施检验检疫的进出境商品目录》内，该公司不需向检验检疫机构报检。　（　　　）

16．《中华人民共和国进出口商品检验法》规定的必须实施的进出口商品检验，是指进出口商品是否符合国家技术规范的强制性要求的合格评定活动。　（　　　）

17．国家质检总局可根据需要对《出入境检验检疫机构实施检验检疫的进出境商品目录》定期或不定期进行调整公布实施。　　　　　　　　　　　　（　　　）

18．须办理外商投资财产价值鉴定的货物，货主或其代理人应凭检验检疫机构签发的价值鉴定证书办理入境通关手续。　　　　　　　　　　　　　　　（　　　）

19．外商投资企业进口货物须向检验检疫机构申请价值鉴定。　　　（　　　）

20．进出境的动植物、动植物产品其他检疫物，装载动植物、动植物产品和其他检疫物的装载容器、包装物，以及来自动植物疫区的运输工具，依照《进出境动植物检疫法》规定实施检疫。　　　　　　　　　　　　　　　　　　　　　（　　　）

21．根据《商检法》的有关规定，必须实施检验的进出口商品目录由国家质检总局有关部门制定、调整并公布实施。　　　　　　　　　　　　　　　（　　　）

22．法律法规规定必须经检验检疫机构检验的出口商品的发货人或者其代理人，应当向报关地检验检疫机构报检。　　　　　　　　　　　　　　　　（　　　）

23．出入境检验检疫机构对发现不符合安全卫生条件的商品、物品、包装和运输工具，无权禁止进口，但可提出进行消毒、灭菌、杀虫或其他排除安全隐患的措施等无害化处理措施。　　　　　　　　　　　　　　　　　　　　　　　　　（　　　）

24．我国不允许对外贸易关系人或者外国检验机构办理进出口商品检验鉴定业务。
　　　　　　　　　　　　　　　　　　　　　　　　　　　　　　（　　　）

25．法定检验检疫货物的报检手续应在报关前办理。　　　　　　（　　　）

26．入境货物经检验检疫不合格的，收货人可凭入境货物通关单对外索赔。
　　　　　　　　　　　　　　　　　　　　　　　　　　　　　　（　　　）

27．某公司进口一批电子仪器，货物从广州口岸入境，目的地为西安，该公司应持入境口岸检验检疫机构出具的入境货物通关单到西安办理通关手续。　（　　　）

28．实施入境验证的进口商品，须经检验检疫机构验证或核查货证合格后方可进口。
　　　　　　　　　　　　　　　　　　　　　　　　　　　　　　（　　　）

29．入境货物调离通知单是进口商品已报检并准予销售、使用的有效凭证。
　　　　　　　　　　　　　　　　　　　　　　　　　　　　　　（　　　）

30．检验检疫机构对检验检疫不合格的入境货物签发入境货物检验检疫证明。
　　　　　　　　　　　　　　　　　　　　　　　　　　　　　　（　　　）

31．云南某市举办园艺博览会，荷兰一公司有一批郁金香种苗参展，在取得中华人民

共和国动植物检疫许可证后方可进境。　　　　　　　　　　　　　　　　（　　）

32．法定检验检疫的进口货物或其代理人应当在检验检疫机构规定的时间和地点向报关地的检验检疫机构报检，未经检验检疫的，不准销售、使用。　　　　　（　　）

33．列入《出入境检验检疫机构实施检验检疫的进出境商品目录》内的进口商品，海关在办理通关手续时需加验检验检疫机构签发的入境货物通关单。　　　　（　　）

34．检验检疫机构对预检报检的出境货物实施检疫，合格的签发出境货物换证凭单，不合格的签发出境货物不合格通知单。

35．检验检疫机构对检验检疫不合格的出境货物出具检验检疫处理通知书。（　　）

36．检验检疫过程中，所抽取（采取）的样品都可以直接进行检验。　　（　　）

37．报检人发送的电子报检信息应与提供的报检单及随附单据有关内容保持一致。

（　　）

38．合同或信用证中对检验检疫有特殊要求的，电子报检时应予以注明。（　　）

39．申请电子报检的报检人应在直属检验检疫局指定的机构办理电子业务开户手续。

（　　）

40．电子报检人可以使用任一电子报检软件进行电子报检。　　　　　（　　）

41．实施电子报检后，全部由按计算机系统审核，不需人工进行审核。（　　）

42．在现场检验检疫时，报检企业持报检软件打印的报检单和全套随附单据交施检人员审核，不符合要求的，施检人员通知报检企业立即更改，并将不符合情况反馈施检部门。

（　　）

43．实行电子报检的报检人的名称、法定代表人、经营范围、经营地址等变更时，应及时向国家质检总局办理变更登记手续。　　　　　　　　　　　　　　（　　）

四、案例思考

2016 年 5 月 23 日，宁夏检验检疫局接到国家质检总局下发的核查信息，银川某出口食品企业输韩枸杞粉遭到韩国官方通报。经调查，该企业向韩方出口 10kg 枸杞粉样品，在韩国通关时，因检出未申报的亚硫酸盐而被韩国食药厅通报。该样品在出口时以植物提取物名义进行申报，被视为工业品而未办理报检手续。这一行为属于逃避法定检验检疫，违反了《中华人民共和国进出口商品检验法》的相关规定，宁夏检验检疫局依法对其处以货值 20%的罚款。

该案例给我们什么启示？

项目二 办理出境货物报检业务

项目背景：根据《中华人民共和国进出口商品商检法》的规定，属于法定检验商品在装运前必须办理报检手续。法定检验的出境货物，一般情况下，出口商或其代理人最迟在出口报关前或装运前 7 天向出入境检验检疫机构进行报检。海关根据出入境检验机构签发的出境货物通关单予以放行。

在出境货物报检工作中，由于货物的属性不同，检验检疫的标准和监督管理要求不尽相同。结合检验检疫工作的需要，针对不同的出境货物，检验检疫机构在报检环节提出了不同的要求，做出了相应的规定。这些要求规定主要体现在出境货物的报检范围、报检时间、地点、报检时应提供的单证，以及检验检疫机构出具的单证和其他相关要求等。作为报检员，张庭要清楚这些规定和要求，熟练地完成不同出境货物的报检。

知识目标：掌握出境货物报检的一般规定；掌握出境货物报检单的填制规范；理解报检随附单证、申领单证的意义和用途；掌握各类特殊货物的报检规范。

能力目标：能够准确填制各类货物的报检单；能够准备各类出境货物的报检随附单据；能够按时申领检验检疫机构出具的各类单证；能按规定完成不同出境货物的报检。

任务分解：
任务一　办理一般出境货物的报检
任务二　办理出境动植物及动植物产品的报检
任务三　办理出境食品、化妆品的报检
任务四　办理出境玩具、机电产品报检
任务五　办理出境饲料、饲料添加剂报检
任务六　办理出境木制家具、竹木草制品报检
任务七　办理出境危险货物的报检
任务八　办理对外承包工程及援外物资、市场采购物资报检

任务一　办理一般出境货物的报检

任 务 导 入

法定检验的出境货物的种类繁多，其规定和要求也不尽相同，作为报检实习员，张庭首先需要熟练掌握出境货物报检的一般规定，为以后办理特殊货物的出境报检打下良好的基础。指导老师要他完成以下学习任务：

（1）了解出境货物报检的分类；
（2）掌握报检的时间和地点；
（3）掌握报检应提供的单据；
（4）明确出境货物报检单的填制要求。

一、出境货物报检分类

法定检验检疫的出境货物的报检方式通常分为三类：出境一般报检、出境换证报检、出境预检报检。

（一）出境一般报检

出境一般报检是指法定检验检疫出境货物的货主或其代理人，持有关单证向产地检验检疫机构申请检验检疫以取得出境放行证明及其他单证的报检。对于出境一般报检的货物，检验检疫合格后，在当地海关报关的，由报关地检验检疫机构签发出境货物通关单，货主或其代理人持出境货物通关单向当地海关报关；在异地海关报关的，由产地检验检疫机构签发出境货物换证凭单或"换证凭条"，货主或其代理人持出境货物换证凭单或"换证凭条"向报关地的检验检疫机构申请换发出境货物通关单；对经检验合格的符合出口直通放行条件的货物，产地检验检验机构直接签发出境货物通关单，货主或其代理人持出境货物通关单直接向报关地当地海关办理报关手续，无须再凭产地检验检疫机构签发的出境货物换证凭单或"换证凭条"到报关地的检验检疫机构申请换发出境货物通关单。

（二）出境换证报检

出境换证报检是指经产地检验检疫机构检验检疫合格的法定检验检疫出境货物的货主或其代理人，持产地检验检疫机构签发的出境货物换证凭单或"换证凭条"向报关地检验检疫机构申请换发出境货物通关单的报检。对于出境换证报检的货物，报关地检验检疫机构按照国家质检总局规定的抽查比例进行检查。

出境一般报检和出境换证报检的流程如图2-1所示。

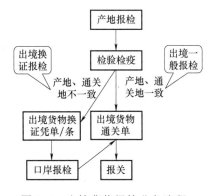

图2-1 出境货物报检业务流程

（三）出境预检报检

出境货物预检报检是指货主或者其代理人持有关单证向产地检验检疫机构申请对暂时还不能出口的货物预先实施检验检疫的报检。预检报检的货物经检验检疫合格的，检验检疫机构签发"预检"字样的出境货物换证凭单；正式出口时，货主或其代理人可在检验检疫有效期内持此单向检验检疫机构申请办理换证放行手续。申请预检报检的货物须是经常出口的、非易腐烂变质、非易燃易爆的商品。

二、报检的时限和地点

（1）出境货物最迟应于报关或出境装运前 7 天向检验检疫机构申请报检，对个别检验检疫周期较长的货物，应留有相应的检验检疫时间；

（2）需做熏蒸消毒处理的，应在出境前 15 天报检；

（3）法定检验检疫货物，除活动物外，原则上向产地检验检疫机构报检，并由产地检验检疫机构实施检验检疫。

三、报检时应提供的单据

（一）一般单据

填制报检单，并提供外销合同、发票、装箱单、生产经营部门出具的厂检结果单原件、检验检疫机构签发的出境货物运输包装性能检验结果单（正本）、报检委托书（代理报检）等。

（二）特殊单据

按照检验检疫的得要求，有下列情况，报检时还应按要求提供其他特殊单据。

（1）凡实施质量许可、卫生注册或需经审批的货物，应提供有关证明。

（2）品级或公量计价结算的，应提供生产者或经营者检验结果或加附数/重量明细单或磅码单。

（3）凭样成交的货物，应提供经买卖双方确认的样品。

（4）出境危险货物时，必须提供出境货物运输包装性能检验结果单（正本）和出境危险货物运输包装使用鉴定结果单（正本）。

（5）申请原产地证明书和普惠制原产地证明书的，应提供商业发票等资料。

（6）产地和报关地不一致时，向报关地检验检疫机构报检时应提供产地检验检疫机构签发的出境货物换证凭单或"换证凭条"。

（7）预检报检时，应提供生产企业与出口企业签订的贸易合同。经预检的货物，在向检验检疫机构办理换证放行手续时，应提供标有"预检"字样的出境货物换证凭单（正本）。

（8）其他特殊物品的报检，提供相应的特殊单据（详见特殊物品的报检）。

四、出境货物报检单填制规范

出境货物报检单如图 2-2 所示。

中华人民共和国出入境检验检疫

出境货物报检单

报检单位（加盖公章）：   *编号：＿＿＿＿＿＿＿＿

报检单位登记号：   联系人：   电话：   报检日期：   年   月   日

发货人	（中文）					
	（外文）					
收货人	（中文）					
	（外文）					
货物名称（中/外文）	H.S.编码	产地	数/重量	货物总值	包装种类及数量	

运输工具名称号码		贸易方式		货物存放地点	
合同号		信用证号		用途	
发货日期		输往国家（地区）		许可证/审批证	
启运地		到达口岸		生产单位注册号	
集装箱规格、数量及号码					

合同、信用证订立的检验 检疫条款或特殊要求	标记及号码	随附单据（画"√"或补填）	
		□ 合同 □ 信用证 □ 发票 □ 换证凭单 □ 装箱单 □ 厂检单	□ 包装性能结果单 □ 许可/审批文件 □ □ □ □

需要单证名称（画"√"或补填）		*检验检疫费
□ 品质证书 ＿正＿副 □ 重量证书 ＿正＿副 □ 数量证书 ＿正＿副 □ 兽医卫生证书 ＿正＿副 □ 健康证书 ＿正＿副 □ 卫生证书 ＿正＿副 □ 动物卫生证书 ＿正＿副	□ 植物检疫证书 ＿正＿副 □ 熏蒸/消毒证书 ＿正＿副 □ 出境货物换证凭单 ＿正＿副	总金额 （人民币元） 计费人 收费人

报检人郑重声明：	领取单证	
1. 本人被授权报检。 2. 上列填写内容正确属实，货物无伪造或冒用他人的厂名、标识、认证标识，并承担货物质量责任。 签名：＿＿＿＿＿＿	日期	
	签名	

注：有"*"号栏由出入境检验检疫机关填写   ◆国家出入境检验检疫局制

图 2-2   出境货物报检单

报检单位应加盖公章，并填写本单位在检验检疫机构备案或注册登记的代码。所列各项内容必须完整、准确、清晰，不得涂改。

（1）编号：由检验检疫机构报检受理人员填写，前 6 位为检验检疫机构代码，第 7

位为报检类代码，第 8、9 位为年代码，第 10～15 位为流水号。实行电子报检后，该编号可在受理电子报检的回执中自动生成。

（2）报检单位登记号：报检单位在检验检疫机构备案或注册登记的代码。

（3）联系人：报检人员姓名。

（4）电话：报检人员的联系电话。

（5）报检日期：检验检疫机构实际受理报检的日期，由检验检疫机构受理报检人员填写。

（6）发货人：按不同情况填写。预检报检的，可填写生产单位；出口报检的，应填写外贸合同中的卖方或信用证受益人。

（7）收货人：按合同、信用证中所列买方名称填写。

（8）货物名称：按合同、信用证上所列名称及规格填写，如为废旧货物应注明。

（9）H.S.编码：按《协调制度》中所列编码填写，以当年海关公布的商品税则编码分类为准。

（10）产地：指货物的生产（加工）地，填写省、市、县名，填制时，一般应具体到县市行政区名称。对于同一县市行政区内有超过一个检验检疫机构的，应根据当地检验检疫机构的要求对目的地进行进一步细化。对于经过几个地区加工制造的货物，以最后一个对货物进行实质性加工的地区作为该货物的产地。难以判定具体行政区名称的货物，如海洋资源，可填制为"中国"。进口货物复出口的，产地填制"境外"。

（11）数/重量：按实际申请检验检疫数/重量填写。注明数/重量单位，应与合同、发票或报关单上所列一致。重量一般填写"净重"。填制数/重量时，对于 H.S.编码对应的第一计量单位必须输入；第一计量单位填制完毕后，可以同时填制另一项数/重量。如：报检一批服装，H.S.编码为 6201121000，计量单位为"件/kg"，实际出口数/重量为：1 000 件/500kg。该编码的第一计量单位为"件"，在填制时，必须填制第一计量单位的数量 1 000，计量单位必须为"件"，不得录入为"套""条"等计量单位。填完"1 000 件"数量后，可以同时填制重量"500kg"。某些货物，数/重量可能无法同时填写，则只需填写其标准计量单位的一项。如：报检一批冻鱼片，H.S.编码为 0304299090，其对应的计量单位为"kg"，按规范填制重量后，无需再填制数量。

（12）货物总值：按合同或发票所列货物总值填写，需注明币种。

（13）包装种类及数量：填写本批货物实际运输外包装的种类及数量，应注明包装材质。例如包装为"木箱"，不得填制为"箱"。

（14）运输工具名称号码：填写装运本批货物进出境的运输工具的名称和运输工具编号，以及载运货物进出境的国际航次编号。出境货物在报检时，一般只能初步确定运输工具种类，对于运输工具名称和号码一般还无法确定。因此，在填制报检单时，可只对运输工具类别进行填制，如"船舶×××"。

（15）合同号：根据对外贸易合同填写，或填订单、形式发票的号码。

（16）信用证号：本批货物对应的信用证编号，对于不以信用证方式结汇的，应注明结汇方式，如"T/T"。

（17）贸易方式：该批货物出口的贸易方式。根据实际情况选填一般贸易、来料加工、进料加工、易货贸易、补偿贸易、边境贸易、无偿援助、外商投资等。有的贸易方式直接与计费的优惠费率关联，录入时一定要选择正确的贸易方式。

（18）货物存放地点：应准确填写货物存放的具体地点、厂库，以便检验检疫机构顺利验货。

（19）发货日期：实际发货日期。应为 8 位数字，顺序为年（4 位）、月（2 位）、日（2 位）。

（20）输往国家（地区）：指出口货物离开我国关境直接运抵的国家或地区，或者在运输中转国（地区）未发生任何商业性交易的情况下最后运抵的国家或地区。此项应与报关单中"运抵国"一致，如不一致，会造成电子通关数据在通关单联网核查时无法在海关正常申报。出口到中国境内保税区、出口加工区的，填制"保税区"或"出口加工区"。

（21）许可证/审批号：须办理加工单位注册登记、备案登记等许可类手续的出境货物（如木制品、机电产品、玩具、食品等）取得的相关许可证或审批的号码。

（22）生产单位注册号：指生产、加工本批货物的单位在检验检疫机构备案登记的 10 位编号。

（23）启运地：填制出境货物的报关地口岸。

（24）到达口岸：填写货物抵达目的地停靠口岸名称，货物经海运至某口岸再陆运至最终收货地点的，按货物最终卸离船舶的口岸为到达口岸。

（25）集装箱规格、数量及号码：货物若以集装箱运输应填写集装箱的规格、数量及号码。数据与提（运）单一致。

（26）合同订立的特殊条款及其他要求：填制在合同中特别订立的有关质量、卫生等条款或报检单位对本批货物检验检疫、出证等工作的特殊要求，若没有则填"无"。

（27）标记及号码：货物的标记和号码，应与合同、发票等有关外贸单据保持一致。若没有标记和号码则填"N/M"。

（28）用途：本批货物的实际用途。根据实际情况，按照"用途代码表"选填种用或繁殖、食用、奶用、观赏或演艺、伴侣动物、实验、药用、饲用、介质土、食品包装材料、食品加工设备、食品添加剂、食品容器、食品洗涤剂、食品消毒剂、其他。对于选择"其他"的，应在报检单中手填具体的用途。

（29）随附单据：按实际情况在随附单据种类前的"□"内打"√"或补填。

（30）需要单证名称：根据所需由检验检疫机构出具的单证，在对应的"□"内打"√"或补填，并注明所需正副本的数量。

（31）报检人郑重声明：由负责本批货物报检的报检人员手签或盖章。

（32）检验检疫费：由检验检疫机构计费人员核定费用后填写。

（33）领取单证：报检人在领取检验检疫机构出具的有关检验检疫单证时填写实际领证日期并签名。

任务二 办理出境动植物及动植物产品的报检

任务导入

张庭所在的实习单位欲办理一批动植物及动植物产品的出境报检，其实习指导老师给他布置了一个任务，让他上网查询出入境动植物、动植物产品为什么要依法实施检验检疫？张庭找到的答案如下：

出入境动植物、动植物产品要依法实施检疫是因为在自然界中，动植物病、虫、杂草有一定的地区性，它们中许多种类，包括某些危害性病、虫、杂草可以随人为调运动植物和动植物产品而传播蔓延。这些病、虫、杂草传入新地区后可能会生存、繁衍和产生危害，甚至往往因新地区的气候环境条件适应而迅速蔓延，造成严重危害，给人类带来巨大损失。如历史上有名的"爱尔兰大饥荒"就是由于从美洲传入马铃薯晚疫病大流行而造成了毁灭性灾害，当时仅 800 万人口的爱尔兰岛死于饥荒者达 20 万人，外出逃荒者 164 万人。1978 年马耳他一农户给猪喂了来自疫区飞机上的残羹剩饭，引起非洲猪瘟暴发，在一个月内波及 304 个猪场，发病猪达 2.5 万头，为控制此病，马耳他全国 7 万多头猪全部被宰杀，损失达 500 万英镑，全国当时已没有一头活猪，开创了在一个国家范围内因一种传染病的传入而使一种家畜绝种的先例。仅上述几个例子就足以说明，加强出入境动植物、动植物产品的检疫工作对防止危害性病、虫、杂草及其他有害生物传入国境，对保护我国农、林、牧、渔业生产和人体健康的重要性。同时，加强出境动植物、动植物产品的检疫工作，可以保证我国的产品在国际市场的竞争中处于优势地位，促进我国农业的外向型发展。因此，出入境动植物检疫既有维护国家主权的一面，也有保证对外正常交往促进对外开放的一面。

弄清楚了为什么要对出入境动植物及其产品实施检验检疫的原因后，张庭的实习指导老师让他进一步思考下列问题，完成动植物及其产品报检的学习任务：

（1）出境动植物及其产品的报检范围是什么？

（2）如何确定出境动植物及其产品的报检时间、地点和进行单据准备？

（3）出境动植物及其产品的报检有哪些注册登记审批及检验检疫监督管理方面的规定？

一、出境动物及其产品的报检与检验检疫

我国是一个农业大国，畜牧、水产等养殖业在我国农业总产值中占有举足轻重的地位，动物及其产品的对外贸易情况直接影响着我国养殖业的发展。因此，做好出境动物及其产品检疫工作，是维护我国出口动物及其产品质量的需要，更是推动我国农业发展的需要。

（一）出境动物的报检

1．报检范围

根据《中华人民共和国进出境动植物检疫法》的规定，须对出境的动物实施检疫。在这里，"动物"是指饲养、野生的活动物，如畜、兽、蛇、龟、蟹、贝、蚕、蜂等。

2．报检时间和地点

（1）需隔离检疫的出境动物，应在出境前 60 天预报，隔离前 7 天报检。

（2）出境观赏动物（观赏鱼除外，下同），应在出境前 30 天到出境口岸检验检疫机构报检。

（3）出境野生捕捞水生动物的，货主或其代理人应当在水生动物出境 3 天前向出境口

岸检验检疫机构报检。

（4）出境养殖水生动物的（包括观赏鱼，下同）的，货主或其代理人应当在水生动物出境7天前向注册登记养殖场、中转场所在地检验检疫机构报检。

3．报检应提供的单据

除按规定填写出境货物报检单，并提供合同或销售确认书或信用证（以信用证方式结汇时提供）、发票、装箱单等相关外贸单据外，报检以下出境动物还应提供相应单证。

（1）出境观赏动物，应提供贸易合同或展出合约、产地检疫证书；

（2）输出国家规定的保护动物，应有国家濒危物种进出口管理办公室出具的许可证；

（3）输出非供屠宰用的畜禽，应有农牧部门品种审批单；

（4）输出实验动物，应有国家濒危物种进出口管理办公室出具的允许进出口证明书；

（5）实行检疫监督的输出动物，须出示生产企业的输出动物检疫许可证；

（6）出境野生捕捞水生动物的，应提供下列单证：

① 所在地县级以上渔业主管部门出具的捕捞船舶登记证和捕捞许可证；

② 捕捞渔船与出口企业的供货协议（应由捕捞船只负责人签字）；

③ 检验检疫机构规定的其他单证；

④ 进口国家或地区，对捕捞海域有特定要求的，报检时应当申明捕捞海域。

（7）出境养殖水生动物的，应提供出境水生养殖场/中转场检疫注册登记证（复印件），并交验原件。

4．其他规定和要求

（1）国家对出口动物实行生产企业注册制度。所有出口的动物都必须来自经检验检疫机构注册的生产加工企业。

（2）出境水生动物的特殊规定：

1）除捕捞后直接出口的野生捕捞水生动物外，出境水生动物必须来自注册登记养殖场或者中转场。注册登记养殖场、中转场应当保证其出境水生动物符合进口国或者地区的标准或者合同要求，并向出口商出具出境水生动物供货证明。

2）中转场需凭注册登记养殖场出具的出境水生动物供货证明接收水生动物。

3）出境水生动物必须凭产地检验检疫机构出具的动物卫生证书或出境货物换证凭单及检验检疫封识进入口岸中转场。在中转场内不得将不同来源的水生动物混合拼装。

凡是在口岸中转场内改变包装的、出口前变更输入国家或地区的或超过规定有效期的，必须重新向口岸检验检疫机构报检。

（二）出境动物检验检疫

出境动物检疫的主要程序是：报检—启运地（现场查验—隔离检疫—实验室检疫—出证）—口岸离境检验检疫（离境申报—查验—签证放行—收费）。

1．隔离检疫和抽样查验

出口动物实施启运地隔离检疫和抽样检验、离境口岸做临床检查和必要的复验制度。输出动物，出境前需经隔离检疫的，须在检验检疫机构指定的隔离场所实施检疫。隔离场所一般由货主自行提供，但使用前须经检验检疫机构考核认可，并接受其监督检查。

2．出证

检验检疫机构对检验检疫合格的出境动物签发动物卫生证书和出境货物通关单或出境货物换证凭单。

3．运输监管

检验检疫机构对检疫合格的出境动物可以实行监装制度。监装时，应对装运动物的运输工具和装运场地进行消毒处理。出口大、中动物，货主或其代理人必须派出经检验检疫机构培训考核合格的押运员负责国内运输过程的押运。

4．离境检验检疫

经启运地检验检疫机构检验检疫合格的出口动物运抵口岸后，由离境口岸实施临床检查或复验。其程序为：离境申报—查验—签证放行—收费。

（1）离境申报：出口动物运抵口岸后，货主或其代理人应向口岸检验检疫机构申报，属于离境口岸检验检疫机构辖区内的出口动物，货主或其代理人在离境时，应递交启运地检验检疫机构出具的动物卫生证书和出境货物通关单；不属于离境口岸检验检疫机构辖区内的出口动物，货主或其代理人递交启运地检验检疫机构出具的动物卫生证书和出境货物换证凭单。

（2）离境查验：口岸检验检疫机构受理申报后，核定出口动物数量，核对货证相符，查验检验检疫标识，并按照隔离检疫的要求实施群体临床检查和个体临床检查。

（3）签证放行：离境检验检疫机构对离境查验合格的出境动物，在启运地检验检疫机构签发的动物卫生证书上加签出境证日期、数量、检疫员姓名，加盖检验检疫专用章，并根据启运地的出境货物换证凭单，签发出境货物通关单。启运地与离境口岸属于同一直属检验检疫机构的，应该核对启运地签发的出境货物通关单。

（4）收费：离境口岸检验检疫机构按照国家有关规定收取检验检疫费用。

（三）出境动物产品及其他检疫物的报检

1．报检的范围

根据《中华人民共和国进出境动植物检疫法》的规定，"动物产品"是指来源于动物未经加工或者虽经加工但仍有可能传播疫病的动物产品，如生皮张、毛类、肉类、脏器、油脂、动物水产品、奶制品、蛋类、血液、精液、胚胎、骨、蹄、角等。肉类产品指动物屠体的任何可供人食用部分，包括脏器、胴体、副产品及以上述产品为原料的制品，但不包括罐头产品。

"其他检疫物"是指：动物疫苗、血清、诊断液、动物废弃物等。

2．报检时间和地点

（1）出境动物产品，应在出境前 7 天报检；需做熏蒸消毒处理的，应在出境前 15 天报检。

（2）出口肉类产品在启运前，向出口肉类产品生产企业所在地检验检疫机构报检。

出口冷冻肉类产品的，应在生产加工后 6 个月内出口，冰鲜肉类产品应当在生产加工后 72h 内出口。输入国家或地区另有要求的，按要求办理。出口肉类产品运抵中转冷库时应当向其所在地检验检疫机构申报，中转冷库所在地检验检疫机构凭生产企业所在地检验检疫机构签发的检验检疫单证监督出口肉类产品入库。

3．报检应提供的单证

出境动物产品及其他检疫物报检除按规定填写出境货物报检单，并提交相应外贸单据外，还应提供如下单证：

（1）出境动物产品生产企业（包括加工厂、屠宰厂、冷库、仓库）的卫生注册登记证；

（2）如果出境动物产品来源于国内某种属于国家级保护或濒危物种的动物、《濒危野生植物种国际贸易公约》中的中国物种的动物，报检时必须递交国家濒危物种进出口管理办公室出具的允许出口证明书。

4．其他规定和要求

（1）国家对生产出境动物产品的企业（包括加工厂、屠宰厂、冷库、仓库）实施备案制度。货主或其代理人向检验检疫机构报检的出境动物产品，必须产自经备案的生产企业并存放于注册登记的冷库或仓库。

（2）出口肉类产品加工用动物应当来自检验检疫机构备案的饲养场。

（3）出口肉类产品加工用动物备案饲养场或者屠宰场应当为其生产的每一批出口肉类产品原料出具供货证明。

（4）存放出口肉类产品的中转冷库应当经所在地检验检疫机构备案并接受监督管理。

（四）出境水产品的报检

1．报检范围

出境水产品是指供人类食用的水生动物产品（不含活水生动物及其繁殖材料，下同）及其制品，包括头索类、脊椎类、甲壳类、脊皮类、脊索类、软体类等水生动物和藻类等水生植物及其制品。

2．报检时间和地点

（1）出境水产品生产企业或其代理人应当在出口前向产地检验检疫机构报检。

（2）批量较小的边境贸易出境水产品，报检人可向边境口岸检验检疫机构报检，具体报检项目和方式由边境贸易所在地直属出入境检验检疫局规定。

3．报检应提供的单证

除按规定填写出境货物报检单，并提供合同、发票、装箱单等有关外贸单证外，还应提供如下单证：

（1）生产企业检验报告（出厂合格证/证明）；

（2）出货清单；

（3）所有原料中药物残留、重金属、微生物等有毒、有害物质含量符合输入国家或地区以及我国要求的书面证明。

（4）批量较小的边境贸易出境水产品，报检时应提供出境水产品有关的单证资料，如出口企业备案证书或食品生产许可证、企业产品检测报告等。

4．其他规定和要求

（1）检验检疫机构对出口水产品养殖场实施备案管理。出口水产品生产企业所有的原料应来自于备案的养殖场、经渔业行政部门批准的捕捞水域或捕捞船，并符合拟输入的国家或地区的检验检疫要求。

（2）出口水产品备案养殖场应当为其生产的每一批出口水产品原料出具供货证明。

（3）检验检疫机构对出口水产品生产企业实施备案管理。输入国家或者地区对我国出口水产品生产企业有注册要求的，由国家认证认可监督管理部门统一对外推荐申请国外注册，并公布获得国外注册的企业名单。

（4）出口水产品包装上，应当按照输入国家或地区要求进行标注，在运输包装上注明目的地国家或地区。

（5）出口水产品超过检验检疫有效期的，应当重新报检。输入国家或地区另有要求的，按照其要求办理。出口水产品检验检疫有效期为：

① 冷却（保鲜）水产品：2天；

② 干冻、单冻水产品：4个月；

③ 其他水产品：6个月。

二、出境植物及植物产品的报检与检验检疫

（一）报检范围

根据《动植物检疫法》的规定，出境植物及植物产品的报检范围包括：

（1）贸易性出境植物、植物产品及其他检疫物；

（2）作为展出、援助、交换、赠送等的非贸易性出境植物、植物产品及其他检疫物；

（3）进口国家（或地区）有植物检疫要求的出境植物产品；

（4）以上出境植物、植物产品及其他检疫物的装载容器、包装物及铺垫材料；

在这里，"植物"是指栽培植物、野生植物及其种子、种苗及其他繁殖材料等。

"植物产品"是指来源于植物未经加工或者虽然经加工但仍有可能传播病虫害的产品，如粮食、豆、棉花、油、麻、烟草、籽仁、干果、鲜果、蔬菜、生药材、木材、饲料等。

"其他检疫物"包括植物废弃物，垫舱木、芦苇、草帘、竹篓、麻袋、纸等废旧植物性包装物，有机肥料等。

（二）报检地点

出口水果应在包装厂所在地检验检疫机构报检。注册果园不在本辖区的，要提供产地供货证明。

其他植物及其产品应向产地检验检疫机构报检。

（三）报检应提供的单证

按规定填写出境货物报检单并提供相应外贸单据，还应提供如下相应单证：

（1）出境濒危和野生动植物资源的，须出示国家濒危物种进出口管理办公室或其授权的办事机构签发的允许出境证明文件。

（2）输往欧盟、美国、加拿大等国家或地区的出境盆景，应提供出境盆景场/苗木种植场检疫注册证。

（3）出境水果来自注册登记果园、包装厂的，应当提供注册登记证书（复印件），来自本辖区以外其他注册果园的，由注册果园所在地检验检疫机构出具产地供货证明。

（4）供港澳蔬菜，报检时应当提交港澳蔬菜加工原料证明文件、出货清单以及出厂合格证明。

（四）其他规定和要求

（1）国家对出境种苗实施花卉基地注册登记制度，推行"公司+基地+标准化"管理模式。从事出境种苗花卉生产经营企业，应向所在地检验检疫机构申请注册登记。

未获得注册登记的企业，不得从事出境种苗花卉生产经营业务。

来自未实施注册登记生产经营企业的种苗花卉，不准出口。

（2）来自非注册果园、包装厂的水果，以及出境水果来源不清楚的，不准出口。

（3）对输往智利的水果，包装箱上应同一用英文标注水果种类、出口国家、产地、果园名城及注册号、包装厂及出口商名称等信息。承载水果包装箱的托盘货物外表应加贴"输往智力共和国"英文标签。

（4）对输往秘鲁的柑橘，包装箱上应用英文标出产地、果园名称及注册号、包装厂名称或注册号、"中国输往秘鲁"的字样。

（5）国家对供港澳蔬菜种植基地和供港澳蔬菜生产加工企业实施备案管理。种植基地和加工企业应当向所在地检验检疫机构备案。

任务三　办理出境食品、化妆品的报检

子任务一　出境食品报检

任务导入

2016 年 5 月 23 日，宁波检验检疫局接到国家质检总局下发的核查信息，宁波某出口食品企业输韩枸杞粉遭到韩国官方通报。经调查，该企业向韩方出口 10kg 枸杞粉样品，在韩国通关时，因检出未申报的亚硫酸盐而被韩国食药厅通报。该样品在出口时以植物提取物名义进行申报，被视为工业品而未办理报检手续。这一行为属于逃避法定检验检疫，违反了《中华人民共和国进出口商品检验法》的相关规定，宁夏检验检疫局依法对其处以货值 20%的罚款。

张庭的实习指导教师请张庭结合上述案例，思考下列问题，完成出境食品报检的学习任务：

（1）出境食品的报检范围是什么？

（2）出境食品报检应提供哪些单证？

（3）出境食品报检的其他规定和要求有哪些？

一、出境食品报检

（一）报检范围

须办理出境报检的食品范围包括一切出口食品（包括各种供人食用、饮用的成品和原料以及按照传统习惯加入药物的食品），以及用于出口食品的食品添加剂等。

（二）报检应提供的单证

报检人按规定填写出境货物报检单、合同或信用证、发票、装箱单等相关外贸单据，还应提供如下相应单证：

（1）生产企业（包括加工厂、冷库、仓库）的卫生注册或登记证；

（2）出境食品厂检结果单；

（3）出口预包装食品的，还应提供标签样张和翻译件，并提供"符合进口国（地区）相关法律法规标准或者合同要求"的符合性声明。

（4）对申报的仅用于工业用途的食品添加剂及原料的产品还须提供贸易合同及非用于人类食品和动物饲料添加剂及原料产品用途的证明。

对申报用于人类食品添加剂及原料的产品在报检时必须注明用于人类食品加工。

（三）其他规定和要求

1．国家对出口食品的生产、加工、储存企业实施备案管理制度

国家实行出口食品生产企业备案管理制度。货主或其代理人向检验检疫机构报检的出口食品，须产自或储存于经国家出入境检验检疫部门备案的企业或仓库，未经备案的企业和仓库所生产或储存的食品，不得出口。

备案管理制度如下：

（1）主管机构

国家质量监督检验检疫总局（以下简称国家质检总局）统一管理全国出口食品生产企业备案工作。

国家认证认可监督管理委员会（以下简称国家认监委）组织实施全国出口食品生产企业备案管理工作。

国家质检总局设在各地的出入境检验检疫机构（以下简称检验检疫机构）具体实施所辖区域内出口食品生产企业备案和监督检查工作。

（2）基本要求

出口食品生产企业应当建立和实施以危害分析和预防控制措施为核心的食品安全卫生控制体系，并保证体系有效运行，确保出口食品生产、加工、储存过程持续符合我国有关法定要求和相关进口国（地区）的法律法规要求。

（3）备案内容与程序

1）生产企业书面申请。出口食品生产企业备案时，应当提交书面申请和以下相关文件、证明性材料，并对其备案材料的真实性负责：

① 营业执照、法定代表人或者授权负责人的身份证明；

② 企业承诺符合出口食品生产企业卫生要求和进口国（地区）要求的自我声明和自查报告；

③ 企业生产条件（厂区平面图、车间平面图）、产品生产加工工艺、关键加工环节等信息、食品原辅料和食品添加剂使用以及企业卫生质量管理人员和专业技术人员资质等基本情况；

④ 建立和实施食品安全卫生控制体系的基本情况；

⑤ 依法应当取得食品生产许可及其他行政许可的，提供相关许可证照；

⑥ 其他通过认证以及企业内部实验室资质等有关情况。

2）检验检疫机构初审，做出受理或不予受理的决定。检验检疫机构应当自出口食品生产企业申请备案之日起 5 日内，对出口食品生产企业提交的备案材料进行初步审查，材料齐全并符合法定形式的，予以受理；材料不齐全或者不符合法定形式的，应当一次告知出口食品生产企业需要补正的全部内容。

为便利企业出口，直属检验检疫机构可以根据工作需要，委托其分支机构受理备案申请并组织实施评审工作。

3）检验检疫机构审核备案材料。直属检验检疫机构自受理备案申请之日起 10 日内，组成评审组，对出口食品生产企业提交的备案材料的符合性情况进行文件审核。

需要对出口食品生产企业实施现场检查的，应当在 30 日内完成。因企业自身原因导致无法按时完成文件审核和现场检查的，延长时间不计算在规定时限内。

4）检验检疫机构对生产企业实施现场检查。有下列情形之一的，直属检验检疫机构应当对出口食品生产企业实施现场检查：

① 进口国（地区）有特殊注册要求的；

② 必须实施危害分析与关键控制点（HACCP）体系验证的；

③ 未纳入食品生产许可管理的；

④ 根据出口食品风险程度和实际工作情况需要实施现场检查的。

国家认监委制定、调整并公布必须实施危害分析与关键控制点（HACCP）体系验证的出口食品生产企业范围。

经直属检验检疫机构确认有效的第三方认证等符合性评定结果可以被采用。

5）评审组完成评审报告并提交。评审组应当在完成出口食品生产企业评审工作 5 日内，完成评审报告，并提交直属检验检疫机构。

6）检验检疫机构做出是否备案决定。直属检验检疫机构应当自收到评审报告之日起 10 日内，对评审报告进行审查，并做出是否备案的决定。符合备案要求的，颁发出口食品生产企业备案证明（以下简称备案证明）；不予备案的，应当书面告知出口食品生产企业，并说明理由。

直属检验检疫机构应当及时将出口食品生产企业备案名录报国家认监委，国家认监委统一汇总公布，并报国家质检总局。

（4）后续管理

1）备案证明有效期、复查换证和变更。

① 备案证明有效期为 4 年。

② 出口食品生产企业需要延续依法取得的备案证明有效期的，应当至少在备案证明有效期届满前 3 个月，向其所在地直属检验检疫机构提出延续备案申请。

直属检验检疫机构应当对提出延续备案申请的出口食品生产企业进行复查，经复查符合备案要求的，予以换发备案证明。

③ 出口食品生产企业的企业名称、法定代表人、营业执照等备案事项发生变更的，应当自发生变更之日起 15 日内，向所在地直属检验检疫机构办理备案变更手续。

④ 出口食品生产企业生产地址搬迁、新建或者改建生产车间以及食品安全卫生控制体系发生重大变更等情况的，应当在变更前向所在地直属检验检疫机构报告，并重新办理相关备案事项。

2）日常监督管理。

① 国家认监委对直属检验检疫机构实施的出口食品生产企业备案工作进行指导、监督。直属检验检疫机构应当依法对辖区内的出口食品生产企业进行监督检查，发现违法违规行为的，应当及时查处，并将处理结果上报国家认监委。

② 出口食品企业应当建立食品安全卫生控制体系运行及出口食品生产记录档案，保存期限不得少于 2 年。

③ 出口食品生产企业应当于每年 1 月底前向其所在地直属检验检疫机构提交上一年度报告。

④ 出口食品生产企业发生食品安全卫生问题的，应当及时向所在地直属检验检疫机构报告，并提交相关材料、原因分析和整改计划。直属检验检疫机构应当对出口食品生产企业的整改情况进行现场监督检查。

⑤ 出口食品生产企业有下列情况之一的，直属检验检疫机构应当注销备案证明，予以公布，并向国家认监委报告：

首先，备案证明有效期届满，未申请延续的；

其次，备案证明有效期届满，经复查不符合延续备案要求的；

第三，出口食品生产企业依法终止的；

第四，年内未出口食品的；

第五，法律法规规定的应当注销的其他情形。

⑥ 出口食品生产企业有下列情况之一的，直属检验检疫机构应当责令其限期整改，整改期间暂停使用备案证明，并予以公布：

首先，出口食品安全卫生管理存在隐患，不能确保其产品安全卫生的；

其次，出口食品生产企业出口的产品因安全卫生方面的问题被进口国（地区）主管当局通报；

第三，出口食品经检验检疫时发现存在安全卫生问题的；

第四，不能持续保证食品安全卫生控制体系有效运行的；

第五，未依照规定办理变更或者重新备案事项的。

⑦ 出口食品生产企业有下列情况之一的，直属检验检疫机构应当撤销备案证明，予以公布，并向国家认监委报告：

首先，出口食品发生重大安全卫生事故的；

其次，不能持续符合我国食品有关法定要求和进口国（地区）法律法规标准要求的；

第三，以欺骗、贿赂等不正当手段取得备案证明的；

第四，向检验检疫机构隐瞒有关情况、提供虚假材料或者拒绝提供其活动情况的真实材料的；

第五，出租、出借、转让、倒卖、涂改备案证明的；

第六，拒不接受监督管理的；

第七，出口食品生产、加工过程中非法添加非食用物质、违规使用食品添加剂以及采用不适合人类食用的方法生产、加工食品等行为的。

⑧ 因前款第三项行为被撤销备案证明的，出口食品生产企业 3 年内不得再次申请备案；因其他行为被撤销备案证明的，出口食品生产企业 1 年内不得再次申请备案。

⑨ 出口食品生产企业违反《中华人民共和国食品安全法》《中华人民共和国进出口商品检验法》及其实施条例等有关法律、行政法规规定的，依照相关规定予以处罚。

2. 出口食品添加剂监督管理

出口食品添加剂基本要求如下：

（1）食品添加剂出口企业应当保证其出口的食品添加剂符合进口国家或者地区技术法规、标准及合同要求。

（2）检验检疫机构按照《出口工业品企业分类管理办法》，对食品生产企业添加剂生产企业实施分类管理。

（3）出口食品添加剂应当符合下列要求：

① 获得生产许可。

② 食品安全法实施之前获得卫生许可，且卫生许可证在有效期内。

③ 应当获得并已经获得法律法规要求的其他许可。

（4）出口食品添加剂应当有包装、标签、说明书。

标签应当直接标注在最小销售单元的包装上；说明书应置于食品添加剂的外包装以内，并避免与添加剂直接接触；标签、说明书和包装是一个整体，不得分离。

（5）出口食品添加剂内外包装应符合相关食品质量安全要求，其承载工具需要进行适载检验的应按规定进行适载检验，并经检验检疫合格。

出口食品添加剂属于危险品的，其包装容器应符合危险货物包装容器管理的相关要求。

（6）出口食品添加剂标签应标明以下事项：

① 名称（标准中的通用名称）、规格、净含量。

② 生产日期（生产批次号）和保质期。

③ 成分（表）或配料（表）。

④ 产品标准代号。

⑤ 贮存条件。

⑥ "食品添加剂"字样。

⑦ 进口国家或者地区对食品添加剂标签的其他要求。

（7）食品添加剂出口企业应当对拟出口的食品添加剂按照相关标准进行检验，并在检验合格后向产地检验检疫机构报检，报检时应提供下列材料：

① 注明产品用途（食品加工用）的贸易合同，或者贸易合同中买卖双方出具的用途声明（食品加工用）。

② 产品检验合格证明原件。检验合格证明中应列明检验依据的标准，包括标准的名称、编号。

③ 出口企业是经营企业的，应提供工商营业执照或者经营许可证复印件。

④ 食品添加剂标签样张和说明书样本。

⑤ 国家质检总局要求的其他材料。

（8）根据国家公布的食品中可能违法添加的非食用物质以及禁止在饲料和饮用水中使用的物质名单，应在出口非食品添加剂用化工原料标签上加印"严禁用于食品和饲料加工"等警示标识。

（9）出口企业应当建立质量信息档案并接受检验检疫机构的核查。产品信息档案应至少包括出口产品的如下信息：

① 出口报检号、品名、数（重）量、包装、进口国家或者地区、生产批次号。

② 境外进口企业名称。

③ 国内供货企业名称及相关批准文件号。

④ 食品添加剂标签样张、说明书样本。

⑤ 检验检疫机构出具的检验检疫单证。

档案保存期不得少于 2 年，且不能少于保质期。

二、出口食品包装报检

2016 年 6 月 8 日起取消对进出口食品包装及出口普通货物包装的检验监管。

知识链接 2-1

根据国务院做好行政法规部门规章和文件清理工作有关要求，国家质检总局在 2016 年 6 月 8 日发布了《质检总局关于公布现行有效规范性文件和废止部分规范性文件的公告》（2016 年第 55 号），该公告指出截至 2015 年 12 月底，国家质检总局现行有效规范性文件 843 件，决定废止规范性文件 58 件。其中《出口商品运输包装检验管理办法(试行)》（国家商检局令 3 号）、《出口商品运输包装检验工作若干规定》（国检鉴[1991]293 号）及《进出口食品包装容器、包装材料实施检验监管工作管理规定》（国质检检[2006]135 号）被列入废止文件目录。这意味着进出口食品包装及出口普通货物包装检验监管业务被取消。从公告发布之日起，各直属局不再对上述包装进行法定检验监管，不再核销"包装性能结果单"。

本次政策调整将会进一步缩短其配套服务的出口食品企业产品的出口通关效率。但从质量监管角度来看，食品包装因涉及食品安全，在政府监管取消之后，作为包装使用方，食品生产企业应进一步加强对食品包装质量安全的检验把关，确保出口食品安全。

子任务二　出境化妆品报检

任务导入

我国化妆品出口到美多批次被通报不合格

（来源：中国家用日化研究网，2014 年 8 月 27 日）

我国化妆品出口到美国，有多批次被通报不合格，因此而被拒绝入境或被召回，使得部分出口企业因此而遭受巨大的经济损失。

这次我国出往美国的化妆品有 11 起被查获不合格。这次被通报的内容主要有三个方面：没按贸易国的要求在包装上的标签做标注，使用了严禁使用的色素，被检测出有害有毒物质。因为美国对化妆品的要求与管理制度，都以 FDCA（联邦食品、药品、化妆品法案）、FPLA（《良好包装与标签法》）等相关法规作为依据。特别是产品包装上的标签有非常严格的要求，其包装所描述的内容必须与产品相符。而产品的安全性如没有充分检测的话，需要在包装上注明。而标签必须使用英文，还要有成分的排列顺序。

之所以我国化妆品出口美国，会有这么多化妆品被定为不合格，是因为我国出口的企业不了解其他国家的相关标准与要求，同时企业自身不注重产品的包装以及一些相关的细节，致使这次有 11 起化妆品被通报。

张庭所在的公司欲办理一批化妆品的出口，其实习指导教师让他结合上诉案例思考，如何避免上述类似的情况发生呢？他必须完成以下学习任务：

（1）掌握化妆品报检范围；

（2）明确化妆品报检应提供的单据；

（3）了解化妆品报检的其他规定和要求。

一、化妆品报检范围

化妆品指以涂、擦、散布于人体表面任何部位（皮肤、毛发、指甲、口唇等）或口腔黏膜，以达到清洁、护肤、美容和修饰目的的产品。化妆品是和人体直接接触的物质，对安全和卫生要求很高。国际上许多国家对其进行立法管理，1990 年起我国对进出境化妆品实施法定检验。

化妆品报检范围包括：香水及花露水；唇用化妆品；眼用化妆品；指（趾）用化妆品；香粉（不论是否压紧）；护肤品（包括防晒油或晒黑油，但药品除外）；其他美容化妆品；洗发剂（香波）烫发剂；定型剂；其他护发品。

二、报检应提供的单证

除按规定填写出境货物报检单及合同或信用证、发票、装箱单等有关的外贸单证外，还应提供如下相应单证：

（1）出口预包装化妆品，还应提供与标签检验有关的标签样张和翻译件。

（2）首次出口的化妆品必须提以下文件：

1）出口化妆品企业营业执照、卫生许可证、生产许可证、生产企业备案材料及法律、行政法规要求的其他证明。

2）自我声明。声明化妆品符合进口国家（地区）相关法规和标准的要求，正常使用不会对人体健康产生危害等内容。

3）产品配方。

4）销售包装化妆品成品应当提交外文标签样张和中文翻译件。

5）特殊用途销售包装化妆品成品应当提供相应的卫生许可批件或者具有相关资质的机构出具的是否存在安全性风险物质的有关安全性评估资料。

6）安全性评价资料和产品成分表，以提供检验检疫机构备案。

上述文件提供复印件的,应当同时交验正本。

三、其他规定和要求

1. 出口化妆品标签必须标注的内容

出口化妆品标签应标注产品名称、制造者的名称和地址、生产日期和保质期或者生产批号和限制使用日期、净含量、全成分表,以及企业所执行的国家标准、行业标准号或者经备案的企业标准号生产许可证标识和编号。必要时,标注注意事项、警示说明、使用指南和安全要求的储存条件。

2. 出口化妆品检验检疫结果的处理

(1)验检疫机构对出口化妆品经检验合格的,出具合格证书。

(2)不合格的,出具不合格单证,其中安全卫生指标不合格的,在检验检疫机构监督下销毁。

(3)其他项目不合格的,在检验检疫机构监督下进行技术处理,经重新检验合格后方可出口;不能进行技术处理或者经技术处理仍不合格的,不准出口。

3. 来料加工全部复出口的化妆品

来料进口时,能够提供符合拟复出口国家(地区)法规或标准的证明性文件的,可免于按照我国标准进行检验;加工后的产品,按照进口国家(地区)的标准进行检验检疫。

任务四　办理出境玩具、机电产品报检

任务导入

欧盟一直是中国玩具出口的主要市场,而中国玩具占欧盟全部玩具进口量的八成以上。欧盟于 2009 年 6 月 30 日发布号称"史上最严格"的玩具法规——欧盟新《玩具安全指令》(2009/48/EC 指令),明确禁止在玩具中使用任何致癌、诱变或危害人类生殖力的物质,限制的有毒有害化学物质从之前的 8 种增加到 85 种,还明确玩具产品应满足包括 REACH 指令在内的欧盟通用化学品法规要求,并且规定在 2013 年 7 月 20 日后,欧盟市场上销售的玩具必须全部符合新指令的要求。这些法案及标准的陆续实施不仅加重我国玩具企业的生产成本,而且进一步抬高欧盟玩具市场的准入门槛。

依据欧盟非食品类消费品快速预警系统(简称 RAPEX 系统)公布的官方资料,从 2013 年 7 月到 2014 年 6 月欧盟新《玩具安全指令》全面实施的一年中,欧盟 RAPEX 通报、召回中国制造、出口到欧盟国家的玩具产品共 498 起,通报/召回案例所涉及的欧盟成员国共计 22 个。

可见,玩具不仅关系到少年儿童的生命健康,而且关系到我国出口产品在国际上的形象,关系到我国对外贸易的健康发展。我国对出口玩具实施法定检验。

张庭所在的公司需要办理一批玩具和机电产品的出境报检,其实习指导教师要他结合上述案例,思考下列问题,完成出境玩具的学习任务:

（1）出境玩具、机电产品的报检范围是什么？
（2）出境玩具、机电产品报检应提供哪些单证？
（3）出境玩具、机电产品报检的其他规定和要求有哪些？

一、出境玩具的报检

（一）报检范围

出境玩具的报检范围包括列入《出入境检验检疫机构实施检验检疫的进出境商品目录》以及法律、行政法规规定必须检验检疫的出口玩具。检验检疫机构对《出入境检验检疫机构实施检验检疫的进出境商品目录》外的出口玩具，按照国家质监总局的规定实施抽查检验。

（二）报检应提供的单据

出口玩具报检时，报检人除如实填写出境货物报检单，并提供外贸合同或销售确认书或信用证（以信用证方式结汇时提供）、发票、装箱单等有关外贸单据外，还应提供如下相应单证：

（1）产品质量安全符合性声明。
（2）出口玩具首次报检时，还应当提供玩具实验室出具的检测报告。
（3）生产中使用油漆的玩具产品，须同时提供所使用油漆的检测合格报告。
（4）国家质检总局规定的其他材料等。

（三）报检时间和地点

（1）出口玩具的发货人应在货物装运7天前向商检机构报验。
（2）出口玩具实行产地检验，口岸查验原则。出口玩具经产地检验检疫机构检验合格后，发货人应当在规定的期限内持换证凭单，向口岸检验检疫机构申请查验。经查验合格的，由口岸检验检疫机构签发货物通关单。货证不符的，不得出口。

未能在检验有效期内出口或者在检验有效期内变更输入国家或者地区且检验要求不同的，应当重新向检验检疫机构报检。

（四）其他规定和要求

（1）检验检疫机构对出口玩具生产企业按照出口工业产品生产企业分类管理办法实施分类管理。

（2）检验检疫机构应当对出口玩具生产、经营企业实施监督管理，监督管理包括对企业质量保证能力的检查以及对质量安全重点项目的检验。

质量安全重点项目是指检验检疫机构在对输入国家或者地区技术法规和标准、企业产品质量安全历史数据和产品通报召回等信息进行风险评估的基础上，确定的产品质量安全高风险检验项目。

（3）出口玩具生产、经营企业应当建立完善的质量安全控制体系及追溯体系，加强对玩具成品、部件或者部分工序分包的质量控制和管理,建立并执行进货检查验收制度,审验供货商、分包商的经营资格,验明产品合格证明和产品标识,并建立产品及高风险原材料的进货台账,如实记录产品名称、规格、数量、供货商、分包商及其联系方式、进货时间等内容。

(4)擅自出口未经检验的出口玩具的,由检验检疫机构没收违法所得,并处货值金额5%以上、20%以下罚款。

(5)擅自调换检验检疫机构抽取的样品或者检验检疫机构检验合格的进出口玩具的,由检验检疫机构责令改正,给予警告;情节严重的,并处货值金额10%以上、50%以下罚款。

(6)我国境内的进出口玩具生产企业、经营者、品牌商有下列情形之一的,检验检疫机构可以给予警告或者处3万元以下罚款:

1)出口玩具在进口国家或者地区发生质量安全事件隐瞒不报并造成严重后果的;

2)应当向检验检疫机构报告玩具缺陷而未报告的;

3)应当召回的缺陷玩具拒不召回的。

知识链接 2-2

出口商品质量许可

为了保证出口商品质量,国家对列入《法检目录》的重要出口商品实施出口商品质量许可。这些重要的商品主要有机械产品、轻工电子产品、陶瓷产品、纺织机械、医疗器械产品、玩具、煤炭、焦炭、烟花爆竹、冶金扎辊等。为避免重复管理,对实施强制产品认证制度的产品不再实施出口质量许可。

二、出口机电产品的报检

(一)出口小家电产品报检

我国自 2000 年起,对出口小家电产品实施法定检验。

1. 报检的范围

小家电产品指需要外接电源的家庭日常生活使用或类似用途、具有独立功能的并与人身有直接或间接的接触,将电能转化为功能或热能,涉及人身的安全、卫生、健康的小型电器产品。

2. 报检时应提供的随附单据

除按规定填写出境货物报检单并提供合同或销售确认书、发票、装箱单等相关外贸单据外,还应提供下列单据:

(1)检验检疫机构签发的产品合格的有效的型式试验报告(正本)。

(2)列入强制产品认证的还应提供强制认证证书和认证标识。

(3)以非氯氟烃为制冷剂、发泡剂的家用电器产品和以非氯氟烃为制冷工质的家用电器产品用压缩机出口时,应提供为非氯氟烃制冷剂、发泡剂的证明(包括产品说明书、技术文件以及供货商证明）。

3．其他规定和要求

（1）国家对出口小家电产品实行生产企业登记制度。

小家电产品出口企业应向检验检疫机构提交出口小家电生产企业登记表，并提供相应的出口产品质量技术文件，如产品企业标准、国内外认证证书、出口质量许可证书、型式试验报告及其他有关产品获证文件。

（2）出口小家电产品实施型式试验管理。

首次报检或登记的企业，由当地的检验检疫机构派员从生产批中随机抽取并封存样品，由企业送至国家质检总局指定的实验室进行型式试验。凡型式试验不合格的产品，一律不准出口。

合格产品的型式试验报告有效期为一年，逾期需重新进行型式试验。

（3）禁止出口以氯氟烃为制冷剂、发泡剂的家用电器产品制度

根据国家环境保护总局、国家发展和改革委员会、商务部、海关总署、国家质量监督检验检疫总局《关于禁止生产、销售、进出口以氯氟烃（CFCs）物质为制冷剂、发泡剂的家用电器产品的公告》（环函[2007]200 号）规定：

1）自 2007 年 7 月 1 日起，任何企业不得生产以氯氟烃（CFCs）为制冷剂、发泡剂的家用电器产品，不得在家用电器产品的生产过程中使用氯氟烃作为清洗剂。

2）自 2007 年 9 月 1 日起，任何企业（包括生产企业以及经销商和零售商在内的所有流通企业）不得销售以氯氟烃为制冷剂、发泡剂的家用电器产品。

3）从 2007 年 9 月 1 日起，禁止进口、出口以氯氟烃物质为制冷剂、发泡剂的家用电器产品和以氯氟烃为制冷工质的家用电器产品用压缩机。

该公告所适用的家用电器产品是指包括家用电冰箱（家用冷藏箱、家用冷冻箱、家用冷藏冷冻箱）、冷柜、家用制冰机、家用冰激凌机、冷饮机、冷热饮水机、电饭锅、电热水器等产品。该公告所适用的氯氟烃是指包括 CFC-11（CFCl3）、CFC-12（CF2Cl2）、CFC-113（C2F3Cl3）等在内的，所有可用作制冷剂、发泡剂、清洗剂的氯氟烃类消耗臭氧层受控物质的一种或几种。

知识链接 2-3

强制性产品认证

为保护国家安全、防止欺诈行为、保护人体健康或者安全、保护动植物生命或者健康、保护环境，国家规定对相关产品实施"强制性产品认证"，即通过制定强制性产品认证的产品目录和实施强制性产品认证程序，对列入目录中的产品实施强制性的检测和审核。

"中国强制性认证"的英文名称 CCC，是"China Compulsory Certification"的英文缩写，其认证标识为：(CCC)。

凡列入强制性产品认证目录的产品，必须经国家规定的认证机构认证合格、取得指定认证机构颁发的认证证书并加施认证标识后，方可出厂销售、进口和在其他经营性活动中使用。

任何单位和个人不得伪造、变造、冒用、买卖和转让认证证书和认证标识。

以下家用和类似用途设备（共 18 种）被列入强制性产品认证目录：

（1）家用电冰箱和食品冷冻箱：有效容积在 500L 以下，家用或类似用途的有或无冷冻食品储藏室的电冰箱、冷冻食品储藏箱和食品冷冻箱及他们的组合。

（2）电风扇：单相交流和直流家用和类似用途的电风扇。

（3）空调器：制冷量不超过 21 000kcal/h 的家用及类似用途的空调器。

（4）电动机—压缩机：输入功率在 5 000W 以下的家用和类似用途空调和制冷装置所用密闭式（全封闭型、半封闭型）电动机—压缩机。

（5）家用电动洗衣机：带或不带水加热装置、脱水装置或干衣装置的洗涤衣物的电动洗衣机。

（6）电热水器：把水加热至沸点以下的固定的贮水式和快热式电热水器。

（7）室内加热器：家用和类似用途的辐射式加热器、板状加热器、充液式加热器、风扇式加热器、对流式加热器、管状加热器。

（8）真空吸尘器：具有吸除干燥灰尘或液体的作用，由串激整流子电动机或直流电动机驱动的真空吸尘器。

（9）皮肤和毛发护理器具：用作人或动物皮肤或毛发护理并带有电热元件的电器。

（10）电熨斗：家用和类似用途的干式电熨斗和湿式（蒸汽）电熨斗。

（11）电磁灶：家用和类似用途的采用电磁能加热的灶具，它可以包含一个或多个电磁加热元件。

（12）电烤箱：包括额定容积不超过 10L 的家用和类似用途的电烤箱、面包烘烤器、华夫烙饼模和类似器具。

（13）电动食品加工器具：家用电动食品加工器和类似用途的多功能食品加工器。

（14）微波炉：频率在 300MHz 以上的一个或多个 I.S.M.波段的电磁能量来加热食物和饮料的家用器具，可带有着色功能和蒸汽功能。

（15）电灶、灶台、烤炉和类似器具：包括家用电灶、分离式固定烤炉、灶台、台式电灶、电灶的灶头、烤架和烤盘及内装式烤炉、烤架。

（16）吸油烟机：安装在家用烹调器具和炉灶的上部，带有风扇、电灯和控制调节器之类用于抽吸排除厨房中油烟的家用电器。

（17）液体加热器和冷热饮水机。

（18）电饭锅：采用电热元件加热的自动保温式或定时式电饭锅。

（二）出口电池的报检

1. 报检的范围

国家对出境电池产品实行备案和汞含量专项检测制度，未经备案或汞含量检测不合格的电池产品不准出境。电池产品的范围是：编码 8506.8507 品目下的所有子目商品。

2. 报检时应提供的随附单据

除按规定填写出境货物报检单并提供合同或销售确认书、发票、装箱单等有关外贸单证外，还应提供出口电池产品备案书（正本）（如表 2-1 所示）及其复印件。出口电池产品备案书有效期为 1 年。

表 2-1　出口电池产品备案书

备　案　号：

申　请　人：

地　　　址：

制　造　商：

地　　　址：

产品名称：

品　　　牌：

型号规格：

产　　　地：

含　汞　量：

上述产品已经我局备案。

有效期：　　年　　月　　日至　　年　　月　　日。

（盖章）

3．其他规定和要求

（1）国家对出境电池产品实行备案制度。

出口电池产品需经过审核，取得出口电池产品备案书后方可报检，未经备案的电池产品不准出口。

（2）国家对出境电池产品实行汞含量专项检测制度。

对含汞的以及必须经过检测才能确定其是否含汞的电池产品，须经过汞含量专项监测制度。汞含量检测合格的，签发《电池产品汞含量检测合格确认书》（如表 2-2 所示）。汞含量检测不合格的电池产品不准出口。

表 2-2　电池产品汞含量检测合格确认书

确认书编号：

申请人	
产品名称	
产品型号	
产品规格	
品牌	
产地	
生产厂名	
生产厂址	
抽样机构	
检测单位	
检测依据	
附加情况	
报告编号	
结论	

日期：_____　　　　　　　　　　　　　　签发人：_____

盖章：

（3）对未列入《法检目录》的不含汞的出境电池产品，出口商可凭出口电池产品备案书（正本及复印件）申报放行，不实施检验；含汞电池产品必须实施汞含量和其他项目的检验。

（4）对出口非洲等低端市场的原电池产品实施单项备案制度。

从 2007 年 10 月 1 日起，未获得单项备案的出口非洲等低端市场的电池产品，检验检疫机构不受理报检，并不得出口。放电性能等主要性能指标被纳入备案范围。

知识链接 2-4

关注锂电池国际运输新规定

国际航空运输协会发布了 2017 年锂电池航空运输新规定，据了解自 2017 年起航空运输执行新规定，将更加严格管控锂电池标签。检验检疫有关部门提醒相关出口企业加以重视。

据悉，锂电池在国际航空运输协会（IATA）颁布的《关于危险货物运输的建议书》中被归为第九类危险品。航空运输新规定（IATA 58 版）要求：（1）使用新的锂电池第九类危险品（UN Class 9）标签，新标签图案在原标签中的黑白垂直条纹的下半部分增加了锂电池图案，外形尺寸不变，原标签可继续使用，过渡期至 2018 年 12 月 31 日；（2）按 PI 965 – PI 970 IB 和 II 出货的锂电池运输时将不再需要托运人的声明和额外的说明文件；（3）对于年产量小于 100 个锂电池的运输（须获得当局部门的批准），将采用新增的 PI 910 的包装导则；（4）将 IATA 57 版本中"按 PI 965 IA 和 IB 出货的锂离子电芯和电池（UN3480）在出货时的荷电状态不能超过额定容量的 30%。如果想以超过 30% 荷电状态运输必须要经过始发国以及相关部门的批准。"和仅限货机运输的内容增加到新规定中。

对此，检验检疫部门提醒相关企业：应关注锂电池危险货物运输的相关事项，认真研读新规则中锂电池分类条目；加强与检验检疫部门、航空部门的联系，及时了解危险货物运输的相关规则，有针对性地采用危险货物包装和运输方法，全力满足新规则要求的各项运输条件；及时采取应对措施，避免因包装、运输违规造成货物滞留或退货等情况，确保锂电池的顺利出口。

任务五 办理出境饲料、饲料添加剂报检

任务导入

为规范进出口饲料和饲料添加剂的检验检疫监督管理工作，提高进出口饲料的饲料添加剂安全水平，保护动物和人体健康，国家质检总局于 2009 年 7 月 20 日颁布了《进出口饲料和饲料添加剂检验检疫监督管理办法》。国家质检总局对出口饲料和饲料的出口生产企业实施注册登记制度，出口饲料应来自于注册登记的出口生产企业。

张庭所在公司欲办理一批出口饲料和饲料添加剂的报检，其实习指导教师要求他完成以下学习任务：

（1）掌握出口饲料和饲料添加剂的报检范围；
（2）明确出口饲料和饲料添加剂报检的时间和地点；
（3）明确出口饲料和饲料添加剂报检应提供的单据；
（4）了解出口饲料和饲料添加剂报检的其他规定和要求。

一、出口饲料和饲料添加剂的报检范围

饲料指经种植、养殖、加工、制作的供动物食用的产品及其原料，包括饲料用活动物、饲料用（含饵料用）冰鲜冷冻动物产品及水产品、加工动物蛋白及油脂、宠物食品及咬胶、饲草类、青贮料、饲料粮谷类、糠麸饼粕渣类、加工植物蛋白及植物粉类、配合饲料、添加剂预混合饲料等。

饲料添加剂指饲料加工、制作、使用过程中添加的少量或者微量物质，包括营养性饲料添加剂、一般饲料添加剂等。

二、报检的时间和地点

饲料和饲料添加剂出口之前，货主或其代理人应当向产地检验检疫机构报检。

三、报检应提供的单据

除按规定填写出境货物报检单及提供合同或销售确认书或信用证、发票、装箱单等相关外贸单据外，还需提供以下单据：
（1）出口饲料生产、加工、存放企业检验检疫注册登记证；
（2）出厂合格证明等单证：注册登记的生产、加工企业出具的，证明其产品经本企业自检自控体系评定为合格的文件。

四、其他规定和要求

（1）国家质检总局对出口饲料的出口生产企业实施注册登记制度，出口饲料应当来自注册登记的出口生产企业。

知识链接 2-5

出口饲料生产企业注册登记办事指南

一、注册依据
《进出口饲料和饲料添加剂检验检疫监督管理办法》（国家质检总局第 118 号令）
二、准入条件
申请注册登记的企业应当符合下列条件：
（1）厂房、工艺、设备和设施：
1）厂址应当避开工业污染源，与养殖场、屠宰场、居民点保持适当距离；
2）厂房、车间布局合理，生产区与生活区、办公区分开；
3）工艺设计合理，符合安全卫生要求；

4）具备与生产能力相适应的厂房、设备及仓储设施；

5）具备有害生物（啮齿动物、苍蝇、仓储害虫、鸟类等）防控设施。

（2）具有与其所生产产品相适应的质量管理机构和专业技术人员。

（3）具有与安全卫生控制相适应的检测能力。

（4）管理制度：

1）岗位责任制度；

2）人员培训制度；

3）从业人员健康检查制度；

4）按照危害分析与关键控制点（HACCP）原理建立质量管理体系，在风险分析的基础上开展自检自控；

5）标准卫生操作规范（SSOP）；

6）原辅料、包装材料合格供应商评价和验收制度；

7）饲料标签管理制度和产品追溯制度；

8）废弃物、废水处理制度；

9）客户投诉处理制度；

10）质量安全突发事件应急管理制度。

（5）国家质检总局按照饲料产品种类分别制定的出口检验检疫要求。

三、提交材料（一式三份）

（1）出口饲料生产、加工、存放企业检验检疫注册登记申请表；

（2）工商营业执照（复印件）；

（3）组织机构代码证（复印件）；

（4）国家饲料主管部门有审查、生产许可、产品批准文号等要求的，须提供获得批准的相关证明文件；

（5）涉及环保的，须提供县级以上环保部门出具的证明文件；

（6）上述准入条件中（4）规定的管理制度；

（7）生产工艺流程图，并标明必要的工艺参数（涉及商业秘密的除外）；

（8）厂区平面图及彩色照片（包括厂区全貌、厂区大门、主要设备、实验室、原料库、包装场所、成品库、样品保存场所、档案保存场所等）；

（9）申请注册登记的产品及原料清单。

四、注册指南

1. 受理

由企业所在地检验检疫局进行资料审查，并填写出口饲料生产、加工、存放企业检验检疫注册登记文件审核表，在5个工作日内做出受理或不受理决定。

2. 现场评审

所在地检验检疫局受理后应组成专业评审组，在10个工作日内按照准入条件对申请企业进行现场评审，填写出口饲料生产、加工、存放企业检验检疫注册登记审核记录。评审结束后，评审组应将现场评审结果反馈给申请企业。

3. 审核批准

对现场评审合格及整改合格的，所在地检验检疫局应于10个工作日内完成审核，合格的准予注册登记，并颁发出口饲料生产、加工、存放企业检验检疫注册登记证；

不合格的，不予注册登记。

4. 推荐境外注册

企业所在地检验检疫局根据相关要求审核合格后，上报国家质检总局，由总局统一向境外主管部门推荐并办理有关手续。

五、注册管理

（1）出口饲料生产、加工、存放企业检验检疫注册登记证有效期5年。有效期满须延续注册登记的，企业应在期满前30日重新向所在地检验检疫局提出申请。

（2）所在地检验检疫局应对出口饲料生产企业实行年审制度。对逾期不申请年审，或年审不合格且限期整改不合格的，取消其注册资格。

（3）出口饲料生产企业变更企业名称、法定代表人、产品品种、生产能力等的，应当在变更后30日内向所在地检验检疫局提出书面申请办理。企业应填写出口饲料生产、加工、存放企业检验检疫注册登记申请表，并提交与变更内容相关的资料（一式三份）。变更企业名称、法定代表人的，核实有关资料后直接办理变更手续；变更产品品种或者生产能力的，应组织现场评审合格后办理变更手续；企业迁址的，应当重新申请办理注册登记手续。

（4）企业所在地检验检疫局应及时向直属检验检疫局上报出口饲料生产企业的注册登记名单、变更信息、年审情况等事项，由直属检验检疫局在网站公布企业名单，并报总局备案或办理推荐境外注册。

（2）出口饲料的包装、装载容器和运输工具应当符合安全卫生要求。标签应当符合进口国家或者地区的有关要求。包装或者标签上应当注明生产企业名称或者注册登记号、产品用途。

（3）企业在出口食品和动物饲料添加剂及原料产品时，外包装上须印明产品用途（用于食品加工或动物饲料加工或仅用于工业用途），所述内容必须与向检验检疫机构申报内容一致。

（4）检验检疫机构对来自不同类别出口生产企业的产品按照相应的检验检疫监管模式抽取样品，出具抽/采样凭证，送实验室进行安全卫生项目的检测。

（5）经检验检疫合格的，检验检疫机构出具出境货物通关单或者出境货物换证凭单，根据需要出具兽医卫生证书、植物检疫证书等相关证书；检验检疫不合格的，经有效方法处理并重新检验检疫合格的，可以按照规定出具相关单证，予以放行；无有效方法处理或者虽经处理重新检验检疫仍不合格的，不予放行，并出具出境货物不合格通知单。

（6）出境口岸检验检疫机构按照出境货物换证查验的相关规定查验，重点检查货证是否相符。查验合格的，凭产地检验检疫机构出具的出境货物换证凭单或者电子转单换发出境货物通关单。查验不合格的，不予放行。

任务六　办理出境木制家具、竹木草制品报检

为确保我国出口木制品及木制家具、竹木草制品的产品质量安全，维护对外贸易的正常发展，国家质检总局对出口木制品及木制家具同时实施检疫监管和检验监管，对出口竹

木草制品加强检验检疫监管。张庭所在公司欲办理一批竹木制品出口，其指导教师要求他需完成以下学习任务：

（1）掌握出境木制家具、竹木草制品报检的报检范围；

（2）明确出境木制家具、竹木草制品报检应提供的单据；

（3）了解出境木制家具、竹木草制品报检的其他规定和要求。

一、出境木制品及木制家具

（一）报检范围

此项下货物的报检范围包括《实施出口木制品及木制家具检验监管的目录》所列的出口木制品及木制家具产品。

（二）报检应提供的单证

除按规定填写出境货物报检单及提供合同或销售确认书或信用证、发票、装箱单等相关外贸单据外，还需提供以下单据：

（1）产品符合输入国家或地区的技术法规、标准或国家强制性标准质量的符合性声明；

（2）输入国（地区）技术法规和标准对木制家具机械安全项目有要求的，须提供相关检测报告。

（三）其他规定和要求

（1）国家质检总局对出口木制品和木制家具生产企业实施出口质量许可准入制度。

出口木制品及木制家具生产企业应建立从原料、生产环节到最后成品的质量安全控制体系。对已建立健全的质量安全控制体系并运行有效的出口企业，实施分类管理。

（2）企业应对涉及安全、卫生、环保要求的原辅材料进行重金属、甲醛、阻燃性等有关项目检测，检验不合格的不得使用；检测报告必须来自 CNAS（中国合格评定国家认可委员会）认可的实验室。企业应对原辅材料建立台账，如实记录原辅材料的供应商、品名、规格、数/重量、使用情况等。

二、出境竹木草制品

（一）报检范围

出境竹木草制品的报检范围包括竹、木、藤、柳、草、芒等制品。

（二）报检应提供的单据

除按规定填写出境货物报检单及提供合同或销售确认书或信用证、发票、装箱单等相关外贸单据外，还需提供以下单据：一类、二类企业报检时应当同时提供出境竹木草制品厂检记录单。

（三）其他规定和要求

（1）国家对出境竹木草制品及其生产企业实施分级分类监督管理。

根据生产加工工艺及防疫处理指标等，将竹木草制品分为低、中、高3个风险等级；通过对竹木草制品生产企业的评估、考核，将企业分为一类、二类、三类三个企业类别，检验检疫机构根据竹木草制品的风险登记结合企业类别采取不同的检验检疫监管措施：

1）低风险竹木草制品：经脱脂、蒸煮、烘烤及其他防虫、防霉等防疫处理的产品；

2）中风险竹木草制品：经熏蒸或者防虫、防霉药剂处理等防疫处理的产品；

3）高风险竹木草制品：经晾晒等其他一般性防疫处理的产品。

（2）自2008年4月1日起，出境竹藤草柳制品应来自在检验检疫机构注册登记的企业。

知识链接 2-6

出境竹木草制品生产企业注册登记流程

（1）从事出境竹木草制品生产的企业，应向所在地检验检疫机构提出书面申请，并提交申请材料一式两份。

（2）需要提交的材料清单：

1）出境竹木草制品生产企业注册登记申请表；

2）企业工商营业执照复印件；

3）组织机构代码证复印件；

4）企业厂区平面图，要求标示企业的原料存放场所、生产加工车间、包装车间、成品库、除害处理设施等；

5）生产工艺流程图，包括各环节的技术指标及相关说明等；

6）除害处理设施情况及相关材料；

7）生产加工过程中所使用主要原料、辅料清单及经有资质的检测机构出具的合格证明；

8）企业防疫小组人员名单及相关资格证明材料；

9）企业质量管理体系文件等。

（3）检验检疫机构对企业提交的申请材料书面审核，符合要求的，接受申请；不符合要求的，一次性告知需要补正的材料，在限定期限内逾期不能补正的，视为撤回申请。

（4）申请材料审核合格后，检验检疫机构应及时组成由2人以上（含2人）的考核组，依据注册登记条件，对企业进行现场考核。

（5）经现场考核合格或在限定期限内整改合格的企业，所在地检验检疫机构上报直属检验检疫局审批，符合要求的予以注册登记，并颁发出境竹木草制品生产企业注册登记证书，证书有效期为3年；经现场考核不合格或在整改期限内仍达不到要求的，不予以注册登记，并及时下达出境竹木草制品注册登记未获批准通知书，书面告知不合格原因，半年内不得重新申请。

任务七 办理出境危险货物的报检

任 务 导 入

危险货物涉及安全卫生、健康、环保，它的应用给现代化社会带来了不可缺少的好处，但同时有些危险货物也对人类健康和环境安全造成了严重损害，导致各种事故和疾病的发生，因而引起了人类越来越多的关注。国际社会相继制定规定，对危险货物实施严格的管理。目前，国家对出口危险货物包括烟花爆竹、出口打火机和点火枪类商品等已正式实施法定检验。

张庭所在公司欲办理一批危险货物的出口，其实习指导教师要求他完成以下学习任务：

（1）掌握出境烟花爆竹、出口打火机和点火枪类商品的报检范围；

（2）明确出境烟花爆竹、出口打火机和点火枪类商品报检应提供的单据；

（3）了解出境烟花爆竹、出口打火机和点火枪类商品其他规定和要求。

一、出境烟花爆竹报检

烟花爆竹是我国传统的出口商品，同时烟花爆竹又属易燃易爆的危险品，在生产、储存、装卸、运输各环节极易发生安全事故。为保证其安全运输出口，我国对出口烟花爆竹的生产企业实施登记管理制度，出口烟花爆竹的检验和监管采取产地检验和口岸查验相结合的办法。

（一）报检范围

此项下货物的报检范围包括 H.S.编码为 360410000 的烟花爆竹产品。

国家质检总局统一管理全国出口烟花爆竹检验和监督管理工作。各地的出入境检验检疫机构负责所辖地区出口烟花爆竹的检验和监督管理工作。

（二）报检应提供的单据

（1）按规定填写出境货物报检单并提供相关外贸单据：合同或销售确认书或信用证、发票、装箱单等。

（2）提交出口烟花爆竹生产企业声明，对出口烟花爆竹的质量和安全做出承诺。

（3）出境货物运输包装性能检验结果单。

（4）出境危险货物运输包装使用鉴定结果单。

（三）其他规定和要求

（1）各地检验检疫机构对出口烟花爆竹的生产企业实施登记管理制度。

知识链接 2-7

出口烟花爆竹的生产企业申请注册登记

一、出口烟花爆竹生产企业登记条件

（1）具有工商营业执照、税收登记证和公安机关颁发的生产安全许可证；

（2）具有质量手册或质量管理的有关文件；

（3）应当具有完整的生产技术文件；

（4）应当有经过检验检疫机构培训考试合格的检验人员，能按照产品图纸、技术标准和工艺文件进行生产过程中检验；

（5）应当具有专用成品仓库。

二、申请及审批程序

（1）申请登记的企业应向所在地检验检疫机构正式提交书面登记申请，并提供有关资料。

（2）根据生产企业的申请，各直属检验检疫局按照规定对申请登记企业进行考核。

（3）对考核合格的企业，由各直属检验检疫局授予专用的登记代码。

（4）经考核不合格的企业，整改后可申请复核，经复核仍不合格，半年后才能重新申请。生产烟花爆竹的企业应当按照《联合国危险货物建议书规章范本》和有关法律法规的规定生产、储存出口烟花爆竹。

（2）出口烟花爆竹的检验应当严格执行国家法律法规规定的标准。

对进口国以及贸易合同高于我国法律法规规定标准的，按其标准检验。

对首次出口或者原材料、配方发生变化的烟花爆竹应当实施烟火药剂安全稳定性能检测。对长期出口的烟花爆竹产品每年应当进行不少于一次的烟火药剂安全稳定性能的检测。

（3）凡非本地直接出口的且以集装箱运往口岸出口的烟花爆竹，凭产地检验检疫机构签发的出境货物换证凭单，到口岸检验检疫机构换领出境货物通关单。

（4）对在产地直接报关出口的烟花爆竹，产地检验检疫机构签发出境货物通关单。

（5）盛装出口烟花爆竹的运输包装，应当标有联合国规定的危险货物包装标记和出口烟花爆竹生产企业的登记代码标记。凡经检验合格的出口烟花爆竹，由检验检疫机构在其运输包装明显部位加贴验讫标识。

二、出境打火机、点火枪类商品报检

（一）报检范围

出口打火机、点火枪类商品包括：H.S.编码为 96131000 的一次性袖珍气体打火机；96132000 可充气袖珍气体打火机，96133000 台式打火机，96138000 其他类型打火机（包括点火枪）。

（二）报检应提供的单据

（1）按规定填写出境货物报检单并提供相关外贸单据：合同或销售确认书或信用证、发票、装箱单等；

（2）出口打火机、点火枪类商品生产企业自我声明；

（3）出口打火机、点火枪类商品生产企业登记证；

（4）出口打火机、点火枪类商品的型式试验报告；

（5）出境货物运输包装性能检验结果单；

（6）出境危险货物运输包装使用鉴定结果单。

（三）其他规定和要求

（1）检验检疫机构对出口打火机、点火枪类商品的生产企业实施登记管理制度。

出口打火机、点火枪类商品的生产企业应向所在地的检验检疫机构提交登记申请。经审查合格的企业，由检验检疫机构颁发出口打火机、点火枪类商品生产企业登记证和专用的登记代码和批次号。

知识链接 2-8

出口打火机、点火枪类商品生产企业登记指南

一、登记条件

（1）具有工商营业执照、税收登记和公安机关颁发的安全许可证。

（2）具有质量手册或管理的有关文件。

（3）具有完整的生产技术文件。

（4）具有专用成品仓库。

二、申请及审批程序

（1）申请登记的企业向所在地检验检疫机构正式提交书面登记申请，并提供有关生产、质量、安全等方面的有关资料以及出口打火机、点火枪类商品生产企业自我声明。

（2）根据生产企业的申请，由各检验检局的登记考核小组对申请登记企业进行考核。

（3）对考核合格的企业，由直属检验检疫局颁发出口打火机、点火枪类商品生产企业登记证和专用的登记代码。

（4）经考核不合格的企业，整改后可申请复核，经复核仍不合格，半年后才能重新申请。

（2）企业应当按照《联合国危险货物建议书规章范本》和有关法律法规的规定生产、包装、储存出口打火机、点火枪类商品。

（3）出口打火机、点火枪类商品检验应当严格执行国家法律法规规定的标准，对进口

国高于我国法律法规规定标准的,按进口国标准进行检验。对于我国与进口国政府间有危险品检验备忘录或协议的,应符合备忘录或协议的要求。

(4)出口打火机、点火枪类商品上应铸有检验检疫机构颁发的登记代码,其外包装须印有登记代码和批次,在外包装的明显部位要贴有检验检疫机构的验讫标识,否则不予放行。

(5)检验检疫机构对打火机、点火枪类商品检验监管坚持型式试验和常规检验相结合的原则。

任务八　办理对外承包工程及援外物资、市场采购物资报检

任务导入

对外承包工程是指企业在国(境)外开展对外承包工程、对外劳务合作、对外设计咨询、资源开发等业务。外经贸部向获得对外承包工程业务经营资格的企业颁发中华人民共和国对外经济合作经营资格证书。

对外提供经济技术援助是我国应尽的义务,对外援助物资质量的好坏,直接影响我国与受援国的政治、经济关系和国家声誉。为保证我国对外援助物资的质量,国家对援外物资实施严格的管理和检验。

近年来,通过市场采购出口小商品的贸易迅速发展,国外对市场采购出口小商品的质量反映较多,加强对市场采购质量的有效监控,对规范市场采购行为,打击假冒伪劣商品,优化出口产品结构,提高出口商品质量和信誉有着非常重要的作用。

张庭所在公司最近要分别办理一批对外承包工程、援外物资和市场采购物资报检,其实习指导教师要求他完成下列学习任务:

(1)掌握对外承包工程、援外物资和市场采购物资的报检范围;
(2)明确对外承包工程、援外物资和市场采购物资报检应提供的单证;
(3)了解对外承包工程、援外物资和市场采购物资报检的其他规定和要求。

一、对外承包工程报检

(一)报检范围

检验检疫机构对开展对外承包工程业务所需出境的施工器械(含配件)和人员自用办公生活物资等免于检验检疫;对项目完工后属从国内运出返回的物资(不得含有食品)免于检验;免检项目不收取费用。对施工材料(包括安装设备)按有关规定实施检验检疫。

(二)对外承包工程项目项下出口设备材料时应提供的单证

(1)企业的经营资格证书复印件(含年审页、复印件加盖公司印章);
(2)企业与境外业主签订的项目合同正本复印件(加盖公司印章)或其他文件;

（3）报检时，在报检单上注明经营资格证书的证书编号，并将货物按照施工材料、施工器械和自用办公生活物资等分类列出，以方便检验检疫机构对施工器械和自用办公生活物资办理免检放行手续。

二、援外物资报检

（一）报检范围

凡由我国政府提供的无息贷款、低息贷款和无偿援助项下购置并用于援外项目建设或交付给受援国政府的一切生产和生活物资，出境时均需要办理报检。

（二）援外物资出境报检应提供的单据

（1）援外承包总合同或项目总承包企业与生产企业签订的内部购销合同，内部购销合同中必须有"援×××国×××项目的内部购销合同"字样；

（2）厂检合格单及总承包企业验收合格证明；

（3）外经贸主管部门和国家质检总局的有关批文；

（4）出境货物运输包装容器性能检验结果单（仅适用于危险货物）；

（5）货物清单。

（三）其他规定和要求

（1）实行产地检验、口岸查验的基本原则。符合总承包合同规定的援外物资，由产地检验检疫机构按照规定检验，签发换证凭单，经口岸查验合格后，一律由口岸检验检疫机构换发检验证书。援外物资未经检验检疫机构检验、口岸查验合格的，不准启运出境。

（2）对于法律、行政法规规定由其他检验机构实施检验的援外物资，如西药、飞机、船舶等，由其他检验检疫机构实施检验。

援外物资总承包企业按规定向有关检验检疫机构报检，并持由其他检验检疫机构签发的有效合格单证到口岸检验检疫机构申请查验，经查验无误后换发检验检疫证书。

对于援外药品，项目实施单位可凭生产厂家的药品生产许可证和药品批准文号以及生产厂家提供的批次检验合格证明作为换证依据，直接向口岸检验检疫部门申请查验放行。

（3）关于援外物资供货厂商应具备的资质条件

① 凡实施出口质量许可制度（如机电产品、化工产品）和卫生注册登记制度的产品（如食品、畜产品），总承包企业必须向获证企业采购，禁止在市场上采购。

② 未实施出口质量许可制度的产品，总承包企业必须优先选用获得中国国家进出口企业认证机构认可委员会（CNAB）认证企业的产品，其次可选用获得国际质量体系认证企业的产品。

（4）对于小批量、品种繁杂的援外物资，符合下列规定之一的，允许总承包企业在市场采购：

① 由外经贸部委托总承包企业向已经建成成套项目提供的零配件；

② 某一品种采购总价不超过 10 万元人民币的物资，但招（议）标文件规定的特殊情

况除外。

凡市场采购物资，援外项目总承包企业必须在援外物资检验一览表中单独注明"市场采购"。市场采购的援外物资须经采购地检验检疫机构检验合格后，出具换证凭单，集中到口岸检验检疫机构统一进行查验并换发检验证书。

③ 援外物资总价超过10万元人民币的，总承包企业原则上应当向生产厂家直接购买，申请产地检验并取得换证凭单。特殊情况下，生产厂家不直接销售的，可以向生产厂家的有效代理商采购；生产厂家只采取经销商分销方式的，可以向生产厂家的有效经销商采购，所采购的物资必须在生产地进行检验并取得换证凭单。

（5）援外物资项目的总承包企业凭各口岸检验检疫机构出具的检验证书向外经贸主管部门办理结算。

三、市场采购出口货物报检

为加强市场采购出口商品的检验检疫工作，检验检疫机构对市场采购出口商品的供货单位、发货人的代理人实施备案登记制度。备案申请人应当向所在地检验检疫机构提出申请。对符合条件的申请人，检验检疫机构发放备案证明书。备案证明书有效期3年。

（一）报检范围

市场采购货物是指出口商品的发货人或其代理人直接从国内市场上以现货方式采购购买，货物存放在外贸仓库或集散地，并由采购地检验检疫机构检验的法定检验出口商品。市场采购货物不适用于食品、化妆品、压力容器和危险品。

对于实施许可证管理的商品，不得以市场采购的形式出口。

（二）报检的时间和地点

市场采购出口商品的发货人或者代理人在对商品进行验收后，应按照《出入境检验检疫管理规定》的要求，向商品采购地检验检疫机构办理报检手续。

（三）报检应提供的单据

报检时应提供出境货物报检单，以及合同、信用证（以信用证方式结汇时提供）、装箱单等有关的外贸出口单据，此外还应提供：

（1）符合性声明；

（2）出口商品质量合格验收报告；

（3）商品采购票据等市场采购凭证；

（4）采购备案单位的商品的，需提供备案证明复印件、质量合格验收报告和市场采购发票。

（四）报检其他规定提示

对市场采购货物应在采购地检验。市场采购货物在产地检验合格后，在口岸出口时，按照"产地检验，口岸查验"的原则，由产地检验检疫机构出具换证凭单或实施电子转单，并在换证凭单或转单信息中明确标注为市场采购货物。

（1）市场采购出口商品实行采购地检验、口岸查验的检验监管方式。

市场采购货物应在采购地检验。检验检疫机构对市场采购主体的监管，侧重于对具有固定仓储场所的外贸、货代、货运等单位的管理。

（2）市场采购出口商品应当按照进口国家（地区）技术法规、标准要求实施检验；进口国家（地区）没有技术法规、标准要求的，按照我国国家技术规范强制性要求及相关标准检验；我国没有国家技术规范强制性要求及相关标准的，按照合同或信用证约定的要求检验。合同约定的要求高于进口国家（地区）技术法规、标准要求或者我国国家技术规范强制性要求及相关标准的，按照合同约定实施检验。合同或信用证不明确的，按照国家质检总局印发的《市场采购出口商品检验基本要求（试行）》进行检验。

（3）市场采购出口商品经检验合格的，检验检疫机构签发有关检验检疫单证，在单证中注明"市场采购"。

市场采购出口商品经检验不合格的，签发出境货物不合格通知单，在检验检疫机构监督下进行技术处理，经重新检验合格后，方准出口；不能进行技术处理或经技术处理后重新检验仍不合格的，不准出口。

练 习 题

一、单项选择题

1．深圳某水产公司拟向我国香港地区出口一批养殖的鲜活虾，该公司应在出境（   ）天前向深圳检验检疫局报检。

    A．3   B．7   C．30   D．15

2．某公司向日本出口一批冷藏蔬菜，报检时不需提供（   ）。

    A．合同、发票、装箱单

    B．卫生注册证书号码

    C．集装箱检验检疫结果单

    D．出境危险货物运输包装使用鉴定结果单

3．下列标记不属于出口烟花爆竹的运输包装应当标记的是（   ）。

    A．危险货物包装标记   B．检验检疫认证标识

    C．生产企业的登记代码标记   D．验讫标识

4．下列单据不是出口打火机报检时应当提供的单据的是（   ）。

    A．出口打火机、点火枪类商品生产企业登记证

    B．出口打火机、点火枪类商品生产企业自我声明

    C．出口打火机、点火枪类商品的质量许可证

    D．出口打火机、点火枪类商品的型式试验报告

5．生产食品包装的企业应到（   ）检验检疫机构申请对该出口食品包装的检验检疫。

    A．出口食品生产企业所在地   B．销售企业所在地

    C．出口口岸   D．食品包装生产企业所在地

6. 以下出口商品中，经检验检疫机构检验合格后，应加贴验讫标识的是（　　）。

  A．食品　　　　　　　B．输美日用陶瓷　　C．电动剃须刀　　D．点火枪

7. 郑州某肉联厂向我国澳门地区出口一批冻猪肉，该公司应在出境前（　　）日报检。

  A．5　　　　　　　　　B．15　　　　　　　　C．10　　　　　　　　D．7

8. 下列商品可以通过市场采购方式出口的是（　　）。

  A．服装　　　　　　　B．烟　　　　　　　　C．玩具　　　　　　　D．牛奶

9. 动物产品，应在出境前（　　）天报检；需做熏蒸消毒处理的，应在（　　）天前报检。

  A．15，30　　　　　　B．7，30　　　　　　C．14，15　　　　　　D．7，15

10. 为提高我国打火机、点火枪类商品的质量，促进贸易发展，保障运输及消费者人身安全，自 2001 年 6 月 1 日起，对出口打火机、点火枪类商品实行（　　）。

  A．抽查检验　　　　　　　　　　　　B．凭货主申请检验

  C．法定检验　　　　　　　　　　　　D．强制性产品认证

11. 我国对出口玩具及其生产企业实行（　　）。

  A．质量许可制度　　　　　　　　　　B．专项检测制度

  C．标签审核制度　　　　　　　　　　D．注册或登记制度

12. 进口国家或者地区对捕捞海域有特定要求的，报检时应当申明（　　）。

  A．捕捞时间　　　　B．捕捞船只　　　　C．捕捞种类　　　　D．捕捞海域

13. 出口小家电产品生产企业实行型式试验管理制度，首次报检的企业应将样品送至（　　）指定的实验室进行型式试验。

  A．直属检验检疫局　　　　　　　　　B．产地检验检疫机构

  C．国家认监委　　　　　　　　　　　D．国家质检总局

14. 需隔离检疫的出境动物应在出境前（　　）天预报，隔离前（　　）天报检。

  A．90，7　　　　　　B．30，14　　　　　C．60，7　　　　　　D．15，15

15. 下列关于进出口化妆品表述正确的是（　　）。

  A．出口化妆品应在口岸检验

  B．进口化妆品由目的地检验检疫机构检验

  C．报检时不用提供进出口化妆品标签审核证书

  D．安全卫生指标不合格的化妆品，在检验检疫机构监督下进行技术处理，经重新检验合格后，方可销售、使用

16. 下列检验检疫单证中（　　）是企业向港务部门办理出口危险货物装运手续的有效证件。

  A．出境货物通关单

  B．出境货物换证凭单

  C．出境货物运输包装性能检验结果单

  D．出境危险货物运输包装使用鉴定结果单

17. 某公司向法国出口一批盆景，报检时应提供（　　）。

  A．出境动植物检疫许可证

  B．出境盆景场/苗木种植场检疫注册证

  C．栽培介质的特许审批单

  D．盆景/苗木允许出境证明

18．某公司向美国出口一批塑料玩具，报检时不需提供（ ）。

  A．所使用油漆的检测合格报告   B．出口玩具质量许可证

  C．出境货物运输包装性能鉴定结果单 D．符合性声明

19．口货物需对外索赔的，应在索赔有效期前不少于（ ）天报检。

  A．15   B．20   C．30   D．45

20．报检后（ ）内未联系检验检疫事宜的，检验检疫机构视为自动撤销报检。

  A．10天   B．20天   C．30天   D．3个月

21．以下关于预报检表述正确的是（ ）。

  A．需要分批装运出口的货物，不得申请整批货物的预报检

  B．为便于易腐烂变质货物的及时出口，可以申请预报检

  C．出口货物预报检时，可不提供出境货物运输包装性能检验结果单

  D．检验检疫机构对预报检的出境货物实施检验检疫，合格的签发出境货物换证凭单

22．已办理检验检疫手续的出口货物，因故需变更输入国家或地区，（ ）。

  A．应重新报检   B．有不同检验检疫要求的，应重新报检

  C．无须重新报检 D．不能再更改输入国家或地区

23．出境货物报检单"启运地"一栏，应填写（ ）。

  A．货物原产地

  B．签发出境货物换证凭单所在地

  C．货物最后离境的口岸及所在地

  D．以上三者均可

24．一般出境货物最迟应在出口报关或装运前（ ）报检。

  A．10天   B．7天   C．5天   D．3天

25．某公司与香港客户签订合同出口一批货物，货物目的港为荷兰阿姆斯特丹，最终销售地为卢森堡。出境货物报检单的"输往国家（地区）"一栏应填写（ ）。

  A．我国香港地区 B．荷兰   C．卢森堡   D．阿姆斯特丹

26．郑州某外贸公司从合肥某生产企业采购一批货物出口，拟由南京水运至上海口岸报关出境。出境货物报检单的"启运地"一栏应填写（ ）。

  A．郑州   B．合肥   C．南京   D．上海

27．报检人申请复验，应在收到检验检疫机构做出的检验结果之日起（ ）日内提出。

  A．10   B．15   C．20   D．30

28．西安某生产企业出口一批货物，拟由汽车运至青岛通关后海运出口，出境货物报检单的"运输工具名称"和"启运地"应分别填写（ ）。

  A．汽车；西安 B．汽车；青岛 C．船舶；西安 D．船舶；青岛

29．某企业向国外某公司购买一批原料，加工为成品后全部返销国外，在办理出口报检手续时，出境货物报检单的"贸易方式"一栏应填写（ ）。

  A．一般贸易   B．外商投资   C．进料加工   D．来料加工

30. 出境货物报检单的"报检日期"一栏应填写（　　　）。

    A. 出境货物检验检疫完毕的日期

    B. 检验检疫机构实际受理报检的日期

    C. 出境货物的发货日期

    D. 报检单的填制日期

31. 以下货物出口时，须由口岸检验检疫机构实施检验检疫的是（　　　）。

    A. 活牛　　　　　　B. 家用电器　　　　　C. 冻鸡肉　　　　　D. 烟花爆竹

二、多项选择题

1. 因合同条款变更，报检人对已签发的单证提出申请更改时，应提供的材料有（　　　）。

    A. 更改申请单　　　　　　　　　　　　B. 在指定报纸上的原单证作废声明

    C. 变更后的合同　　　　　　　　　　　D. 原签发单证

2. 广西某生产企业出口一批货物（检验检疫类别为 P/Q），拟从广州口岸报关出口，以下表述正确的有（　　　）。

    A. 该企业向广西检验检疫机构报检时，应申请签发"货物调离通知单"

    B. 该企业应向广州检验检疫机构申请签发出境货物通关单

    C. 如果出口前改换包装，该批货物应重新报检

    D. 如果出口前变更运输工具，该批货物应重新报检

3. 根据对外贸易具体情况，报检时出境货物报检单的"合同号"一栏可填写（　　　）。

    A. 对外贸易合同号码　　　　　　　　　B. 订单号码

    C. 形式发票号码　　　　　　　　　　　D. 成交确认书号码

4. 已经报检的出入境货物，检验检疫机构尚未实施检验检疫或虽已实施检验检疫但尚未出具单证的，报检人可向受理报检的检验检疫机构提出更改报检信息的申请。根据有关规定，下列情况中不能申请更改报检的有（　　　）。

    A. 尚未实施检验检疫，检验检疫要求更改后与原报检不一致的

    B. 尚未实施检验检疫，品名更改后与原报检不是同一种商品的

    C. 已实施检验检疫但尚未出具单证，品名更改后与原报检不是同一种商品的

    D. 已实施检验检疫但尚未出具单证，检验检疫要求更改后与原报检不一致的

5. 必须在卸货口岸检验检疫机构报检的商品有（　　　）。

    A. 机电产品　　　　　　　　　　　　　B. 易腐烂变质商品

    C. 废旧物品　　　　　　　　　　　　　D. 大宗散装商品

6. 出境货物经检疫合格后，凡有下列情况之一的应重新报检（　　　）。

    A. 超过检验检疫有效期的

    B. 变更输入国家或地区，并有不同检验检疫要求的

    C. 改换包装或重新拼装的

    D. 已撤销报检的

7. 出境货物报检时，一般应提供（　　　）等单证。

    A. 外贸合同　　　B. 厂检结果单　　　C. 出口许可证　　　D. 发票

8. 对出境检验检疫的表述正确的是（　　　）。

    A. 对产地和报关地一致的出境货物，经检验检疫合格的，出具出境货物通关单

  B．出境货物的检验检疫工作程序是先检验检疫，后放行通关

  C．对产地和报关地不一致的出境货物，出具出境货物换证凭单，由报关地检验检疫机构换发出境货物通关单

  D．法定检验检疫的出境货物，在报关时必须提供出入境检验检疫机构签发的出境货物通关单，海关凭报关地出入境检验检疫机构出具的出境货物通关单验放

9．出口食品的报检提供的单据有（   ）。

  A．出境货物报检单

  B．发票、装箱单

  C．出口食品需提供生产企业（包括加工厂、冷库、仓库）的卫生注册或登记号码

  D．预包装食品应提供"标签审核受理证明"

10．下列哪些货物必须在卸货口岸或入境口岸实施检疫（   ）。

  A．从美国进口的一批奶牛

  B．从欧盟进口的一批电子元件

  C．从非洲莫桑比克进口的一批仙人掌种苗

  D．从印度进口的一批小麦（印度属于小麦矮腥黑穗病疫区）

11．某企业报检一批出口玩具，并于9月10日领取了出境货物通关单。以下情况中，企业须重新报检的有（   ）。

  A．该企业于11月20日持上述出境货物通关单办理报关手续

  B．应客户的要求，在出口前更换了纸箱

  C．临时更改出口口岸

  D．临时减少出口数量

12．出境货物经检疫合格后，凡有下列情况之一的不能更改的有（   ）。

  A．超过检验检疫有效期的

  B．变更输入国家或地区，并有不同检验检疫要求的

  C．改换包装或重新拼装的

  D．已撤销报检的

13．对出口水果，下列正确的说法是（   ）。

  A．应在包装厂所在地检验检疫机构报检

  B．注册果园不在本辖区的，不予受理报检

  C．对来自非注册果园、包装厂的水果，要提供产地供货证明

  D．出境水果来源不清楚的，不受理报检

14．以下关于市场采购货物出口报检的要求，正确的有（   ）。

  A．市场采购出口货物的报检和检验检疫工作在货物产地进行

  B．市场采购出口货物的报检和检验检疫工作在货物采购地进行

  C．报检需提供正式的出口发票

  D．实施许可证管理的商品，不得以市场采购的形式出口

15．某日用化工品进出口公司2007年12月向美国出口一批H.S.编码为33030000的香水，报检时，下列资料不需要的有（   ）。

  A．生产企业卫生注册证   B．进出口化妆品标签审核证书

  C．安全性评价资料   D．卫生许可证

16．向韩国出口家庭用微波炉（检验检疫类别为 L.M/N），报检时须提交（　　　）。

    A．出口产品质量许可证　　　　　　　　B．厂检结果单

    C．有关型式试验的证明文件　　　　　　D．强制性产品认证证书

17．出口食品包装检验监管的范围包括对出口食品包装的（　　　）等生产经营活动的检验检疫和监管。

    A．生产　　　　　　　B．加工　　　　　C．贮存　　　　　D．销售

18．实施卫生注册登记制度的生产出境动物产品的企业包括（　　　）。

    A．屠宰厂　　　　　　B．冷库　　　　　C．仓库　　　　　D．加工厂

19．实施出口质量许可准入制度的出口生产企业类别是（　　　）。

    A．木制品生产企业　　　　　　　　　　B．玻璃家具生产企业

    C．钢铁家具生产企业　　　　　　　　　D．木制家具生产企业

20．某公司向日本出口一批观赏鱼，报检时应提供的单据包括（　　　）。

    A．动物检疫证书　B．无木质包装证明　C．养殖场供货证明　D．合同、发票

21．某公司 2008 年 4 月向新加坡出口一批速冻水饺，报检时应提供（　　　）。

    A．生产企业卫生注册证　　　　　　　　B．进出口食品标签审核证书

    C．出入境食品包装及材料检验检结果单　D．生产企业卫生登记证

22．关于 ATA 单证册项下货物的报检，下列表述正确的是（　　　）。

    A．ATA 单证册持证人可以将 ATA 单证册作为报检证明文件

    B．ATA 单证册项下货物免于 3C 认证

    C．ATA 单证册项下货物免于品质检验

    D．ATA 单证册项下货物涉及动植物检疫的，无需报检

23．下列属于检验检疫报检范围内的动物产品的是（　　　）。

    A．貂皮　　　　　　B．猪肉　　　　　　C．鸡血清　　　　　D．羊胚胎

24．首次出口的化妆品必须提供（　　　）以供检验检疫机构备案。

    A．生产、卫生许可证　　　　　　　　　B．进出口化妆品标签审核证书

    C．安全性评价资料　　　　　　　　　　D．产品成分表

25．下列货物或物品需要向检验检疫机构报检的有（　　　）。

    A．出口到日本的 30t 菠菜

    B．参加法国农业博览会的 100g 优良大豆样品

    C．通过快递方式向日本出口的 5g 种子

    D．供应我国香港地区的 10t 蔬菜

26．下列商品中，不得在市场上采购出口的有（　　　）。

    A．速冻点心　　　　B．运动鞋　　　　C．烟花　　　　　D．打火机

27．报检出口打火机、点火枪类商品时提供的单证包括（　　　）。

    A．生产企业自我声明　　　　　　　　　B．生产企业登记证

    C．工商营业执照　　　　　　　　　　　D．型式试验报告

28．出境货物运输包装使用鉴定结果单具有以下用途（　　　）。

    A．外贸经营部门凭检验检疫机构出具的使用鉴定结果单验收危险货物

    B．是向港务部门办理出口装运手续的有效证件

    C．对同一批号、分批出口的危险货物运输包装容器在使用鉴定结果单有效期内，

可凭该结果单在出口所在地检验检疫机构办理分证手续

    D．危险货物生产企业凭此包装危险货物出境

29．湖南某玩具厂向美国出口一批油漆智力玩具，货物从深圳口岸出境。该玩具厂向湖南检验检疫局报检时应提供的单证有（　　　　　）。

    A．符合性声明　　　　　　　　　　　　B．出口玩具质量许可证

    C．出境货物换证凭单　　　　　　　　　D．油漆的检测合格报告

30．出境野生捕捞水生动物的，应提供的资料包括（　　　　　）。

    A．捕捞许可证　　　　　　　　　　　　B．注册登记证

    C．捕捞渔船与出口企业的供货协议　　　D．捕捞船舶登记证

三、判断题

1．检验检疫机构对预报检的出境货物实施检验检疫，合格的签发出境货物换证凭单，不合格的签发出境货物不合格通知单。（　　）

2．出境货物报检单的"货物名称"一栏应按合同、信用证上所列货物名称填写。（　　）

3．出境货物报检单的"发货人"一栏应填写外贸合同中的买方或信用证开证人。（　　）

4．自理报检单位在办理出口报检业务时，出境货物报检单的"发货人"可与"报检单位"不一致。（　　）

5．已实施检验检疫的出境货物，由于客观原因不能履行合同的，报检人应向检验检疫机构申请办理撤销报检手续。（　　）

6．报检人办理报检手续后需更改报检内容的，均应填写"更改申请书"。（　　）

7．填写报检单时，报检单位应加盖单位公章，所列各项内容必须填写完整、清晰、不得涂改。"标记及号码"一栏应填写实际货物运输包装上的标记，如果无标记，应填写N/M。（　　）

8．报检单上填写的H.S.编码应与当年海关公布的商品税则中的编码一致。（　　）

9．出口易腐烂变质的商品，可以申请预报检。（　　）

10．对于已签发检验检疫单证的出境货物，改换包装或重新拼装后不必重新报检。（　　）

11．填写出境货物报检单时，"数/重量"应按合同所列的数/重量填写。（　　）

12．填写出境货物报检单时，均应填明生产单位注册号。（　　）

13．新鲜蔬菜集中种植，分批出口，为了方便对外贸易，可以办理"预报检"。（　　）

14．某出口公司在广州某鞋类批发市场批发10 000双运动鞋出口到美国，报检时应提供该公司的正式出口发票。（　　）

15．需隔离检疫的出境动物，应在出境前60天预报检，隔离前7天报检。（　　）

16．用作展出、援助、交换、赠送等的非贸易性出境植物产品无需办理报检手续。（　　）

17．新鲜蔬菜集中种植，分批出口，为了方便对外贸易，可以办理"预报检"手续。（　　）

18．某出口公司从广州出口一批产自陕西一注册登记苹果园的优质苹果，应向广州检验检疫局提供陕西检验检疫机构出具的产地供货证明。　　　　　　（　　　）

19．对市场采购货物的检验应在采购地实施检验。　　　　　　　　　（　　　）

20．出口的动物产品必须产自经检验检疫机构注册登记的生产企业。　（　　　）

21．生产烟花爆竹的企业，在申请出口烟花爆竹的检验时，应向检验检疫机构提交出口烟花爆竹生产企业声明，对出口烟花爆竹的质量和安全做出承诺。　（　　　）

22．检验检疫机构对获得出口玩具质量许可证企业出口的玩具实行验证管理。

（　　　）

23．某生产企业专业生产干电池出口南美和非洲市场，2008年10月将生产同等型号和规格的5号电池，分别出口至阿根廷和南非，该公司应对该型号的电池向检验检疫机构统一办理出口电池备案手续，取得进出口电池产品备案书后，方可报检。　（　　　）

24．报检出口食品或食品添加剂，应提供进出口食品标签审核证书。　（　　　）

25．对出口小家电产品实行凭证报检，这里所说的证是指出口小家电产型式试验确认书或型式试验报告，由各直属检验检疫局认可的实验室检测合格后签发。　（　　　）

26．所有出口的动物产品都必须来自经检验检疫机构备案的生产加工企业。（　　　）

四、案例思考

1．我国A公司和美国B公司签订了我国向其出口9 000箱茶叶的合同，对方如期开来信用证。由于我方业务员疏忽没有注意到合同和信用证中均要求卖方提供两份正本检验检疫证书，而一般情况下检验检疫机构只签发一份。在这种情况下我方应该怎么处理？

2．某年11月3日，我国辽宁省A公司和加拿大B公司以FOB术语签订了一份出口3 000t大豆的合同，B公司于12月1日以加拿大D银行为开证行开出了以A公司为受益人的信用证，信用证有效期为一个月。A公司接到信用证后开始备货、准备各项单据，12月4日取得了由检验检疫部门签发的出境货物通关单以及各项随附单据，但在此时B公司迟迟没有派船来接运货物，经A公司的反复催促，B公司于12月26日派来船只接运货物。在A公司报关时海关能否以A公司的出境货物通关单有效期超过21天而不予通关？

项目三　办理入境货物报检业务

　　项目背景：根据《中华人民共和国进出口商品检验法》及其实施条例、《中华人民共和国进出境动植物检疫法》及其实施条例、《中华人民共和国国境卫生检疫法》及其实施细则、《中华人民共和国食品卫生法》等有关法律、行政法规的规定，法定检验检疫的进出口货物的货主或其代理人应当在检验检疫机构规定的时间和地点向报关地出入境检验检疫机构报检，未经检验检疫的不准销售、使用。来自疫区或者有可能传播传染病的货物，未经检疫不得入境。对输入的动植物、动植物产品及其他检疫物，未经检验检疫机构检疫同意，不准卸离运输工具。

　　根据《中华人民共和国进出口商品检验法》的规定，必须经商检机构检验的进口商品的收货人或者代理人，应当在商检机构规定的地点和期限内，向报关地商检机构报检，接受商检机构对进口商品的检验，商检机构应当在国家商检部门统一规定的期限内检验完毕，并出具检验单证，海关凭商检机构签发的货物通关证明验放。对入境货物，我国实施"先报检，后报关"的检验检疫通关制度。

　　在入境货物报检工作中，由于货物的属性不同，检验检疫的标准和监督管理要求不尽相同。结合检验检疫工作的需要，针对不同的入境货物，检验检疫机构在报检环节提出了不同的要求，做出了相应的规定。这些要求规定主要体现在入境货物的报检范围、报检时间、地点、报检时应提供的单证，以及检验检疫机构出具的单证及其他相关要求等。作为报检员，张庭要清楚这些规定和要求，熟练地完成不同入境货物的报检。

　　知识目标：掌握一般入境货物与特殊入境货物的报检要求；掌握入境货物报检单的填制规范；明确入境货物报检的范围，熟悉入境货物报检的分类。

　　能力目标：能够准确填制各类货物的报检单；能够准备各类入境货物的报检随附单据；能够按时申领检验检疫机构出具的各类单证；能按规定完成不同入境货物的报检。

　　任务分解：

　　任务一　办理一般入境货物的报检

　　任务二　办理入境动植物及动植物产品的报检

　　任务三　办理入境食品、乳品、化妆品报检

　　任务四　办理入境玩具、机动车辆、其他机电产品报检

　　任务五　办理入境石材、涂料、入境可用作原料的废物报检

　　任务六　办理入境危险化学品、来自疫区货物、特殊物品的报检

　　任务七　办理入境展览品的报检、办理鉴定业务的报检

任务一　办理一般入境货物的报检

宁波鄞州区某公司从国外进口一批货物，从上海洋山港入境，在上海洋山海关办理了调离手续。洋山出入境检验检疫局出具的入境货物调离通知单上写明该批货物应在调往的目的地——鄞州出入境检验检疫局报检，同时明确规定该批货物未经检验检疫不得销售和使用。货物抵达鄞州后，货主在未经检验检疫的情况下，私自开箱并启用了该批货物。为此，鄞州出入境检验检疫局对货主进行了行政处罚。

张庭的实习指导教师请张庭根据上述案例，思考一般入境货物报检的要求，完成下列学习任务：

（1）掌握入境货物报检的分类；

（2）明确入境货物报检的时间和地点；

（3）明确入境货物报检应提供的单据；

（4）理解入境货物报检单的填制要求。

一、入境货物报检分类

入境货物的报检方式通常分为三类，即进境一般报检、进境流向报检、异地施检报检。

1．进境一般报检

进境一般报检是指法定检验检疫入境货物的货主或其代理人，持有关单证向报关地检验检疫机构申请对入境货物进行检验检疫，以获得入境货物通关放行凭证，并取得入境货物销售、使用合法凭证的报检。对进境一般报检业务而言，签发入境货物通关单（编号2-1-1）（三联）和对货物进行检验检疫都由报关地检验检疫机构完成，货主或其代理人办理完通关手续后，应主动与检验检疫机构联系落实检验工作。

2．进境流向报检

进境流向报检亦称口岸清关异地进行检验检疫的报检，指法定入境检验检疫货物的收货人或其代理人持有关单证在卸货口岸向口岸检验检疫机构报检，由口岸检验检疫机构进行必要的检疫处理后获取入境货物通关单（编号 2-1-2）（三联），货物通关并调往目的地后，货主或其代理人再向目的地检验检疫机构申报，由目的地检验检疫机构进行检验检疫的报检。申请进境流向报检货物的通关地与目的地属于不同辖区。

3．异地施检报检

异地施检报检是指已在口岸完成进境流向报检，货物到达目的地后，该批进境货物的货主或其代理在规定的时间（海关放行后 20 日）内，向目的地检验检疫机构申请进行检验检疫的报检。

异地施检报检是入境流向报检货物到达目的地后，入境货物货主或其代理人对同一批货物向目的地检验检疫机构的二次申报，主要目的是申请检验检疫，以获得合法的销售、使用凭证。因进境流向报检时，只在口岸对装运货物的运输工具和外包装进行了必要的检疫处理，并未对整批货物进行检验检疫，只有当检验检疫机构对货物实施了具体的检验、检疫，确认其符合有关检验检疫要求及合同、信用证的规定，货主才能获得相应的准许进口货物销售、使用的合法凭证，完成进境货物的检验检疫工作。异地施检报检时应提供口岸局签发的入境货物调离通知单，即入境货物通关单（编号 2-1-2）中的第二联流向联。

对符合直通放行条件的货物，目的地检验检疫机构直接签发入境货物通关单，货主或其代理人凭目的地检验检疫机构签发的入境货物通关单直接向报关地海关办理通关手续。

二、报检的时限和地点

（一）报检的时限

法定检验检疫的入境货物的货主或其代理人，应在入境前或入境时向报关地的出入境检验检疫机构报检。

（1）输入微生物、人体组织、生物制品、血液及其制品或种畜、禽及其精液、胚胎、受精卵的，应当在入境前 30 天报检。

（2）输入其他动物的，应在入境前 15 天报检。

（3）输入植物、种子、种苗及其他繁殖材料的，应在入境前 7 天报检。

（4）入境货物需对外索赔出证的，应在索赔有效期前不少于 20 天内向到货口岸或货物到达地的检验检疫机构报检。

（二）报检的地点

（1）审批许可证等有关证件中规定检验检疫地点的，在规定的地点报检。

（2）大宗散装商品、易腐烂变质商品、可用作原料的固体废物，以及在卸货时发现包装破损、重/数量短缺的商品，以及其他法律法规规定必须在卸货口岸施检的，必须在卸货口岸检验检疫机构报检。

（3）需结合安装调试进行检验的成套设备、机电仪产品以及在口岸开件后难以恢复包装的商品，应在收货人所在地检验检疫机构报检并检验。

（4）其他入境货物，应在入境前或入境时向报关地检验检疫机构报检。

（5）入境的运输工具及人员应在入境前或入境时向入境口岸检验检疫机构申报。

（6）对于符合直通式放行条件的企业，可以根据报关地的选择，在口岸检验检疫机构或者目的地检验检疫机构报检。

三、报检时应提供的单据

（1）进口商品报验时，报验人应提供入境货物报检单，并提供外贸合同、国外发票、提单、装箱单和进口货物到货通知单等有关单证；

（2）申请进口商品品质检验的还应提供国外品质证书，使用说明及有关标准和技术资料，凭样成交的，须加附成交样品；

（3）申请残损鉴定的还应提供理货残损单、铁路商务记录、空运事故记录或海事报告等证明货损情况的有关单证；

（4）申请重（数）量鉴定的还应提供重量明细单、理货清单等；

（5）其他检验检疫机构要求提交的特殊单证可参见后面的章节。

四、入境货物报检单填制要求

入境货物报检单如图 3-1 所示。

中华人民共和国出入境检验检疫
入境货物报检单

报检单位（加盖公章）：　　　　　　　　　　　　　　　*编　　号：＿＿＿＿＿＿

报检单位登记号：　　　　联系人：　　　电话：　　　报检日期：　年　月　日

收货人	（中文）				企业性质（画"√"）		□合资□合作□外资
	（外文）						
发货人	（中文）						
	（外文）						

货物名称（中/外文）	**H.S.**编码	原产国（地区）	数/重量	货物总值	包装种类及数量

运输工具名称号码		合同号	
贸易方式		贸易国别（地区）		提单/运单号	
到货日期		启运国家（地区）		许可证/审批号	
卸毕日期		启运口岸		入境口岸	
索赔有效期至		经停口岸		目的地	
集装箱规格、数量及号码			
合同订立的特殊条款以及其他要求		货物存放地点	
		用途	

随附单据（画"√"或补填）		标记及号码	*外商投资财产（画"√"）	□是□否
□合同	□到货通知		*检验检疫费	
□发票	□装箱单			
□提/运单	□质保书		总金额（人民币元）	
□兽医卫生证书	□理货清单			
□植物检疫证书	□磅码单			
□动物检疫证书	□验收报告		计费人	
□卫生证书	□			
□原产地证	□		收费人	
□许可/审批文件	□			

报检人郑重声明：	领取单证	
1. 本人被授权报检。		
2. 上列填写内容正确属实。	日期	
签名：＿＿＿＿＿＿	签名	

注：有"*"号栏由出入境检验检疫机关填写　　　　　　　◆国家出入境检验检疫局制

[1-1（2000.1.1）]

图 3-1　入境货物报检单

1. 编号

由检验检疫机构报检受理人员填写，前 6 位为检验检疫局机关代码，第 7 位为报检类代码，8、9 位为年代码，第 10 至 15 位为流水号。

2. 报检单位

填写报检单位的中文名称，并加盖单位公章或已向检验检疫机构备案的"报检专用章"。

3. 报检单登记号

填写报检单位在检验检疫机构登记的 10 位数代码。前 4 位数为检验检疫机构代码，第 5 位为企业类别（9 代表代理报检单位，其他代表自理报检单位），后 5 位为流水号。报检单位登记号必须准确填写，在系统中报检单位名称是由登记号自动带出的，如登记号错误，将导致报检单位名称错误。

4. 联系人

填写本批货物报检人员姓名。电话：报检人员的联系电话。联系人和电话是比较容易出现空项的地方，报检员要注意不要出现空项。如果复制以往的单据制单，注意如果报检员和联系电话发生变更，要进行修改。

5. 报检日期

填写检验检疫机构实际受理报检的日期。在日常业务中，许多报检员在填制报检单时，"报检日期"填制的是制单日期或电子数据发送的日期。对于直通式电子报检而言，数据发送的日期一般就是受理报检的日期，但对于非直通式电子报检，受理报检的日期和企业发送数据和制单日期往往不一致，报检员对此加以注意，填写实际受理报检的日期。

6. 收货人

收货人填写要与外贸合同中的收货人一致。对于入境货物，有时会出现贸易商和最终生产加工单位不一致。有的报检员将收货人填制为最终生产加工单位是不符合规定的。另外，在录入电子数据时，需同时录入收货人的备案登记号。

7. 发货人

发货人填写与外贸合同中的发货人一致。由于入境货物的发货人一般为国外公司，许多公司没有相对应的中文名称，因此发货人中文一栏可填写"***"。

8. 货物名称（中/外文）

填写本批货物的品名和规格，应与进口合同、发票所列一致，货物名称应能反映货物的具体特征，不得填写笼统的名称或与客户预定的代码。如为废旧货物应注明。另外有的报检员直接使用 H.S.编码对应的品名，在多数情况下 H.S.编码对应的品名过于笼统，是不符合填制要求的。如：某公司报检一批食品，H.S.编码为 2106909090，品名对应的"其他编号未列名的食品"，就是不符合填制要求的，必须清楚地写明具体的食品名称。

9. H.S.编码

填写所报检货物的 8 位税则号列，以及第 9、第 10 位附加编号，共 10 位编号。H.S.编码应与报关时申报的编码一致。填制 H.S.编码时，应注意编码的新旧问题，一般每年年初海关会对部分编码进行一次较大的调整，之后还可能对个别编码进行调整，在填制报检单时，如果填制了旧编码，将会造成电子通关数据在通关单联网检查时无法在海关正常申报。

10. **原产国（地区）**

本批货物生产、开采或加工制造的国家或地区。对经过几个国家或地区加工制造的货物，以最后一个对货物进行实质性加工的国家或地区作为该货物的原产国。填写时，应按照"国别代码表"选择填报相应的国家（地区）中文名称。同一批货物原产国不同的，应当分别填报原产国（地区）。退运货物原产国填制为"中国"。在保税区（含保税港、监管仓库）或加工区进行了实质性加工的货物出区输往国内时，原产国填制为"中国"。

11. **数/重量**

以商品编码分类中法定计量单位为准，并应注明数/重量单位。重量一般填写净重。填制数/重量时，对于 H.S.编码对应的第一计量单位必须填写，且不得对计量单位进行修改，H.S.编码为 6201121000，1 000 件/500kg。该编码第一计量单位为"件"，填报时必须填制数量：1 000 件。而且数量单位必须为件，不得录入为"套""条"等数量单位。填制数量后，可以同时填制第二计量单位"重量"500kg。由于该编码的第一计量单位为"件"，因此不能只填重量不填数量。某些货物计量单位只有一项，只需填一项，比如报检一批冻鱼片，H.S.编码为 0304299090，其对应的计量单位为"kg"，报检时按规范只填重量，无需再填数量。

12. **货物总值**

入境货物实际成交的货物价格，应与合同、发票所列的货物总值和币种填写。非贸易性进口货物等没有合同、发票情况的，按报关价填报。

13. **包装种类及数量**

填写进口货物实际外包装的种类及数量，并注明包装的材质。如包装为木箱，必须填制"木箱"，不能填制为"箱"。对于申报系统中无法选择相应的包装种类的，应选填"其他"，并填写具体的包装种类。

14. **运输工具名称号码**

填写运输工具的名称和号码，与提（运）单所列一致。转船运输的，一般填写最终航程运输工具的名称和号码。

15. **合同号**

对外贸易合同、订单或形式发票的号码。特殊情况无合同的，应注明原因，如"长期客户无合同"。

16. **贸易方式**

该批货物进口的贸易方式，根据实际情况，选填一般贸易、来料加工、进料加工、易货贸易、补偿贸易、边境贸易、无偿贸易等。贸易方式直接与计费的优惠税率关联，录入时一定要选择正确的贸易方式。

17. **贸易国别（地区）**

合同卖方所在的国家（地区）。

18. **提单/运单号**

货物海运提单号或空运单号或铁路运单号。该号码必须与运输部门载货清单所列内容一致（包括数码、英文大小写、符号、空格等）。转船运输的，一般填写最终航程的提运单号。

19．到货日期

进口货物的运输工具到达进境口岸的日期。日期为 8 位数，如 20150120。

20．启运国家（地区）

启运国是指进口货物起始发出直接运抵我国的国家或地区，或者在运输中转国（地区）未发生任何商业性交易的情况下运抵我国的国家或地区。填报时应按照"国别（地区）代码表"选择相应国别（地区）的中文名称。对发生运输中转的货物，如果中转地未发生商业性交易，则"启运国"不变；如果中转地发生商业性交易，则以中转地为"启运国"。从中国境内保税区、出口加工区入境的，填制"保税区"或"出口加工区"。如填制"中国"则会造成通关单联网核查数据对比不成功。

21．许可证/审批号

需办理进境许可证或审批的货物应填写有关许可证号或审批号，如：需办理检疫审批手续的进境动植物产品，此栏中应填写已取得进境动植物检疫许可证或农业、林业部门的检疫审批单的号码。

22．卸毕日期

货物在口岸的卸毕日期。企业通过申报系统填制报检单及发送电子数据时，系统默认显示的日期是当前日期。企业应根据实际情况填制本批货物在口岸准确的卸毕日期。

23．启运口岸

本批货物的交通工具起始发出直接运抵我国的口岸。填报时应按照"国别（地区）代码表"选择相应国别（地区）的中文名称。货物从内陆国家经陆运至他国海港口岸装船出运的，按第一海港口岸填报。如货物从瑞士陆运至荷兰鹿特丹，从鹿特丹装船至新加坡转船运至国内口岸，则填报中"启运口岸"应填报"鹿特丹"。从中国境内保税区、出口加工区入境的，填制"保税区"或"出口加工区"。

24．入境口岸

本批货物实际进入我国国境的口岸。填写本批货物从运输工具卸离的第一个境内口岸。填写时要准确选择口岸检验检疫机构的名称及代码。

25．索赔有效期至

对外贸易合同中约定的索赔期限。如合同中未约定索赔有效期的，应注明"无索赔期限"。

26．经停口岸

货物随运输工具离开第一个境外口岸后，在抵达中国入境口岸之前所抵靠的发生货物（含集装箱）装卸的境外口岸。"经停口岸"应根据"国别（地区）代码表"选择填报相应的中文名称，在抵达中国入境口岸前未停经有关口岸的，此栏可填"＊＊＊"。

27．目的地

进境货物在我国国内的消费、使用地区或最终抵达的地点。填报时，一般要具体到县市行政区名称。对于统一县市行政区内有超过一个检验检疫机构的，应根据当地检验检疫机构的要求对目的地进行进一步细化。

28．集装箱规格、数量及号码

货物若以集装箱运输应填写集装箱的规格、数量及号码。数据应与提运单一致。

29．合同订立的特殊条款以及其他要求

在合同中订立的有关质量、卫生等条款或报检单位对本批货物检验检疫、出证等工作的特殊要求。

30．货物存放地点

准确填写货物进境后拟存放的地点，以便检验检疫机构顺利验货。

31．用途

进境货物在境内的实际应用范围。根据实际情况，按照"用途代码表"选择：种用或繁殖、食用、奶用、观赏或演艺、伴侣动物、实验、药用、饲用、介质土、食品包装材料、食品加工设备、食品添加剂、食品容器、食品洗涤剂、食品消毒剂、其他。对于选择"其他"，应在报检单中手填具体的内容。

32．随附单据

根据实际向检验检疫机构提供的单据，在随附单据种类前画"√"或补填。

33．标记及号码

本批货物的标记号码中，除了图形以外的所有文字和数字，应与合同、发票等有关外贸单据保持一致。若没有标记号码则填"N/M"。

34．外商投资财产

确认进口的设备是否属于外商投资财产，由检验检疫机构报检受理人员填写，但企业通过申报系统填制报检单及发送电子数据时，可在此选项中填写"是"或者"否"。由于检验检疫机构不再进行强制性价值鉴定工作，因此，企业在填制报检单时，均应选择"否"。

35．报检人郑重声明

报检员申报此批货物的确认。该栏由持有报检员证的报检人员手签，不得打印。

36．检验检疫费

本批货物进行检验检疫应收取的费用。由检验检疫机构计费人员核定费用后填写。

37．领取单证

报检人在领取检验检疫机构出具的有关检验检疫单证时填写领证日期及领证人姓名。

任务二　办理入境动植物及动植物产品的报检

任 务 导 入

中国暂停进口美国生猪

北京时间 2014 年 4 月 5 日凌晨消息，据美国农业部及畜牧业官员称，中国政府已对美国生猪进口实施了更加严格的限制性措施，原因是担心一种致命的猪病毒会传入国内。

目前，中国是全球最大的猪肉消费国。中国方面已向美国政府提出要求，敦促后者进行检疫并提供相关证明，以确认进口生猪并未感染猪流行性腹泻（PED）病毒。据业内相关人士预测，自 2013 年春天首次被发现以来，这一病毒现已扩散至美国的近 30 个州，导致成千上万的猪崽死亡。

在美国面向中国的猪肉相关出口贸易中，生猪所占比例相对较小。据美国农业部公布的数据显示，中国 2013 年从美国购买了 1.4 万只生猪，总价值为 2 000 万美元。与此相比，根据行业组织美国肉类出口联合会（U.S. Meat Export Federation）统计的数据，2013 年美国出口商向中国出口的新鲜猪肉总价值为 7.035 亿美元。

美国农业部下属动植物健康检疫局（APHIS）的一名发言人称，该局"有能力也乐于"遵循中国政府出台的生猪检疫和认证新规。但他表示，美国政府也将"继续与中国方面合作"，尝试取消这项规定。

美国的一些家畜出口商表示，中国已停止为来自美国的生猪颁发许可证，直到美国农业部实施检疫和认证程序时为止。驻华盛顿中国大使馆的代表尚未就相关政策置评。

据科学家称，这一病毒与 2012 年在中国发现的一种病毒密切相关，仅对猪崽有致死威胁，不会危及人类健康或食品安全。美国家畜出口协会（Livestock Exporters Association of the USA）的代表杰·特鲁特（Jay Truitt）称，一般来说，从美国出口到中国的生猪都是种畜，有助于为中国的商业猪肉行业提供猪肉来源。

美国密苏里州家畜出口商 Clayton Agri-Marketing 的总裁托尼·克雷顿（Tony Clayton）表示，他在周三获悉中国政府已停止为生猪进口颁发许可证，并称其已经开始针对上述病毒展开检疫工作。他说道："猪流行性腹泻是一个动物健康问题，我们大家都在尝试解决这个问题。"

克雷顿表示，中国及其他进口国已经要求他的公司就普通的猪疾病进行检疫。根据要求，一旦生猪进入中国，则需在隔离区内停留 45 天时间，以便进行额外的检疫。

从这则案例可以看出，为保护人类健康和安全、保护动植物的生命健康、保护环境，我国对动植物进口有严格规定，货主或其代理人在取得动植物检疫许可证后，才能签订相应动植物及其产品的进口合同。

张庭实习的这家公司，要办理一批动植物及其产品的进境报检，为顺利完成这项任务，其实习指导老师请他结合上述案例，认真思考下列问题，完成进境动植物及其产品报检的学习任务：

（1）进境动植物及其产品的报检范围是什么？

（2）如何确定进境动植物及其产品的报检时间、地点和进行单据准备？

（3）进境动植物及其产品的报检有哪些检疫审批及其他检疫规定和要求？

一、入境动物及动物产品报检

动物检疫的目的和任务如下：保障农、林、牧、渔业的生产；促进经济贸易的发展；保护人民身体健康。

（一）报检范围

根据《动植物检疫法》有关规定，入境的动物、动物产品及其他检疫物须接受检验检疫。其中"动物"是指饲养、野生的活动物；"动物产品"指来源于动物未经加工或者虽经加工但仍有可能传播疫病的产品；"其他检疫物"是指动物疫苗、血清、诊断液、动物性废弃物等。

（二）动物及动物遗传物质报检要求

动物遗传物质是指哺乳动物精液、胚胎和卵细胞。

1. 检疫审批

（1）输入动物、动物产品、植物种子、种苗及其他繁殖材料的必须事先办理检疫审批手续。

（2）进口商在对外签署合同或协议前到检验检疫机构办理检疫审批手续，取得准许入境的中华人民共和国进境动植物检疫许可证（以下简称进境动植物检疫许可证）后再进口。

（3）并且应当在合同或者协议中订明中国法定的检疫要求，订明必须附有输出国家或者地区政府动植物检疫机构出具的检疫证书。

2. 报检要求

（1）报检时限和地点

1）时限：输入种畜、禽及其精液、胚胎的，货主或其代理人应在入境 30 日前报检；输入其他动物的，则应在入境 15 日前报检。

2）地点：输入动物及动物遗传物质，应当按照指定的口岸进境。

① 输入动物、动物产品和其他检疫物，向入境口岸检验检疫机构报检，由口岸检验检疫机构实施检疫；

② 入境后需办理转关手续的检疫物，除活动物和来自动植物疫情流行国家或地区的检疫物由入境口岸检疫外，其他均应分别向入境口岸检验检疫机构报检和指运地检验检疫机构申报，货主或代理人向目的地检验检疫机构申报检疫时，应提供相关单证的复印件和进境口岸检验检疫机构签发的入境货物通关单。

（2）报检时应提供的单证

货主或其代理人在办理进境报检手续时，除填写入境货物报检单并提供外贸合同、发票、装箱单、海运提单或空运单外，还需按检疫要求出具下列有关单证：

① 原产地证；

② 输出国家或地区官方出具的检疫证书正本；

③ 中华人民共和国进境动植物检疫许可证正本（分批进口的还需提供许可证复印件进行核销）；

④ 输入活动物的应提供隔离场使用证；

⑤ 输入动物遗传物质的应提供经所在地直属检验检疫局批准并出具的使用单位备案证明书。

无输出国家或者地区官方机构出具的有效检疫证书，或者未依法办理检疫审批手续的，检验检疫机构根据具体情况，做退回或销毁处理。

3. 其他检验检疫规定和要求

（1）境外产地预检

输入活动物及动物遗传物质的，国家质检总局根据有关的要求确定是否需要进行境外产地检疫。需要进行境外检疫的要在进口合同中加以明确。国家质检总局派出的兽医与输出国的官方兽医共同制订检疫计划，挑选动物，进行农场检疫、隔离检疫和安排动物运输环节的防疫。

（2）隔离检疫

① 进口种用/观赏用水生动物、畜、禽以及国家质检总局批准入境的其他动物，须在临时隔离场实施隔离检疫的，申请单位应在办理检疫审批初审前，向检验检疫机构申请隔离场使用证。

② 入境种用大中动物应当在国家隔离场隔离检疫，当国家隔离场不能满足需求，需要在指定隔离场隔离检疫时，应当报经国家质检总局批准。入境种用大中动物之外的其他动物应当在国家隔离场或者指定隔离场隔离检疫。

③ 入境种用大中动物隔离检疫期为 45 天，其他动物隔离检疫期为 30 天。需要延长或者缩短隔离检疫期的，应当报国家质检总局批准。

（3）注册登记

① 输入我国的水生动物，必须来自输出国家或者地区官方注册的养殖场。

② 输入动物遗传物质的，输出国家或地区的国外生产单位须经检验检疫机构检疫注册登记。输入动物遗传物质的使用单位应当到所在地直属检验检疫局备案。

（4）检疫放行和处理

经现场查验合格的，允许卸离运输工具，对运输工具、外表包装、被污染场地等进行防疫消毒处理并签发入境货物通关单，将货物运往指定存放场所后进一步实施隔离检疫和实验室检验。

经检验检疫合格的，签发入境货物检验检疫证明，准予转移、销售、使用；经检验检疫不合格的，签发检验检疫处理通知书，在检验检疫机构的监督下，做退回、销毁或者无害化处理。

（5）其他要求

水生动物输往我国之前，必须在输出国家或者地区官方机构认可的场地进行不少于 14 天的隔离养殖。输往我国的水生动物在隔离检疫期间，不得与其他野生或者养殖的水生动物接触。

输往中国的水生动物的包装必须是全新的或者经过消毒，符合国家卫生检疫要求。并能防渗漏。外包装应当标明养殖场注册编号、水生动物品种和数（重）量；内包装袋透明，便于检查。

（三）入境肉类产品及水产品报检要求

1. 检疫审批

（1）国家质检总局对入境肉类产品实行检疫审批制度。货主或者其代理人应当在贸易合同签订前办理检疫审批手续，取得进境动植物检疫许可证。未取得进境动植物检疫许可证的，不得进口。

（2）国家质检总局对输入安全卫生风险较高的两栖类、爬行类、水生哺乳类动物以及其他养殖水产品等实行检疫审批制度。上述产品的货主或者其代理人应当在贸易合同签订前办理检疫审批手续，取得进境动植物检疫许可证。未取得进境动植物检疫许可证的，不得进口。

2．报检要求

（1）报检时限和地点。进境肉类产品及水产品只能从国家质检总局指定的口岸进境。

① 时间：货主或其代理人应在货物入境前或入境时向口岸检验检疫机构报检，约定检疫时间。

② 地点：入境后需调离入境口岸办理转关手续的，货主或其代理人应向口岸检验检疫机构报检，到达指运地时，应当向指运地检验检疫机构申报并实施检疫。

（2）报检时应提供的单证。货主或其代理人在办理进境报检手续时，除填写入境货物报检单，还需按检疫要求出具下列有关单证：

① 外贸合同、发票、装箱单、海运提单或空运单、原产地证。

② 输出国家或地区官方出具的检疫证书（正本）。

③ 中华人民共和国进境动植物检疫许可证。

④ 经我国港澳地区中转的肉类产品，必须加验国家质检总局指定检验检疫机构签发的检验证书正本。没有检验检疫机构的检验证书正本，不得受理报检。

⑤ 对列入《进口食品境外生产企业注册实施目录》的水产品，报检时还应当提供注册编号。

3．其他检验检疫规定和要求

（1）境外产地预检。国家质检总局根据需要可以派员到输出国家或者地区进行产地预检。

（2）中转进口预检。经我国港澳地区中转进口的肉类产品，货主或其代理人须向经国家质检总局指定的检验检疫机构申请中转预检。指定检验检疫机构要严格按照总局的要求，预检后施加新的封识并出具证书，入境口岸检验检疫机构凭指定检验检疫机构的证书接受报检。

（3）注册登记及备案：

① 国家质检总局对向中国出口肉类产品的加工企业实施注册登记制度。未经国家质检总局注册登记的国外加工企业生产的肉类产品不得向中国出口。进境肉类产品的进口单位须经检验检疫机构资格认定，指定的注册存放冷库和加工使用单位须经检验检疫机构注册备案。

② 国家认证认可监督管理部门对列入《进口食品境外生产企业注册实施目录》的水产品，实施国外生产加工企业注册登记制度。

（4）检疫放行和处理。进境肉类产品及水产品经现场口岸查验合格后运往指定的场所存放。经口岸查验、感官检验和实验室检测合格的，出具入境货物检验检疫证明，允许加工、销售和使用。

经检验检疫不合格的，签发检验检疫处理通知书，必要时签发兽医卫生证书，在检验检疫机构的监督下，做退回、销毁或者无害化处理。需要对外索赔的，签发相关证书。

（5）其他要求。

对装运进境肉类产品的集装箱、来自疫区的装运进境水产品的运输工具应当在进境口岸检验检疫机构的监督下实施防疫消毒处理。

未经口岸或指运地检验检疫机构依法施检并出具入境货物检验检疫证明的，不得调出指定注册存放的冷库或存储库。

各直属检验检疫局对辖区内认定资格的进境肉类经营单位、指定的注册存放冷库和加工单位实施年审制度。

（四）入境动物源性饲料及饲料添加剂报检要求

（1）检疫审批：货主或者其代理人应当在贸易合同签订前办理检疫审批手续，取得进境动植物检疫许可证。

（2）货主或者其代理人应当在饲料入境前或者入境时向检验检疫机构报检，报检时应当提供原产地证书、贸易合同、信用证、提单、发票等，并根据对产品的不同要求提供进境动植物检疫许可证、输出国家或者地区检验检疫证书、进口饲料和饲料添加剂产品登记证（复印件）。

（3）其他检验检疫规定和要求：

1）注册登记及备案。①国家质检总局对境外生产企业实施注册登记制度，注册登记证自颁发之日起生效，有效期5年。②检验检疫机构对饲料进口企业实施备案管理。

2）检疫放行和处理。①经检验检疫合格的，签发入境货物检验检疫证明，予以放行。②经检验检疫不合格须做检疫处理的，检验检疫机构签发检验检疫处理通知书，做除害、退回或者销毁处理，经除害处理合格的准予进境。

3）其他要求。进口饲料包装上应当有中文标签；散装的进口饲料，进口企业应当在检验检疫机构指定的场所包装并加施饲料标签后方可入境；直接调运到检验检疫机构指定的生产、加工企业用于饲料生产的，免予加施标签。进入市场销售的动物源性饲料包装上应注明饲用范围。

（五）其他动物产品及其他检疫物报检要求

其他动物产品是在上述未列明的来源于动物、未经加工或者虽经加工但仍有可能传播疾病的产品，如皮张类、毛类、蜂产品、蛋制品、奶制品、肠衣等。

其他检疫物指动物疫苗、血清、诊断液、动植物性废弃物。

1. 检疫审批

如需要办理检疫审批手续的，应当按照相关规定办理并获得进境动植物检疫许可证后才能报检进口。

以下动物产品无需申请办理检疫审批手续：蓝湿（干）皮、已鞣制皮毛、洗净羽绒、洗净毛、碳化毛、毛条、贝壳类、水产品、蜂产品、蛋制品（不含鲜蛋）、奶制品（鲜奶除外）、熟制肉类产品（如香肠、火腿、肉类罐头、食用高温炼制动物油脂）。

2. 报检要求

货主或其代理人应在货物入境前或入境时向口岸检验检疫机构报检，约定检疫时间。

报检时应当提供原产地证书、输出国家或者地区检验检疫证书、贸易合同、信用证、提单、发票等，并根据产品的不同要求提供进境动植物检疫许可证等。

3. 检疫放行和处理

经检验检疫合格的，签发入境货物检验检疫证明准予放行；

经检验检疫不合格须做检疫处理的，签发检验检疫处理通知书，在检验检疫机构的监督下，做退回、销毁或者无害化处理。

二、入境植物及植物产品的报检

（一）报检范围

根据《动植物检疫法》有关规定，入境的植物、植物产品及其他检疫物须接受检验检疫。

（二）种子、苗木等植物繁殖材料报检要求

1．检疫审批

（1）输入植物繁殖材料的，必须事先办理检疫审批手续，并在贸易合同中列明检疫审批提出的检疫要求。

（2）因科学研究、教学等特殊原因，需从国外引进《中华人民共和国进境植物检疫禁止进境物名录》（以下简称《禁止进境物名录》）植物繁殖材料的，引种单位、个人或其代理人须按照有关规定向国家质检总局申请办理特许检疫审批手续。

（3）引进《禁止进境物名录》以外的种子、种苗和其他植物繁殖材料，货主或其代理人应按照我国引进种子的审批规定，事先向农业部、国家林业局、各省植物保护站、各省林业局等有关部门申请办理"引进种子、苗木检疫审批单"或"引进林木种子、苗木和其他繁殖材料检疫审批单"。

（4）带有土壤或生长介质的还须向国家质检总局办理土壤和生长介质的特许审批。

（5）转基因产品需到农业部申领许可证。

2．报检要求

（1）报检时限和地点

输入植物、种子、种苗及其他繁殖材料的，货主或其代理人应在入境前 7 天持有关资料向检验检疫机构报检，预约检疫时间。

（2）报检应提供的单据

货主或其代理人报检时应填写入境货物报检单并随附合同、发票、提单、"进境动植物检疫许可证"（适用于需国家质检总局特许审批的禁止进境的种子、苗木）或"引进种子、苗木检疫审批单"或"引进林木种子、苗木和其他繁殖材料检疫审批单"及输出国官方植物检疫证书、原产地证等有关文件。

3．其他检验检疫规定和要求

（1）在植物种子、种苗入境前，经检验检疫机构实施现场检疫或处理合格的，签发入境货物通关单。

（2）入境后需要进行隔离检疫的，还要向检验检疫机构申请隔离场或临时隔离场。

（3）从事进境种苗花卉生产经营企业要向所在地检验检疫机构备案。

（4）引种单位、个人或其代理人应在植物繁殖材料进境前 10～15 日，将"进境动植物检疫许可证"或"引进种子、苗木检疫审批单""引进林木种子、苗木和其他繁殖材料

检疫审批单"，送入境口岸直属检验检疫局办理备案手续。

（三）水果、烟叶和茄科蔬菜

1．检疫审批

进口水果、烟叶和茄科蔬菜（主要有番茄、辣椒、茄子等）须在签订合同或协议前提出申请，办理检疫审批手续，取得进境动植物检疫许可证。转基因产品需到农业部申领许可证。

2．报检要求

（1）报检时限和地点

货主或其代理人应在入境前持有关资料向检验检疫机构报检，预约检疫时间。

（2）报检应提供的单据

货主或其代理人报检时应填写入境货物报检单并随附：

① 外贸合同、发票、装箱单、海运提单或空运单、原产地证；

② 中华人民共和国进境动植物检疫许可证；

③ 输出国官方植物检疫证书。

（四）粮食和植物源性饲料报检要求

粮食是指禾谷类、豆类、薯类等粮食作物的籽实及其加工产品。

植物源性饲料是指源于植物或产自于植物的产品经工业化加工、制作的供动物食用的产品及其原料。

1．检疫审批

国家质检总局对入境粮食和饲料实行检疫审批制度。货主或者其代理人应在签订合同前办理检疫审批手续。转基因产品需到农业部申领许可证。

但有些产品无须办理入境检疫审批，无需进行检疫审批的植物产品有：①粮食加工品（大米、面粉、米粉、淀粉等）；②薯类加工品（马铃薯细粉、马铃薯淀粉、冷冻马铃薯条、木薯淀粉等）；③植物源性饲料添加剂；④乳酸菌；⑤酵母菌；⑥陶瓷土粉；⑦植物生长营养液等。

2．报检要求

货主或者其代理人应当在粮食和饲料入境前向入境口岸检验检疫机构报检，报检时应提供如下材料：

（1）入境货物报检单；

（2）合同、发票、提单、原产地证等；

（3）约定的检验方法标准或成交样品及其他有关文件；

（4）进境动植物检疫许可证；

（5）输出国官方植物检疫证书。

3．其他检验检疫规定和要求

（1）经检验检疫合格的，签发入境货物检验检疫证明，准予其入境销售或使用。经检验不合格，且无法进行技术处理，或经技术处理后重新检验仍不合格，检验检疫机构签发检验检疫处理通知书，由货主或者其代理人在检验检疫机构的监督下，做退回或者销毁处理。

（2）对境外饲料的生产企业实施注册登记制度，对饲料进口企业实施备案管理。

（3）进口饲料包装上应当有中文标签；散装的进口饲料，进口企业应当在检验检疫机构指定的场所包装并加施饲料标签后方可入境；直接调运到检验检疫机构指定的生产、加工企业用于饲料生产的，免予加施标签。

（五）其他植物产品报检要求

（1）进口原木须附有输出国家或地区官方检疫部门出具的植物检疫证书。

进口原木带有树皮的应在植物检疫证书中注明除害处理方法、使用药剂、剂量、处理时间和温度；进口原木不带树皮的，应在植物检疫证书中做出声明。

（2）进口干果、干菜、原糖、天然树脂、土产类等，货主或者代理人应当根据这些货物的不同种类进行不同的报检准备。需要办理检疫审批的（如干辣椒等），在货物入境前事先提出申请，办理检疫审批手续，取得许可证。

（六）入境转基因产品

国家质检总局对进境转基因动植物及其产品、微生物及其产品和食品实行申报制度。

1. 进境转基因产品的报检

（1）报检时，应在入境货物报检单的货物名称栏注明是否为转基因产品。

（2）申报为转基因产品的，除按规定提供有关单证外，还应当提供法律法规规定的主管部门签发的农业转基因生物安全证书和农业转基因生物标识审查认可批准文件。

（3）国家对农业转基因生物实行标识制度。输入转基因目录内产品，检验检疫机构核查标识，对符合《农业转基因生物标识审查认可批准文件》的，准予进境；不按规定标识的，重新标识后方可进境；未标识的，不得进境。

（4）对列入实施标识管理的农业转基因生物目录的进境转基因产品：

① 如申报是转基因的，检验检疫机构实施转基因项目的符合性检测。

② 如申报是非转基因的，检验检疫机构进行转基因项目抽查检测。

对实施标识管理的农业转基因生物目录外的动植物及其产品、微生物及其产品和食品实行，检验检疫机构根据实际情况，进行转基因项目抽查检测。

2. 过境转基因产品的报检

要事先向国家质检总局提出过境许可申请，并提交一下资料：

（1）转基因产品过境许可申请表；

（2）输出国或地区有关部门出具的国（境）外已进行相应的研究证明文件或者允许作为相应用途并投放市场的证明文件；

（3）转基因产品的用途说明和拟采取的安全防范措施；

（4）其他相关材料。

国家质检总局自收到申请之日起 20 日内做出答复，对符合要求的，签发转基因过境转移许可证并通知进境口岸检验检疫机构；对不符合要求的，签发不予过境转移许可证，并说明理由。

过境转基因产品进境时,货主或其代理人须持规定的单证和过境转移许可证向进境口岸检验检疫机构申报,并由出境口岸检验检疫机构监督其出境。

对改换原包装及变更过境线路的过境转基因产品,应当按照规定重新办理过境手续。

任务三 办理入境食品、乳品、化妆品报检

任务导入

国家质检总局《关于调整进出口食品、化妆品标签审核制度的公告》(2006 年 44 号公告)规定,所有进出口预包装食品、化妆品在首次进出口时,受理检验检疫机构均需对其中文标签内容是否符合法律法规和标准规定要求以及与质量有关内容的真实性、准确性进行检验。检验分为版面格式检验和标签符合性检测,由受理检验检疫机构进行。

张庭所在的公司欲办理一批食品、乳品、化妆品的报检,他必须完成以下学习任务:

(1)掌握入境食品、乳品、化妆品的报检范围;

(2)明确入境食品、乳品、化妆品的报检要求;

(3)了解入境食品、乳品、化妆品报检的其他检疫规定和要求。

一、入境食品报检

(一)报检范围

入境食品的报检范围包括食品、食品添加剂和食品相关产品。

食品是指各种供人食用或者饮用的成品和原料以及按照传统既是食品又是药品的物品,但不包括以治疗为目的的物品。

食品相关产品是指用于食品的包装材料、容器、洗涤剂、消毒剂和用于食品生产经营的工具、设备。

(二)报检要求

(1)报检时应提供的单据:

1)报检人按规定填写入境货物报检单,并提供合同、发票、装箱单、提(运)单等。

2)动植物源性食品,还应根据产品的不同要求提供相应的动植物检疫许可证、输出国家或者地区出具的检验检疫证书及原产地证书。

3)入境植物油的货主或其代理人在报检时,除提供产品符合我国现行食品安全国家标准的证明文件外,还应在报检单中"合同订立的特殊条款及其他要求"一栏中注明产品境外生产企业的名称。

4)自 2013 年起,入境果汁的货主或其代理人在报检时,应提交果汁所用原料符合《食品安全国家标准 食品中农药最大残留限量》中多菌灵限量要求的证明文件。

5）入境蒸馏酒的货主或其代理人在报检时提交有资质检测机构出具的塑化剂检测报告；如塑化剂检测报告是国外检测机构出具的，还应提交国外检测机构的资质证明。

6）食品添加剂进口企业报检时应当提供如下资料：注明产品用途（食品加工用）的贸易合同，或者贸易合同中买卖双方出具的用途声明（食品加工用）；食品添加剂完整的成分说明；进口企业是经营企业的，应提供加盖进口企业公章的工商营业执照或经营许可证复印件；进口企业是食品生产企业的，应提供加盖进口企业公章的食品生产许可证复印件。需要办理检疫审批的，还要提供进境动植物检疫许可证。

7）预包装食品及食品添加剂报检时，除应按规定提供相应的单证外，还应提供食品标签样张和外文原标签及翻译件。

预包装食品：预先定量包装，或装入容器中，向消费者直接提供的食品。

食品标签：在食品包装容器上或附于食品包装容器上的一切附签、吊牌、文字、图形、符号说明物。

（2）经出入境检验检疫机构检验合格，海关凭出入境检验检疫机构签发的通关证明放行。

（三）其他检验检疫规定和要求

（1）进口的食品、食品添加剂以及食品相关产品应当符合我国食品安全国家标准。

（2）进口的预包装食品及食品添加剂应当有中文标签、中文说明书。标签、说明书应当符合《食品安全法》以及我国其他有关法律、行政法规的规定和食品安全国家标准的要求，载明食品的原产地以及境内代理商的名称、地址、联系方式。没有中文标签、中文说明书或者中文标签、中文说明书不符合规定的，不得入境。

检验检疫机构对食品的标签审核，与进口食品检验检疫结合进行。经审核合格的，在按规定出具的检验证明文件中加注"标签经审核合格"。

食品和食品添加剂的标签、说明书，不得含有虚假、夸大的内容，不得涉及疾病预防、治疗功能。

（3）向我国境内出口食品的出口商或者代理商应当向国家出入境检验检疫部门备案。向我国境内出口食品的境外生产企业应当经国家出境检验检疫部门注册。

知识链接 3-1

办理事项	进口食品进出口商备案指南
办理依据	《中华人民共和国食品安全法》及其实施条例 《进出口食品安全管理办法》（国家质检总局第 144 号令） 《关于发布<进口食品进出口商备案管理规定>及<食品进口记录和销售记录管理规定>的公告》（国家质检总局 2012 年第 55 号公告）
申请条件	1. 进口食品出口商或者代理商备案 （1）出口商或者代理商应当通过备案管理系统（http://ire.eciq.cn）填写并提交备案申请表，提供出口商或者代理商名称、所在国家或者地区、地址、联系人姓名、电话、经营食品种类、填表人姓名、电话等信息，并承诺所提供信息真实有效。出口商或者代理商应当保证在发生紧急情况时可以通过备案信息与相关人员取得联系。 （2）国家质检总局对完整提供备案信息的出口商或者代理商予以备案。备案管理系统生成备案出口商或者代理商名单，并在国家质检总局网站公布。公布名单的信息包括：备案出口商或者代理商名称及所在国家或者地区。 2. 进口食品收货人备案 （1）进口食品收货人，应当向其工商注册登记地检验检疫机构申请备案，并对所提供备案信息的真实性负责。 （2）收货人应当于食品进口前向所在地检验检疫机构申请备案。申请备案须提供以下材料：

（续）

申请条件	1）填制准确完备的收货人备案申请表； 2）工商营业执照、组织机构代码证书、法定代表人身份证明、对外贸易经营者备案登记表等的复印件并交验正本； 3）企业质量安全管理制度； 4）与食品安全相关的组织机构设置、部门职能和岗位职责； 5）拟经营的食品种类、存放地点； 6）2年内曾从事食品进口、加工和销售的，应当提供相关说明（食品品种、数量）； 7）自理报检的，应当提供自理报检单位备案登记证明书复印件并交验正本。 （3）收货人在提供上述纸质文件材料的同时，应当通过备案管理系统填写并提交备案申请表，提供收货人名称、地址、联系人姓名、电话、经营食品种类、填表人姓名、电话以及承诺书等信息。收货人应当保证在发生紧急情况时可以通过备案信息与相关人员取得联系。 （4）检验检疫机构对收货人的备案资料及电子信息核实后，发放备案编号。备案管理系统生成备案收货人名单，并在国家质检总局网站公布。公布名单的信息包括：备案收货人名称、所在地直属出入境检验检疫局名称等。
办理流程	1. 出口商或者代理商备案 （1）出口商或者代理商应当通过备案管理系统（http://ire.eciq.cn）填写并提交备案申请表。 （2）国家质检总局对完整提供备案信息的出口商或者代理商予以备案。备案管理系统生成备案出口商或者代理商名单，并在国家质检总局网站公布。 2. 收货人备案 （1）进口食品收货人，应当于食品进口前向所在地检验检疫机构申请备案。 （2）收货人在提供上述纸质文件材料的同时，应当通过备案管理系统填写并提交备案申请表。收货人应当保证在发生紧急情况时可以通过备案信息与相关人员取得联系。 （3）检验检疫机构对收货人的备案资料及电子信息核实后，发放备案编号。备案管理系统生成备案收货人名单，并在国家质检总局网站公布。

（4）进口食品的收货人，应向其工商注册登记地检验检疫机构部门备案，备案信息在国家质检总局网上公布。

（5）进口商应当建立食品进口和销售记录。保存期不得少于2年。

（6）凡以保健食品名义报检的进口食品必须报国家食品药品监督管理局审批合格取得进口保健食品批准证书后方准进口。

（7）进口尚无食品安全国家标准的食品，或者首次进口食品添加剂新品种、食品相关产品新品种，进口商应当向检验检疫机构提交经国务院卫生行政部门批准颁发的许可文件。检验检疫机构按照国务院卫生行政部门的要求进行检验。

（8）经检验检疫合格的，签发卫生证书准予入境销售、使用；经检验检疫不合格的，签发检验检疫处理通知书，涉及安全卫生、健康、环境保护项目不合格的，由检验检疫机构责令当事人销毁或退货；其他项目不合格的，必须在检验检疫机构监督下进行技术处理，经重新检验合格后，方可销售或使用；不能进行技术处理或者经技术处理后，重新检验仍不合格的，责令其销毁或退货。

（四）进口食品换证

（1）进口食品经营企业在批发、零售进口食品时应持有当地检验检疫机构签发的进口食品卫生证书。

（2）进口食品在口岸检验合格取得卫生证书后再转运内地销售时，持口岸检验检疫机构签发的进口食品卫生证书正本或副本到当地检验检疫机构换取卫生证书。申请换取卫生证书时，填写入境货物报检单，并在报检单"合同订立的特殊条款以及其他要求"一栏中注明需换领证书的份数。

（五）进口食品包装容器、包装材料

（1）食品包装容器、包装材料：是指已经与食品接触或预期会与食品接触的进口食品内包装、销售包装、运输包装及包装材料。国家质检总局对食品包装进口商实施备案管理。对进口食品包装产品实施检验。

（2）作为商品直接进口的与食品接触材料和制品及已盛装进口食品的食品包装，应向到货地口岸检验检疫机构报检。报检时应填写入境货物报检单，随附提单、合同、发票、装箱单等，还应提交出入境食品包装备案书（复印件）。经检验合格出具入境货物检验检疫证明。

（3）盛装进口食品的食品包装，在进口食品报检时列明包装情况。检验检疫机构在对进口食品检验的同时对食品包装进行抽查检验。

（4）对未能提供出入境食品包装备案书的，在检验检疫机构予以受理报检时，进口商可按备案管理规定及时办理相关手续。出入境食品包装备案不是行政许可，对未经备案企业进口或生产的食品包装应实施批批检验检测。

（5）对已列入《法检商品目录》的进口食品包装，如用于盛装出口食品，可凭入境货物检验检疫证明书换发出入境货物包装性能检验结果单，必要时应对安全、卫生项目进行检测。

（6）对未列入《法检商品目录》的进口食品包装，按照非法定检验检疫商品监督抽查管理规定实施抽查检验，如用于盛装出口食品，应按照出口食品包装有关规定办理出入境货物包装性能检验结果单。

二、入境乳品报检

（一）报检范围

入境乳品包括初乳、生乳和乳制品。

初乳是指奶畜产犊后 7 天内的乳。生乳是指从符合中国要求的健康奶畜乳房中挤出的无任何成分改变的常乳。乳制品是指以乳为主要原料加工而成的食品。

（二）备案管理

国家质检总局对向中国输出乳品的境外生产企业实施注册制度。获得注册的境外企业应当在国家质检总局网站公布。检验检疫机构对入境乳品的进口商实施备案管理。

（三）报检要求

1．报检时应提供的单据

（1）报检人按规定填写入境货物报检单，并提供合同、发票、装箱单、提（运）单、产地证书以及输出国家或者地区政府主管部门出具的卫生证书；

（2）需要办理检疫审批手续的入境乳品，还需要提供中华人民共和国检疫许可证；

（3）输入无食品安全国家标准的乳品，应当提供国务院卫生行政部门出具的许可证明文件。

2. 报检时间

货主或代理人应在入境前或入境时向海关报关地检验检疫机构报检。

知识链接 3-2

入境乳品的监督管理

（1）国家质检总局依据中国法律法规规定对向中国出口乳品的国家或者地区的食品安全管理体系和食品安全状况进行评估，并根据进口乳品安全状况及监督管理需要进行回顾性审查。

首次向中国出口乳品的国家或者地区，其政府主管部门应当向国家质检总局提供兽医卫生和公共卫生的法律法规体系、组织机构、兽医服务体系、安全卫生控制体系、残留监控体系、动物疫病的检测监控体系及拟对中国出口的产品种类等资料。

国家质检总局依法组织评估，必要时，可以派专家组到该国家或者地区进行现场调查。经评估风险在可接受范围内的，确定相应的检验检疫要求，包括相关证书和出证要求，允许其符合要求的相关乳品向中国出口。双方可以签署议定书确认检验检疫要求。

（2）国家质检总局对向中国出口乳品的境外食品生产企业（以下简称境外生产企业）实施注册制度，注册工作按照国家质检总局相关规定执行。

境外生产企业应当经出口国家或者地区政府主管部门批准设立，符合出口国家或者地区法律法规相关要求。

境外生产企业应当熟悉并保证其向中国出口的乳品符合中国食品安全国家标准和相关要求，并能够提供中国食品安全国家标准规定项目的检测报告。境外生产企业申请注册时应当明确其拟向中国出口的乳品种类、品牌。

获得注册的境外生产企业应当在国家质检总局网站公布。

（3）向中国出口的乳品，应当附有出口国家或者地区政府主管部门出具的卫生证书。证书应当证明下列内容：

1）乳品原料来自健康动物；

2）乳品经过加工处理不会传带动物疫病；

3）乳品生产企业处于当地政府主管部门的监管之下；

4）乳品是安全的，可供人类食用。

证书应当有出口国家或者地区政府主管部门印章和其授权人签字，目的地应当标明为中华人民共和国。

证书样本应当经国家质检总局确认，并在国家质检总局网站公布。

（4）需要办理检疫审批手续的进口乳品，应当在取得中华人民共和国进境动植物检疫许可证后方可进口。

国家质检总局可以依法调整并公布实施检疫审批的乳品种类。

（5）向中国境内出口乳品的出口商或者代理商应当向国家质检总局备案。申请备案的出口商或者代理商应当按照备案要求提供备案信息，对信息的真实性负责。

备案名单应当在国家质检总局网站公布。

（6）检验检疫机构对进口乳品的进口商实施备案管理。进口商应当有食品安全专业技术人员、管理人员和保证食品安全的规章制度，并按照国家质检总局规定，向其工商注册登记地检验检疫机构申请备案。

（7）进口乳品的进口商或者其代理人，应当持下列材料向海关报关地的检验检疫机构报检：

1）合同、发票、装箱单、提单等必要凭证。

2）符合上述第（3）条规定的卫生证书。

3）首次进口的乳品，应当提供相应食品安全国家标准中列明项目的检测报告。首次进口，指境外生产企业、产品名称、配方、境外出口商、境内进口商等信息完全相同的乳品从同一口岸第一次进口。

4）非首次进口的乳品，应当提供首次进口检测报告的复印件以及国家质检总局要求项目的检测报告。非首次进口检测报告项目由国家质检总局根据乳品风险监测等有关情况确定并在国家质检总局网站公布。

5）进口乳品安全卫生项目（包括致病菌、真菌毒素、污染物、重金属、非法添加物）不合格，再次进口时，应当提供相应食品安全国家标准中列明项目的检测报告；连续5批次未发现安全卫生项目不合格，再次进口时提供相应食品安全国家标准中列明项目的检测报告复印件和国家质检总局要求项目的检测报告。

6）进口预包装乳品的，应当提供原文标签样张、原文标签中文翻译件、中文标签样张等资料。

7）进口需要检疫审批的乳品，应当提供进境动植检疫许可证。

8）进口尚无食品安全国家标准的乳品，应当提供国务院卫生行政部门出具的许可证明文件。

9）涉及有保健功能的，应当提供有关部门出具的许可证明文件。

10）标注获得奖项、荣誉、认证标识等内容的，应当提供经外交途径确认的有关证明文件。

（8）进口乳品的进口商应当保证其进口乳品符合中国食品安全国家标准，并公布其进口乳品的种类、产地、品牌。

进口尚无食品安全国家标准的乳品，应当符合国务院卫生行政部门出具的许可证明文件中的相关要求。

（9）进口乳品的包装和运输工具应当符合安全卫生要求。

（10）进口预包装乳品应当有中文标签、中文说明书，标签、说明书应当符合中国有关法律法规规定和食品安全国家标准。

（11）进口乳品在取得入境货物检验检疫证明前，应当存放在检验检疫机构指定或者认可的监管场所，未经检验检疫机构许可，任何单位和个人不得擅自动用。

（12）检验检疫机构应当按照《中华人民共和国进出口商品检验法》规定的方式对进口乳品实施检验；进口乳品存在动植物疫情疫病传播风险的，应当按照《中华人民共和国进出境动植物检疫法》规定实施检疫。

（13）进口乳品经检验检疫合格，由检验检疫机构出具入境货物检验检疫证明后，方可销售、使用。

进口乳品入境货物检验检疫证明中应当列明产品名称、品牌、出口国家或者地区、规格、数/重量、生产日期或者批号、保质期等信息。

（14）进口乳品经检验检疫不合格的，由检验检疫机构出具不合格证明。涉及安全、健康、环境保护项目不合格的，检验检疫机构责令当事人销毁，或者出具退货处理通知单，由进口商办理退运手续。其他项目不合格的，可以在检验检疫机构监督下进行技术处理，经重新检验合格后，方可销售、使用。

进口乳品销毁或者退运前，进口乳品进口商应当将不合格乳品自行封存，单独存放于检验检疫机构指定或者认可的场所，未经检验检疫机构许可，不得擅自调离。

进口商应当在3个月内完成销毁，并将销毁情况向检验检疫机构报告。

（15）进口乳品的进口商应当建立乳品进口和销售记录制度，如实记录进口乳品的入境货物检验检疫证明编号、名称、规格、数量、生产日期或者批号、保质期、出口商和购货者名称及联系方式、交货日期等内容。记录应当真实，记录保存期限不得少于2年。

检验检疫机构应当对本辖区内进口商的进口和销售记录进行检查。

（16）进口乳品原料全部用于加工后复出口的，检验检疫机构可以按照出口目的国家或者地区的标准或者合同要求实施检验，并在出具的入境货物检验检疫证明上注明"仅供出口加工使用"。

（17）检验检疫机构应当建立进口乳品进口商信誉记录。

检验检疫机构发现不符合法定要求的进口乳品时，可以将不符合法定要求的进口乳品进口商、报检人、代理人列入不良记录名单；对有违法行为并受到处罚的，可以将其列入违法企业名单并对外公布。

三、入境化妆品报检

（一）报检范围

化妆品指以涂、擦、散布于人体表面任何部位（皮肤、毛发、指甲、口唇等）或口腔黏膜，以达到清洁、护肤、美容和修饰目的的产品。

（二）报检要求

（1）进口化妆品的标签内容必须符合中国法律法规和强制性标准的规定，检验检疫机构将化妆品的标签审核与进口化妆品检验检疫结合进行。

知识链接 3-3

化妆品标签审核

化妆品标签审核，是指检验检疫机构对出入境化妆品标签中标示的反映化妆品卫生质量状况、功效、成分等内容的真实性、准确性进行符合性检验，并根据有关规定对标签格式、版面、文字说明、图形、符号等进行审核。具体包括：

（1）标签所标注的化妆品卫生质量状况、功效、成分等内容是否真实、准确；

（2）标签的格式、版面、文字说明、图形、符号等是否符合有关规定；

（3）进口化妆品是否使用正确的中文标签；

（4）标签是否符合进口国使用要求。

自 2006 年 4 月 1 日起，进出口食品、化妆品的标签审核与进出口食品、化妆品检验检疫结合进行，不再实行预先审核。各级受理机构不再受理进出口食品、化妆品标签预先审核申请，出入境检验检疫机构不再强制要求凭"进（出）口食品、化妆品标签审核证书"报检。

（2）国家质检总局对进出口化妆品实施分级监督检验管理制度，按照品牌、品种将进出口化妆品的监督检验分为放宽级和正常级，并根据日常监督检验结果，动态公布《进出口化妆品分级管理类目表》。

（3）检验检疫机构对向我国输入化妆品的国外生产企业实施卫生注册登记管理；对辖区内进口化妆品经营单位实施备案登记管理。

（4）入境化妆品由入境口岸检验检疫机构实施检验，经检验合格的，签发入境货物检验检疫证明，货主或其代理人凭此证明申领检验检疫卫生标识（CIQ），并在检验人员的监督下加贴后，方可销售、使用。

经检验检疫不合格的，签发检验检疫处理通知书。安全卫生指标不合格的，由检验检疫机构责令当事人销毁或退货；其他项目不合格的，必须在检验检疫机构监督下进行技术处理，经重新检验合格后，方可销售或使用；不能进行技术处理或技术处理后仍不合格的，责令其销毁或退货。

（5）入境化妆品检验检疫的项目包括：化妆品的标签、数量、重量、规格、包装、标记以及品质、卫生等，同时检验化妆品包装容器是否符合产品的性能及安全卫生要求。

（6）检验检疫机构对入境化妆品实施后续监督管理，发现未经检验检疫机构检验、未加贴检验检疫标识、盗用检验检疫标识、无中文标签的入境化妆品可以依法采取封存、补检等措施。

（三）报检应提供的单据

报检人按规定填写入境货物报检单并提供合同、发票、装箱单、提（运）单、入境化妆品标签审核相关资料（如化妆品标签审核样张、外文原标签及翻译件、化妆品成分配比）等相关单证外，还应提供下列单据：

（1）首次进口化妆品（未获得 IC 系统产品正式备案号的）报检时，收货人或其代理人应当提供以下文件：

① 产品配方（应与申请办理卫生许可批件或备案凭证时相同）；

② 货物清单（表 3-1，注明产品临时备案号）；

③ 进口化妆品收货人责任承诺书（知识链接 3-4）；

④ 国家实施卫生许可或备案的进口化妆品成品（包括销售包装成品及非销售包装成品）应当提交国家相关主管部门批准的在有效期内的进口化妆品卫生许可批件或者备案凭证，上述文件提供复印件加盖企业公章的，应当同时交验正本。

⑤ 国家没有实施卫生许可或备案的产品应当提交进口化妆品安全性承诺（知识链接

3-5）、化妆品中安全性风险物质危害识别表（表 3-2）；在国外允许生产或销售的相关证明材料或原产地证等。

⑥ 销售包装化妆品成品还应当提交中文标签样张和外文标签翻译件（非卖品可提供正品外文标签翻译件）。

（2）非首次进口的化妆品（已获得 IC 系统产品正式备案号的）报检时，收货人或其代理人应当提供以下文件：

① 货物清单（表 3-1，注明产品正式备案号）；

② 进口化妆品收货人责任承诺书（知识链接 3-4）；

③ 报检单"特殊要求"栏中注明实际收货人的名称及备案编号，如实际收货人与报检单"收货人"一致的，可只填写备案编号；如实际收货人与报检单"收货人"不一致的，应要求补充提供双方的内贸合同。实际收货人名称及备案编号应与货物清单中保持一致。

（四）首次进口化妆品产品备案

货主或其代理人在入境口岸首次进口化妆品报检完成后，应在查验前向检验部门提供相关电子版进口化妆品产品备案表（详见表 3-3，套装产品为表 3-4）、电子及纸质货物清单（表 3-1），企业应对提供的产品信息真实性及准确性负责。

检验检疫人员根据报检资料及货物清单对进口化妆品进行现场查验和抽样检验。进口化妆品经检验检疫合格后，由检验检疫机构签发入境货物检验检疫合格证明，系统生成产品正式备案号，产品备案完成，由企业到口岸检务领证窗口进行领证。

表 3-1 货物清单（报检清单）

报检号	应为 15 位		单位备案号		单位名称		报检时间		报检模式	分为正常报检、预报检、核销报检。如果是核销报检，则清单中需要填写核销报检号			
产品名称	产品临时备案号	产品正式备案号	原产国	产品类别	重量（kg）	金额（美元）	数量	数量单位	规格	生产批号	限期使用日期	生产日期	保质期（月）	核销报检号	核销货物 ID	自主检测出具机构代码	报告出具日期
必须与产品备案表中的名称一致，以便局端能正确导入货物清单		整数				金额均须换算为美元				不同的生产批号要放在不同的数据行	日期格式为：yyyy-mm-dd			如果进行核销报检，则必须填写核销报检号，且该报检号必须为系统中已经填写过的			

企业填写注意点：

1）报检号填在第 1 行的第 2 列，单位备案号填在第 1 行的第 4 列；单位名称填在第 1 行的第 6 列；报检日期填在第 1 行的第 8 列；报检模式填在第 1 行的第 10 列。

2）货物清单从第 3 行开始填写，货物数据间不能有空行。

3）货物填写结束后，与非货物数据之间必须要有一空行。

4）产品备案号处一般填写临时备案号，除非客户端系统人工输入正式备案号。

知识链接 3-4

进口化妆品收货人责任承诺书

我司就报检号 _____ 项下进口化妆品，确认如下：

（1）本批进口化妆品适用 _____ 标准（标准号）/法规要求，产品质量符合该标准要求，正常使用不会对人体健康产生危害。

（2）本批进口化妆品标签版面格式符合 _____ 标准（标准号）/法规要求，该批产品中文标签及外包装上宣传内容真实、健康、科学、准确。

（3）本批进口化妆品存放在以下仓储场所中：

（自贸区内）仓储场所名称：_____

仓储场所地址：_____

（自贸区外）仓储场所名称：_____

仓储场所地址：_____

（4）非销售包装的化妆品成品、化妆品半成品、化妆品中间产品需填写：

加施包装/加工工厂名称：_____

加施包装/加工工厂地址：_____

加施包装/加工工厂联系方式：_____

我司郑重承诺，上述信息真实、准确。我司严格遵守相关法律法规规定，在未取得入境货物检验检疫证明前，绝不擅自调离、使用、销售本批进口货物，如有不符，将承担一切法律责任。

联系人： 联系方式（手机）：

公司名称（公司公章）： 日期：

知识链接 3-5

进口化妆品安全性承诺

本产品生产企业按照中国有关法律法规、标准等相关规定，对化妆品原料带入、生产过程中产生或带入的风险物质进行了危害识别分析，表明本产品不存在危害人体健康的安全性风险物质。如有不实之处，本企业承担相应的法律责任，对由此造成的一切后果负责。

生产企业（签章） 法定代表人签字

　年　月　日 　年　月　日

表 3-2　化妆品中安全性风险物质危害识别表

产品中文名称：

原料序号	原料标准中文名称	是否可能存在的安全性风险物质	备注

注：1. 危害识别表应有产品名称、中文（译）名；

2. 原料序号和原料标准中文名称与报检产品配方相一致；

3. 对复配形式原料，填写一个评价结论；

4. 如某种原料不含安全性风险物质，则在表格的相应位置中打"×"表示，含有安全性风险物质的打"√"；

5. 相关附件在备注栏中予以说明。

表 3-3　进口化妆品产品备案表

企业名称		单位备案号				联系人		联系电话			更新日期				
临时产品备案号	产品名称		品牌名称		原产国	产品规格	生产企业	中英文标签样张（图像格式的超链接）	外包装中文翻译件（图像格式的超链接）	卫生部批文或备案凭证号	批文类别	产品配方（EXCEL格式的超链接）	商品分类	卫生部批文或备案凭证有效期	产品类别（填字母）	标签咨询报告出具机构代码	补充说明材料
	中文	外文	中文	外文													
								为PPT，JPG格式；15ml以下产品还须提供有全成分内容的说明性材料样张		例如：普通类、特殊类直接育发染发等		一个产品一个配方文件			C（直接销售成品）、B（半成品）、T（套装中的小产品）、F（非卖品）、Y（中间产品）		

企业填写注意点：

1）产品备案数据从第4行开始填写，产品数据之间不能有空行；产品临时备案号必须为空。

2）产品数据填写结束后，与非产品数据之间必须要有一空行（会提示插入错误）。

3）对于名称、品牌、规格、原产地、生产厂家都相同的，系统认为是同一产品，不能进行重复备案。对于上述都相同的成品和非卖品，建议名称上有所区别，如加上"赠品"字样。

4）批文类别必须按指定的类别填写。

5）产品类别必须填写正确，如果填写错误并已更新到数据，应删除该产品数据，修改正确后重新导入。

6）产品类别中，T与C的区别：如果一个产品在进套装小产品之前已以"C（直接销售成品）"备过案，此类套装小产品不需重新备案，只需用原"C"类别的备案号；但如果一个在进套装小产品只是做套装进口，之前从未以直接销售成品进口，则须以"T（套装中的小产品）"类别重新进行产品备案。

表 3-4 进口化妆品套装备案资料

企业名称		单位备案号		联系人		联系电话		更新日期	
套装临时备案号	套装中文名称	套装英文名称	所包含小产品的信息（超链接，表内容参见套装产品所含小产品表）	套装中英文标签样张（图像格式的超链接）	商品类别	产品类别	标签报告出具机构代码	补充说明材料	
企业无需填写				图片文件可以为PPT，JPG等图片文件格式			由检验检疫机构对外公布		

企业填写注意点：

1）套装数据从第4行开始填写，套装数据之间不能有空行。

2）套装临时备案号为空，不能填写"不填"或"不需填写"。

3）套装数据填写结束后，与非套装数据之间必须要有一空行。

4）产品类别如不填写，系统默认为直接销售套装。

5）商品类别可不填。

6）套装中小产品可不链接中英文标签样张。

任务四　办理入境玩具、机动车辆、其他机电产品报检

任 务 导 入

2001 年 12 月，国家质检总局发布了《强制性产品认证管理规定》，以强制性产品认证制度替代原来的进口商品安全质量许可制度和电工产品安全认证制度。中国强制性产品认证简称 CCC 认证或 3C（CHINA COMPULSARY CERTIFICATION）认证，是一种法定的强制性安全认证制度，也是国际上广泛采用的保护消费者权益、维护消费者人身与财产安全的基本做法。凡列入强制性产品认证目录内的产品，必须经国家指定的认证机构认证合格，取得相关证书并加施认证标识后，方能出厂、进口、销售和在经营服务场所使用。玩具、机动车辆、其他机电产品都在 3C 认证的目录中。

张庭所在公司欲办理一批入境玩具、机动车辆和其他机电产品的报检，其实习指导教师请他了解这些产品的一些报检规定，完成下列学习任务：

（1）掌握入境玩具、机动车辆、其他机电产品报检范围；

（2）明确入境玩具、机动车辆、其他机电产品报检要求；

（3）了解入境玩具、机动车辆、其他机电产品检验检疫规定和要求。

一、入境玩具报检

（一）报检范围

此项下货物的报检范围包括列入《法检商品目录》及法律、行政法规规定必须经检验

检疫机构检验的进口玩具。检验检疫机构对《法检商品目录》外的进口玩具按照国家质检总局的规定实施抽查检验。

（二）报检要求

（1）进口玩具的收货人或者其代理人应在入境前或入境时向报关地检验检疫机构报检。应当如实填写入境货物报检单，提供外贸合同、发票、装箱单、提（运）单等有关单证。

（2）对列入强制性产品认证目录的进口玩具还应当提供强制性产品认证证书复印件。

（三）其他检验检疫规定和要求

（1）检验检疫机构对列入强制性产品认证目录内的进口玩具，按规定实施验证管理。

（2）对未列入强制性产品认证目录内的进口玩具，报检人已提供进出口玩具检测实验室（以下简称玩具实验室）出具的合格的检测报告的，检验检疫机构对报检人提供的有关单证与货物是否符合进行审核。

对未能提供检测报告或者经审核发现有关单证与货物不相符的，应当对该批货物实施现场检验并抽样送玩具实验室检测。

（3）进口玩具经检验合格的，检验检疫机构出具检验证明。

（4）经检验不合格的，由检验检疫机构出具检验检疫处理通知书。涉及人身和财产安全、健康、环境保护项目不合格的，由检验检疫机构责令当事人退货或者销毁；其他项目不合格的，可以在检验检疫机构的监督下进行技术处理，经重新检验合格后，方可销售或者使用。

（5）在国内市场销售的进口玩具，其安全、使用标识应当符合我国玩具安全的有关强制性要求。

（6）国家质检总局对存在缺陷可能导致儿童伤害的进出口玩具的召回实施监督管理。

（7）擅自销售未经检验的进口玩具，或者擅自销售应当申请进口验证而未申请的进口玩具的，由检验检疫机构没收违法所得，并处货值金额5%以上、20%以下罚款。

（8）擅自销售经检验不合格的进口玩具，或者出口经检验不合格的玩具的，由检验检疫机构责令停止销售或者出口，没收违法所得和违法销售或者出口的玩具，并处违法销售或者出口的玩具货值金额等值以上3倍以下罚款。

二、入境机动车辆报检

所谓机动车辆是指有动力装置驱动或牵引、在道路上行驶的、供乘用或运送物品或进行专项作业的轮式车辆，包括汽车及汽车列车、摩托车及轻便摩托车、拖拉机匀速机组、轮式专用机械车和挂车等，但不包括任何在轨道上运行的车辆。

（一）报检范围

此项下货物的报检范围包括列入《法检商品目录》的入境机动车辆，以及虽未列入但国家有关法律法规明确由检验检疫机构负责检验的入境机动车辆。

入境机动车辆必须先报检，经检验合格后发给检验证明，才能向当地公安部门的交通车辆管理机构申报领取行车牌照。

（二）报检要求

进口机动车辆的收货人或其代理人应持有关单证在入境口岸办理报检手续。

（1）报检提供的单证：

1）入境货物报检单；

2）合同、发票、提（运）单、装箱单（列明车架号）；

3）中国国家强制性产品认证证书复印件；

4）海关签发的进口货物报关单；

5）外经贸主管部门出具的进口许可证或配额证明等单证；

6）有关技术资料。

口岸检验检疫机构审核后签发入境货物通关单。

单位用户须提供营业执照或批准文件复印件；私人用户自用的进口机动车辆报检时须提供车主的身份证及复印件，或户口簿及复印件。

（2）入境口岸检验检疫机构负责机动车辆入境检验工作，用户所在地检验检疫机构负责进口汽车质保期内的检验管理工作。转关到内地的进口汽车，视通关所在地为口岸，由通关所在地检验检疫机构负责检验。

（三）其他检验检疫规定和要求

（1）对大批量进口机动车辆，应在对外贸易合同中约定在出口国装运前进行预检验、监造或监装。检验检疫机构可根据需要派出检验人员参加或组织实施在输出国的检验。

（2）经检验合格的机动车辆，由口岸检验检疫机构签发入境货物检验检疫证明，并一车一单签发进口机动车辆随车检验单。

（3）进口汽车必须获得国家强制性产品认证证书，贴有认证标识，并须经检验检疫机构验证及检验合格。

（4）用户在国内购买进口机动车辆时必须取得检验检疫机构签发的进口机动车辆随车检验单和购车发票，在办理正式牌证前到所在地检验检疫机构登检、换发进口机动车辆检验证明，作为到车辆管理机关办理正式牌证的依据。

（5）检验检疫机构对进口机动车辆实施车辆识别代号（简称 VIN）入境验证管理。进口机动车辆识别代号（VIN）必须符合国家强制性标准要求，对 VIN 不符合上述标准的进口机动车，禁止进口。

（6）为便利进口机动车产品报检通关，在进口前，强制性产品认证证书（CCC 证书）的持有人或其授权人可向签发 CCC 证书的认证机构提交拟进口的全部机动车 VIN 和相关结构参数资料进行备案，认证机构在对上述资料进行核对、整理后上报国家质检总局及认监委，以便口岸检验检疫机构对进口机动车产品的 VIN 进行入境验证。

三、除机动车辆以外的其他入境机电产品（含旧机电产品）报检

（一）报检范围

此项下货物的报检范围是除机动车辆以外的其他入境机电产品（包括所有的旧机电产品）。

机电产品是指机械设备、电气设备、交通运输工具、电子产品、电器产品、仪器仪表、金属制品等及其零部件、元器件。

所谓"旧机电产品"是指具有下列情形之一的机电产品：

（1）已经使用（不含使用前测试、调试的设备），仍具备基本功能和一定使用价值的；

（2）未经使用，但超过质量保证期（非保修期）的；

（3）未经使用，但存放时间过长，部件产生明显有形损耗的；

（4）新旧部件混装的；

（5）经过翻新的，如旧压力容器类、旧工程机械类、旧机电类、旧车船类、旧印刷机械类、旧食品机械类、旧农业机械类。进口旧机电产品，进口单位需向国家质检总局或其授权机构申请办理进口检验。

（二）报检要求及检验检疫规定

1．强制性产品认证

（1）国家对涉及人类健康、动植物生命和健康，以及环境保护和公共安全的产品实行强制性认证制度。

（2）凡列入强制性产品认证目录内的商品，必须经过指定的认证机构认证合格、取得指定认证机构颁发的认证证书、并加施认证标识后，方可进口。

（3）实施强制性产品认证商品的收货人或者其代理人在报检时除填写入境货物报检单并随附有关的外贸单证外，还应提供认证证书复印件并在产品上加施认证标识。

2．民用商品入境验证

（1）民用商品入境验证是指对国家实行强制性产品认证的民用商品，在通关入境时由出入境检验检疫机构核查其是否取得必需的证明文件（指的是强制性产品认证证书）。

（2）在《法检商品目录》内，检验检疫类别中标有"L"标记的进口商品的收货人或其代理人，在办理进口报检时，应提供有关进口许可的证明文件。

3．旧机电产品

根据《关于调整进口旧机电产品检验监管的公告》（国家质检总局第 76 号令），取消对进口旧机电产品实施备案管理，相关企业在办理旧机电产品进口时将不用再去直属局备案，手续更加便利。

（1）取消进口旧机电产品备案行政审批，加强事中事后监管

今后进口旧机电产品的检验监管从装运前检验环节开始，具体包括装运前检验、口岸

查验、目的地检验及监督管理三个环节。收用货单位进口旧机电产品时，大致可以分为三个步骤：

首先，确定是否需要装运前检验。在《进口旧机电产品检验监管措施清单（2014 年版）》（简称《检验监管措施清单》）中检索，若拟进口的产品在《检验监管措施清单》管理措施表 1 中则为禁止入境货物，不能进口；若在《检验监管措施清单》管理措施表 2 中，收用货单位可自行联系装运前检验机构，申请装运前检验，并取得装运前检验证书；未在《检验监管措施清单》中，则无需实施装运前检验。

其次，口岸报检。需要装运前检验证书的产品，凭装运前检验证书及相关必备材料向入境口岸检验检疫机构申报；无需实施装运前检验的产品，凭收用货单位填写的旧机电产品进口声明及相关必备材料向口岸机构申报。

第三，目的地报检。货物在口岸申报后，收用货单位凭入境货物调离通知单及相关必备材料向目的地检验检疫机构申请检验。

（2）关于加强进口旧机电产品现场检验

纳入《应逐批实施现场检验的旧机电产品目录》（见表3-5）的旧机电产品（原生产厂售后服务维修除外），由口岸检验检疫机构逐批依据相关产品国家技术规范的强制性要求实施现场检验。经检验，凡不符合安全、卫生、环境保护要求的，由检验检疫机构责令收货人销毁，或出具退货处理通知单并书面告知海关，海关凭退货处理通知单办理退运手续。

表 3-5 应逐批实施现场检验的旧机电产品目录

序号	商品编码	商品名称
1	8415.1010-8415.9090	空调
2	8418.1010-8418.9999	电冰箱
3	8471.3010-8471.5090	计算机类设备
4	8528.4100-8528.5990	显示器
5	8443.3211-8443.3219	打印机
6	8471.6040-8471.9000	其他计算机输入输出部件及自动数据处理设备的其他部件
7	8516.5	微波炉
8	8516.603	电饭锅
9	8517.1100-8517.6990	电话机及移动通信设备
10	8443.3110-8443.3190,8443.3290	传真机
11	8469.0011-8469.0030	打字机
12	8521.1011-8521.9019	录像机、放像机及激光视盘机
13	8525.8011-8525.8039	摄像机、摄录一体机及数字相机
14	8528.7110-8528.7300	电视机
15	8534.0010-8534.0090	印刷电路
16	8540.1100-8540.9990	热电子管、冷阴极管或光阴极管等
17	8542.3100-8542.9000	集成电路及微电子组件
18	8443.3911-8443.3924	复印机

4．入境电池产品

知识链接 3-6

质检总局关于停止实施进口电池产品汞含量备案工作的公告

（2015 年第 163 号）

1997 年，为加强电池产品汞污染的防治工作，保护和改善我国生态环境，中国轻工总工会会同原国家出入境检验检疫局等 9 部门发出了《发布<关于限制电池产品汞含量的规定>的通知》（轻总行管[1997]14 号）。之后，原国家出入境检验检疫局先后下发《关于对进出口电池产品汞含量实施强制检验的通知》（国检检[2000]218 号）、《关于印发<进出口电池产品汞含量检验监管办法>的通知》（国检检[2000]244 号），自 2001 年 1 月 1 日起对进出口含汞电池实施汞含量检测并备案。

从电池汞含量检测备案工作实施 15 年的情况来看，进出口电池产品汞含量已经得到根本上的控制，生产商、出口商、进口商均已牢固树立相关责任意识和质量控制意识，目前生产工艺和技术水平可基本确保电池产品符合《碱性及非碱性锌-二氧化锰电池中汞、镉、铅含量的限制要求》（GB24427—2009）和（GB24428—2009）《锌-氧化银、锌-空气、锌-二氧化锰扣式电池中汞含量的限制要求》等标准中对汞等有毒有害物质的限量要求，从质量控制角度可取消进口电池检验中汞含量的备案工作。

同时，按照总局加快推进检验监管模式改革、提高管理效率和执法水平、促进外贸便利化发展的要求，结合电池产业发展和贸易实际，经研究决定，即日起停止实施进口电池产品检验监管中的汞含量备案工作，《关于印发<进出口电池产品汞含量检验监管办法>的通知》（国检检[2000]244 号）废止不再执行。

特此公告。

质检总局

2015 年 12 月 30 日

5．入境成套设备

成套设备是指完整的生产线、成套装置设施，包括工程项目和技术改造项目中的成套装置设施和与国产设备配套组成的成套设备中的进口关键设备。

（1）需结合安装调试进行检验的成套设备、机电仪产品以及在口岸开件后难以恢复包装的商品，应在收货人所在地检验检疫机构报检并检验。

（2）对大型成套设备，应当按照对外贸易合同约定监造、装运前检验或者监装。收货人保留到货后最终检验和索赔的权利。

（3）出入境检验检疫机构对检验不合格的进口成套设备及其材料，签发不准安装使用通知书。经技术处理，并经出入境检验检疫机构重新检验检验合格的，方可安装使用。

（4）成套设备中涉及旧机电产品的，应按照旧机电产品的相关规定处理，并提供相应的证明文件。

6．以氯氟烃（CFCs）物资为制冷剂、发泡剂的家用电器产品和压缩机等机电产品

根据商务部、海关总署、国家质检总局、环保总局联合公告规定，禁止进口和出口以

氯氟烃为制冷剂的工业、商业用压缩机，禁止进口、出口以氯氟烃为制冷剂、发泡剂的家用电器产品和以氯氟烃为制冷工质的家用电器产品用压缩机。

以氯氟烃为制冷剂、发泡剂的家用电器产品包括家用电冰箱、冷柜、家用制冰机、家用冰激凌机、冷饮机、冷热饮水机、电饭锅、电热水器等产品。

任务五　办理入境石材、涂料、入境可用作原料的废物报检

任务导入

唯利是图"洋垃圾"的生意经

为了谋取高额利润，不法分子竟然罔顾对生态环境的危害，从国外违法进口各种城市垃圾。2013 年 4 月 9 日上午，江苏省苏州市中级人民法院宣判了近年来该省最大一起走私"洋垃圾"案，两名被告人和两个被告单位分别受到处罚。

"洋垃圾"是社会上的俗称，它有时指进口固体废物，有时又特指以走私、夹带等方式进口国家禁止进口或限制进口的固体废物。不法分子为何要冒风险走私洋垃圾？他们是如何从各个环节中获利的？

首先是国外供货商，他们以极低的价格将垃圾卖给国外买家，其收取的政府部门垃圾处置补贴则直接成为利润。对中间商而言，转手销售垃圾，每吨可获约 10 美元的直接销售利润。至于国内进口商的利润，主要来自对进境垃圾分拣销售后的获利。

但是，不法分子在牟取暴利的同时，却没有负担起保护环境的责任。他们将垃圾中有价值的成分分拣出后，其余绝大多数不可利用的城市垃圾往往被随意丢弃，对周边的生态环境造成极大危害。

其实，并非所有的废物都禁止进口。大部分废物都是可再生资源，从废物中获取资源既环保又经济。世界上许多国家都重视再生资源的回收与利用，每年也有大量的可再生资源贸易发生。

近年来，我国固体废物进口量日益增多，仅 2010 年，我国实际进口废纸、废塑料、废五金等可用做原料的固体废物就达 4 000 多万吨。市场预测，未来几年我国处理城市固体废物的年平均投资会超过 4 000 亿元。

但是，废物也并非全都是宝。根据我国环境保护控制标准，杂质含量不超过 1.5% 的废纸，像（废碎）瓦楞纸、纸板以及废报纸、杂志等都是允许进口的，而像（废碎）墙纸、涂蜡纸、复写纸等杂质含量高、利用率低、回收成本高、环境污染危害大的废纸则被禁止入境。城市垃圾更是在禁止入境之列。

张庭所在的公司，欲办理一批入境石材、涂料、入境可用作原料的废物报检，其实习指导教师让他了解这些产品的一些报检规定，完成下列学习任务：

（1）掌握入境石材、涂料、入境可用作原料的废物的报检范围；

（2）明确入境石材、涂料、入境可用作原料的废物的报检要求；

（3）了解入境石材、涂料、入境可用作原料的废物的检验检疫规定和要求。

一、入境石材报检

（一）报检范围

入境石材的报检范围包括《商品名称与编码协调制度》中编码为 2515、2516、6801、6802 项下的商品。

（二）报检要求

报检人应在货物入境前到入境口岸检验检疫机构报检。

报检时除提供合同、发票、提单和装箱单等资料外，还应提供符合《建筑材料放射性核素限量》（GB6566—2001）分类要求中的石材说明书，注明石材原产地证、用途、放射性水平类别和适用范围等；报检人未提供说明书或者说明书中未注明的，均视为使用范围不受限制，报检时依据《建筑材料放射性核素限量》规定的最严格限量要求进行验收。

二、入境涂料报检

（一）报检范围

入境涂料的报检范围包括《商品名称与编码协调制度》中编码为 3208、3209 项下的商品。

（二）报检要求

国家质检总局对入境涂料的检验采取登记备案、专项检测制度。国家质检总局指定的入境涂料备案机构和专项检测实验室，分别负责入境涂料的备案和专项检测。备案机构和专项检测实验室须具备检测能力和相应的资格。

（三）报检时应提供的单据

货主或代理人在涂料入境前，到入境口岸检验检疫机构办理报检手续。报检时应提供合同、发票、提单和装箱单等资料，已经备案的涂料应同时提交进口涂料备案书或其复印件。

（四）其他检验检疫规定

检验检疫机构应按照下列规定实施检验：

（1）核查进口涂料备案书的符合性。核查内容包括品名、品牌、型号、生产商、产地、标签、有效性等。

（2）专项检测项目的抽查。同一品牌涂料的抽查比例不少于入境批次的 10%，每个批次抽查不少于入境规格型号种类的 10%，所抽取样品送专项检测实验室进行专项检测。

（3）对未经备案的入境涂料，检验检疫机构受检后，按照有关规定抽取样品，并由报检人将样品送专项检测实验室检测，检验检疫机构根据专项检测报告进行符合性核查。

（4）经检验合格的入境涂料，检验检疫机构签发入境货物检验检疫证明。检验不合格的入境涂料，检验检疫机构出具检验证书，并报国家质检总局。对专项检测不合格的入境涂料，收货人须将其退运出境或按照有关规定妥善处理。

（五）进口涂料的备案登记

（1）登记备案的申请。

入境涂料的生产商、进口商和进口代理商根据需要，可以向备案机构申请入境涂料备案。备案申请应在涂料入境之前至少2个月向备案机构申请，同时应提供以下资料：

1）进口涂料备案申请表；

2）备案申请人的企业法人营业执照的复印件（加盖印章），需分装进口的分装厂商的企业法人营业执照的复印件（加盖印章）；

3）进口涂料生产商对其产品中有害物质含量符合中华人民共和国国家技术规范要求的声明；

4）进口涂料产品的基本组成成分、品牌、型号、产地、外观、标签及标记、分装厂商和地点、分装产品标签等有关材料（以中文文本为准）；

5）其他需要提供的材料。

（2）备案机构接到备案申请后，对备案申请人的资格进行审核，在5个工作日内，向备案申请人签发进口涂料备案申请受理情况通知书。

（3）备案申请人收到进口涂料备案申请受理情况通知书后，受理申请的，由备案申请人将被检验样品送指定的专项检查实验室，备案申请人提供的样品与实际进口涂料一致，样品数量应当满足专项检测和留样需要；未受理申请的，可按照进口涂料备案申请受理情况通知书的要求进行补充和整改后，重新提出申请。

（4）专项实验室应当在接到样品15个工作日内，完成对样品的专项检测及进口涂料专项检测报告，并将报告提交备案机构。

（5）备案机构应当在收到进口涂料专项检测报告3个工作日内，根据有关规定及专项检测报告进行审核，经审核合格的签发进口涂料备案书；经审核不合格的，书面通知申请人。

（6）进口涂料备案书的有效期为2年。

（7）有下列情形之一的，由备案机构吊销进口涂料备案书，并且在半年里停止其备案申请资格：

1）涂改、伪造进口涂料备案书；

2）经检验检疫机构检验，累计2次发现报检商品与备案商品严重不符；

3）经检验检疫机构抽查检验，累计3次不合格的。

三、入境可用作原料的废物报检

（一）定义

入境可用作原料的废物指以任何贸易方式和无偿提供、捐赠等方式进入中华人民共和国境内的一切可用作原料的废物（含废料）。根据可用作原料的废物的物理特性及生产方式分为：

（1）固体废物：指在生产、生活或其他活动中产生和丧失原有价值或虽未丧失价值但被抛弃的固态、半固态和置于容器中的气态物品、物质，以及法律法规规定纳入固体废物管理的物品、物质。

（2）工业固体废物：在工业生产活动中产生的固体废物。

（3）生活垃圾：在日常生活中或日常生活提供服务的活动中产生的固体废物。

（4）危险废物：列入国家危险废物名录或者根据国家规定的危险废物鉴别标准和鉴别方法认定的具有危险特征的固体废物。

（二）报检范围

（1）为加强对进口废物的管理，国家将进口废物分两类进行管理，分为禁止进口的废物和可作为原料但必须严格限制进口的废物。

（2）对国家禁止进口的废物，任何单位和个人都不准从事此类废物的进口贸易以及其他经营活动。

（3）对可以用作原料的固体废物实行限制进口和自动许可进口分类管理。

1）进口列入《限制进口类可用作原料的固体废物目录》内的固体废物，应当经国务院环境保护行政主管部门会同国务院对外贸易主管部门审查许可，领取废物进口许可证。

2）进口列入《自动许可进口类可用作原料的固体废物目录》内的固体废物，应当依法办理自动许可手续。

（三）申请进口可用作原料的废物必须符合的条件

（1）申请进口可用作原料的废物的企业必须是依法成立的企业法人，并具有利用进口可用作原料的废物的能力和相应的污染防治设备。

（2）申请进口的可用作原料的废物已列入《限制进口类可用作原料的固体废物目录》或《自动许可进口类可用作原料的固体废物目录》。

（3）进口废物前，废物进口单位应当先取得国家环保总局签发的固体废物进口许可证。

（4）检验检疫机构对进口可用作原料的固体废物实行装运前检验制度。签订的进口合同中，必须订明进口可用作原料的废物的品质和装运前检验条款；约定进口可用作原料的废物必须向检验检疫机构或者国家质检总局指定的装运前检验检疫机构申请实施装运前检验，检验合格后方可装运。到货口岸出入境检验检疫机构凭收货人提供的装运前检验证书受理报检。

（5）检验检疫机构对进口可用作原料的固体废物的国外供货商、国内收货人实行注册登记制度。

（6）进口可用作原料的废物的卫生和动植物检疫项目主要是病媒昆虫、啮齿动物、病虫害、致病微生物等的检疫。

（四）报检要求

进口废物原料运抵口岸时，国内收货人或者其代理人应当向入境口岸检验检疫机构报检，接受检验检疫。

入境废物报检时应提供的单证：

（1）入境废物报检时应填写入境货物报检单；

（2）进口可用作原料的固体废物国外供货商注册登记证书（复印件）；

（3）进口可用作原料的固体废物国内收货人注册登记证书（复印件）；

（4）装运前检验证书；

（5）废物原料进口许可证（检验检疫联）；

（6）合同、发票、装箱单、提/运单等必要的纸质或者电子单证。

（五）入境可用作原料的废物的监督管理

1．主管机构

国家质检总局主管全国的进口废物原料的检验检疫和监督管理工作。国家质检总局设在各地的出入境检验检疫机构负责所辖区域进口废物原料的检验检疫和监督管理。

2．装运前检验

（1）废物原料进境前，国外供货商应当向检验检疫机构或者国家质检总局指定的装运前检验机构（以下简称"装运前检验机构"）申请装运前检验。

（2）装运前检验机构应当具备与装运前检验业务相适应的检测设备和专业技术人员。

（3）装运前检验机构应当在国家质检总局规定的检验业务范围和区域内按照中国环境保护控制标准和装运前检验规程实施装运前检验。

（4）装运前检验检疫机构对其检验合格的废物原料签发电子检验证书；检验不合格的，签发装运前检验不合格情况通知单。

（5）进口废物原料经检验检疫机构在口岸查验发现货证不符或者环保项目不合格的，装运前检验检疫机构应当向国家质检总局报告装运前检验情况，并提供记录检验情况的图像和书面资料。

（6）国家质检总局对装运前检验检疫机构依据相关规定实施监督管理。

3．到货检验检疫

（1）进口废物原料运抵口岸时，国内收货人或者其代理人应当向入境口岸检验检疫机构报检，接受检验检疫。

报检时应当提供进口可用作原料的固体废物国外供货商注册登记证书（复印件）、进口可用作原料的固体废物国内收货人注册登记证书（复印件）、装运前检验证书、废物原料进口许可证（检验检疫联）以及合同、发票、装箱单、提/运单等必要的纸质或者电子单证。

（2）检验检疫机构应当依照国家环境保护控制标准及检验检疫规程在入境口岸对进口废物原料实施卫生检疫、动植物检疫、环保项目检验等项目的检验检疫。

对进口废纸，国家质检总局可以根据便利对外贸易和检验工作的需要，指定在其他地点检验。

（3）检验检疫机构实施进口废物原料检验检疫工作的查验场所应当具备以下条件：

1）具有足够的专用查验场地或者库房，配备开箱、掏箱和落地检验必需的机械设备；

2）具备实施电子监管、视频监控的设施，并具备现场检验检疫工作所需办公条件；

3）配置手持式放射检测仪，进口废金属、废五金、冶炼渣的监管场地还应当配备或者装备通道式放射性检测设备；

4）配置可应对突发事件的必要设施（现场防护、消洗、排污和抢险救援器材物资及个人防护用品）及通信、交通设备；

5）其他检验检疫工作所需的通用现场设施。

（4）检验检疫机构对经检验检疫合格的进口废物原料，出具入境货物通关单，并在备注项注明"上述货物经初步检验，未发现不符合环境保护要求的物质"；对经检验检疫不合格的，出具检验检疫处理通知单和检验检疫证书。

4．监督管理

（1）国外供货商和国内收货人应当保证符合注册登记的要求，依照注册登记范围开展供货、进口等活动。

国内收货人不自行开展加工利用的，应当将进口废物原料交付符合环保部门规定的利用单位。

（2）国家质检总局或者直属检验检疫局可以对国外供货商、国内收货人实施现场检查、验证、追踪货物环保质量状况等形式的监督管理。

（3）国家质检总局根据国外供货商所供货物质量状况，动态评价其诚信水平，对其实施分类管理。

（4）国家质检总局对进口废物原料实施 A、B、C 三类预警管理：

1）对必须撤销国外供货商和国内收货人的注册登记，或者源自特定国家/地区、特定类别废物原料进口的，国家质检总局发布 A 类预警，检验检疫机构不再受理其相关报检申请；

2）对国外供货商提供、国内收货人进口或者源自特定国家/地区、特定类别的进口废物原料采取加严检验措施的，国家质检总局发布 B 类预警，检验检疫机构对相关废物原料实施全数检验；对国内收货人进口的废物原料采取加严检验措施的，也可以由直属检验检疫局发布 B 类预警，其辖区内检验检疫机构对相关废物原料实施全数检验；

3）对环保项目不合格或者需采取其他风险控制措施的废物原料，国家质检总局或者检验检疫机构发布 C 类预警，口岸检验检疫机构应当在预警有效期内密切关注预警货物及其承载工具的动向，对触发 C 类预警的相关废物原料实施全数检验。

（5）国外供货商发生下列情形之一触发 B 类预警的，检验检疫机构对其输出的废物原料实施为期 90 日的全数检验：

1）一年内货证不符或者环保项目不合格累计 3 批以上（含 3 批）的；

2）检疫不合格并具有较大疫情风险的；

3）根据有关规定被撤销后重新获得注册登记的；

4）现场检查发现质量控制体系存在缺陷的。

（6）国内收货人发生下列情形之一触发 B 类预警的，检验检疫机构对其进口的废物原料实施为期 90 日的全数检验：

1）进口的废物原料存在严重货证不符、申报不实，经查确属国内收货人责任的；

2）国内收货人的登记内容发生变更，未在规定期限内向直属检验检疫局办理变更手续的；

3）一年内首次发生进口废物原料环保项目检验不合格，经查确属国内收货人责任的；

4）现场检查发现质量控制体系存在缺陷的；

5）根据有关规定撤销后重新取得注册登记的。

（7）国内收货人因下列情形之一触发 B 类预警的，检验检疫机构对其进口的废物原料实施为期 180 日的全数检验：

1）一年内货证不符或者环保项目不合格累计 2 批以上（含 2 批），经查确属国内收货人责任的；

2）在 90 日加严检验期内再次发生上述第（6）条所列情况之一的。

任务六　办理入境危险化学品、
来自疫区的货物、特殊物品的报检

任 务 导 入

广东惠州检验检疫局查处进口危险化学品瞒报案例

近日，惠州某公司向广东惠州检验检疫局申报进口一批品名为"离型剂"的货物，共两个型号、30 桶、重 450kg，货值 6 520.3 美元。货物入境后，惠州局机化科工作人员在下厂检验时发现，货物为铁桶包装，桶身印有明显的易燃物标识，桶盖印有使用包装 UN 标识，UN 编号 1993，很明显这批"离型剂"应属于危险化学品"有机硅烷化合物"。由于该公司在入境报检时并未如实提供相关的产品安全数据书及危险公示标签等资料，仅当作一般化工产品进行申报，根据《中华人民共和国进出口商品检验法实施条例》，其行为已涉嫌违法，惠州局对其进行了立案调查。

经了解，发生以上事件的主要原因是企业相关人员缺乏对危险化学品申报的足够重视和专业知识，造成了事实上的瞒报漏报。由于化学品通常有多个名称，仅凭申报品名和报检资料来甄别，很容易让危险化学品以"一般商品"的名义蒙混过关，若在存储、运输、使用等环节被当作一般货物处置，一旦发生渗漏或处置不当，极易造成危害。（邵蓉慧，2015-05-26）

张庭所在的公司欲办理一批入境危险化学品、来自疫区的货物、特殊物品的报检，其实习指导教师让他结合上述案例，了解这些产品的一些报检规定，完成下列学习任务：

（1）掌握入境危险化学品、来自疫区的货物、特殊物品的报检范围；

（2）明确入境危险化学品、来自疫区的货物、特殊物品的报检要求；

（3）了解入境危险化学品、来自疫区的货物、特殊物品的检验检疫规定和要求。

一、入境危险化学品报检

（一）报检范围

根据国务院《危险化学品安全管理条例》和国家质检总局《关于进出口危险化学品及

135

其包装检验监管有关问题的公告》要求，出入境检验检疫机构对列入国家《危险化学品目录》的出入境化学品实施检验监管。

国家质检总局每年会对《法检目录》进行修订。2016 年国家质检总局根据有关法律法规规定和检验检疫工作需要，同时结合海关总署 2016 年《商品名称及编码协调制度》调整情况，对《出入境检验检疫机构实施检验检疫的进出境商品目录》进行了调整，萘、砷、锂等 41 个海关商品编码的危险化学品需要实施进出境检验检疫。该规定自 2016 年 2 月 1 起正式实施，没有办理检验检疫手续的上述危险化学品禁止进出境。

（二）报检要求及流程

（1）进口危险化学品的收货人或者其代理人应按照《出入境检验检疫报检规定》向海关报关地检验检疫机构报检，报检时按照《危险化学品名录》中的名称申报。

（2）检务部门受理报检，审核单证齐全、真实后，对列入《检验检疫机构实施检验检疫的商品目录》的危险化学品签发入境货物通关单。

（3）口岸施检部门接到报检单证后联系报检人，确定检验时间和地点，获取货物存放、配载和装卸等情况，实施检验。

（4）出具检验证书或检验检疫证明。

办理期限：原油及其制品为卸毕后 3 个工作日；其他化学品为卸毕后 2 个工作日。

（三）报检时应提供的单据

除了应提供合同、发票和装箱单等外贸单证外，同时还应提供下列材料：

（1）进口危险化学品经营企业符合性声明（知识链接 3-7）；

知识链接 3-7

进口危险化学品经营企业符合性声明
（格式范本）

　　（企业名称）报检的（商品名称）(H.S.编码：＿＿＿，化学品正式名称：＿＿＿，联合国 UN 编号：＿＿＿），共＿＿＿桶/袋/箱等（或＿＿＿t/kg），使用包装 UN 标记，从＿＿＿国家进口至中国。

　　以上报检货物使用的包装、危险公示标签和安全数据单符合中华人民共和国法律、行政法规、规章的规定以及国家标准、行业标准的要求。

　　上述内容真实无误，本企业对以上声明愿意承担相应的法律责任。

　　特此声明。

法定代表人或其授权人（签字）：

企业（盖章）：

年　月　日

（2）对需要添加抑制剂或稳定剂的产品，应提供实际添加抑制剂或稳定剂的名称、数量等情况说明；

（3）中文危险公示标签（散装产品除外）、中文安全数据单的样本。

（四）其他要求

（1）进出口危险化学品及其包装按照以下要求实施检验监管：

1）我国国家技术规范的强制性要求（进口产品适用）；

2）国际公约、国际规则、条约、协议、议定书、备忘录等；

3）输入国家或者地区技术法规、标准（出口产品适用）；

4）国家质检总局指定的技术规范、标准；

5）贸易合同中高于本条1）～4）规定的技术要求。

（2）进出口危险化学品检验的内容，包括是否符合安全、卫生、健康、环境保护、防止欺诈等要求以及相关的品质、数量、重量等项目。其中，安全要求包括：

1）产品的主要成分/组分信息、物理及化学特性、危险类别等是否符合上述第（1）条的规定。

2）产品包装上是否有危险公示标签（进口产品应有中文危险公示标签），是否随附安全数据单（进口产品应附中文安全数据单）；危险公示标签、安全数据单的内容是否符合上述第（1）条的规定。

（3）对进口危险化学品所用包装，应检验包装形式、包装标记、包装类别、包装规格、单件重量、包装使用状况等是否符合检验监管要求。

（4）用作食品、食品添加剂的进出口危险化学品，应符合食品安全相关规定。

二、来自疫区货物的报检

（一）疫区的概念

在我国，疫区是指由世界卫生组织（WHO）、世界动物卫生组织（OIE）和国际植物保护公约（IPPC）公布并经国家质检总局认可的符合传染病流行特征或动植物病流行特征的发生传染病或其他疫情的国家或地区。疫区分为动物传染病疫区、植物疫区、人类传染病疫区。

（二）来自疫区货物的检疫

（1）一般而言，来自动植物疫区的动植物及其产品不能入境。来自疫区的其他货物在报检要求上与非疫区相同，为防止疫情传入，进行严格的检疫处理。

（2）来自疫区货物的检疫要根据疫区及货物的具体情况来确定，一般而言，与疫情有关的对应产品不能进口。与疫情无关的货物，检疫要求没有特别的变化。

三、来自疫区货物检疫处理

（一）动物检疫处理和植物检疫处理

动物检疫处理是指检验检疫机构对经检疫不合格的动物、动物产品及其他检疫物所采取的强制性处理措施。处理方式有除害、扑杀、销毁、退回或封存、不准入境、不准过境。

植物检疫处理与动物检疫处理要求基本一致，也有所不同，一旦发现有疫情的，做熏蒸、热处理、消毒等植物检疫除害处理，不能做除害处理的，不准入境或过境，已经入境的做退回或销毁处理。

处理结果如下：

（1）检疫不合格的：签发检疫处理通知单。

（2）对能够做除害处理达到要求的货物，做除害处理。

（3）不能做除害处理或除害处理后，仍不符合要求的，做退回或者销毁处理。

（4）经检疫合格或经除害处理合格的，签发入境货物通关单。

（二）卫生处理

卫生处理是指隔离、留验和就地诊验等医学措施，以及消毒、除鼠、除虫等卫生措施。

检验检疫机构对出入境的交通工具、人员、集装箱、尸体、骸骨以及可能传播检疫传染病的行李、货物、邮包实施检疫查验、传染病监测、卫生监督和卫生处理。

（三）禁止入境的疫区货物

（1）国家制定了《进境植物检疫禁止进境物名录》和《国家禁止进口的血液及其制品》，具体明确禁止进境物。

（2）当某个国家发生新的疫情时，国家质检总局根据需要发出公告，禁止可能染疫的物品及其相关产品入境，直到疫情解除。

（3）因科学研究等特殊原因需要引进禁止进境物品的，必须事先提出申请，经国家质检总局批准，凭批准证明文件报检。

四、入境特殊物品报检

（一）报检范围

出入境特殊物品是指微生物、人体组织、生物制品、血液及其制品等物品。

（二）审批程序

（1）出入境特殊物品卫生检疫监督管理遵循风险管理原则，在风险评估的基础上根据风险等级实施卫生检疫审批、现场查验和后续监督管理。

（2）入境特殊物品，必须办理卫生检疫审批手续，未经检验检疫机构许可不准入境。

（3）入境、出境特殊物品的货主或其代理人应当在交运前向出入境口岸直属检验局办理特殊物品审批手续。申请特殊物品审批的，货主或者其代理人应当按照以下规定提供相应材料：

1）入/出境特殊物品卫生检疫审批申请表；

2）出入境特殊物品描述性材料，包括特殊物品中英文名称、类别、成分、来源、用途、主要销售渠道、输出输入的国家或者地区、生产商等；

3）入境人体血液、血浆、组织、器官、细胞、骨髓等，应当提供卫生主管部门的批准文件；

4）入境、出境供移植用人体组织、细胞、器官、骨髓，应当提供医疗机构出具的供体健康证明和相关检验报告；

5）入境用于预防、诊断、治疗人类疾病的生物制品、人体血液制品，应当提供国务院药品监督管理部门发给的进口药品注册证书；

6）入境、出境特殊物品含有或者可能含有病原微生物的，应当提供病原微生物的学名（中文和拉丁文）、生物学特性的说明性文件（中英文对照件）以及生产经营者或者使用者具备相应生物安全防控水平的证明文件；

7）出境用于预防、诊断、治疗的人类疾病的生物制品、人体血液制品，应当提供药品监督管理部门出具的销售证明；

8）出境特殊物品涉及人类遗传资源管理范畴的，应当提供人类遗传资源管理部门出具的批准文件；

9）使用含有或者可能含有病原微生物的出入境特殊物品的单位，应当提供与生物安全风险等级相适应的生物安全实验室资质证明，BSL-3 级以上实验室必须获得国家认可机构的认可；

10）出入境高致病性病原微生物菌（毒）种或者样本的，应当提供省级以上人民政府卫生主管部门的批准文件。

（4）申请人为单位的，首次申请特殊物品审批时，除提供上述第（3）条所规定的材料以外，还应当提供下列材料：

1）单位营业执照、组织机构代码证等证件复印件，同时交验原件；

2）单位基本情况，如单位管理体系认证情况、单位地址、生产场所、实验室设置、仓储设施设备、产品加工情况、生产过程或者工艺流程、平面图等；

3）生物安全体系文件，如特殊物品储存管理制度、使用管理制度、废弃物处置管理制度、专业人员管理制度、突发事件应急处置规程等。

申请人为自然人的，应当提供身份证复印件，同时交验原件。

（5）受理申请的直属检疫局对申请材料进行审查，并在 20 个工作日内做出准予许可或者不准予许可的决定，20 个工作日内不能做出决定的，经负责人批准可以延长 10 个工作日。

（6）准予许可的，应当签发卫生检疫审批单。卫生检疫审批单有效期如下：

1）含有或者可能含有高致病性病原微生物的特殊物品，有效期为 3 个月。

2）含有或者可能含有其他病原微生物的特殊物品，有效期为 6 个月。

3）除上述规定以外的其他特殊物品，有效期为 12 个月。

（7）供移植用器官因特殊原因未办理卫生检疫审批手续的，入境、出境时检验检疫机构可以先予放行，货主或其代理人应当在放行后 10 日内申请补办卫生检疫审批手续。

（8）邮寄、携带的出入境特殊物品，不能提供特殊物品审批单的，检验检疫部门应当予以截留并出具截留凭证，截留期限不超过 7 天。邮递人或者携带人在截留期限内补交特殊物品审批单后，检验检疫部门按照有关规定进行查验，经检疫查验合格的予以放行。

（9）口岸检验检疫部门对经卫生检疫符合要求的出入境特殊物品予以放行。有下列情况之一的，由口岸检验检疫部门签发检验检疫处理通知书，予以退运或者销毁：

1）名称、批号、规格、生物活性成分等与特殊物品审批内容不相符的；

2）超出卫生检疫审批的数量范围的；

3）包装不符合特殊物品安全管理要求的；

4）经检疫查验不符合卫生检疫要求的；

5）被截留邮寄、携带特殊物品自截留之日起 7 日内未补交特殊物品审批单的，或者提交特殊物品审批单后，经检疫查验不合格的。

（10）需实施后续监管的入境特殊物品，其使用单位应当在特殊物品入境后 30 日内，到目的地检验检疫部门申报，由目的地检验检疫部门实施后续监管，未经检验检疫部门同意，不得擅自使用。

（11）凡国家禁止进口的特殊物品禁止入境。

（三）报检要求

报检时，报检人须携带入/出境特殊物品卫生检疫审批单及合同、发票、提单等相关资料，到口岸检验检疫机构办理入境货物通关单，由口岸检验检疫局有关部门实施查验。

任务七　办理入境展览品的报检、办理鉴定业务的报检

任 务 导 入

昆明海关 11 条措施助展品快速通关入境，展览品可查验放行一次搞定

记者缪亚平报道，昆明海关把支持办好南博会作为重要工作来抓，共推出 11 条通关便利措施，为南博会物资、人员快速顺利通关提供优质高效服务。

昆明海关专门制定规范性文件，在展会现场通过使用进出境展览品管理系统，对南博会进境展览品进行信息化管理，系统涵盖展览品进出境通关各个环节，方便参展商及其代理人录入申报，提高通关效率。对进境展览品不分国别和批次，海关实行会展前集中行政许可审批；同时，相关展览品可以由主办单位或其代理人统一提供担保，简化物资进境后的通关手续，降低参展商及其代理人的通关成本。

经海关批准，南博会参展商及其代理人凭展览品清单向海关提前申请，进境展览品转关至昆明国际会展中心验放，加快货物通关速度，方便企业。对所有依法需要报关报检的进境展览品，海关与检验检疫部门可开展"一次查验、一次放行"，加快展览品的通关速度。对于展期内销售、符合复函清单及限额范围的进口展览品给予免征进口关税的税收优惠，对进境展览品实行口岸转关、展出地集中申报查验的快速通关模式，优先满足展览品通关需求。

同时，海关在口岸旅检现场设置南博会人员专用通道；在口岸货运现场设置南博会物资快速通关窗口，实行"5+2"工作制和 24h 预约通关制度，并设立专岗负责办理相关手续，参展商或其代理人可以提前预约，海关加班办理通关手续、验放货物。在此之前，海关就展会进境物资通关、转关等事宜建立内部联系机制，还通过 12360 热线、展会现场咨询台、昆明海关门户网站、公告栏、政策宣讲会等多种形式为参展商、代理公司及社会公众提供通关业务咨询。

南博会第一票参展品为巴基斯坦木制工艺品，已于 2015 年 5 月 10 日抵达广州黄埔海

关新港口岸，并从广东黄埔转关到昆明，其他国家的展品也相继运抵昆明，这段时间及随后两周达到了博览会展品进入昆明的高峰期。（《昆明日报》2015 年 5 月 22 日）

张庭所在公司欲办理一批入境展览品和鉴定业务的报检，其实习指导老师让他结合上述案例，了解这些产品的一些报检规定，完成下列学习任务：

（1）掌握入境展览品、入境货物鉴定的范围；

（2）明确入境展览品报检要求及其他检验检疫规定、入境货物鉴定业务的申报及鉴定要求；

（3）了解入境展览品报检和鉴定业务报检应提供的单证。

一、入境展览品报检

（一）报检范围

此项下货物的报检范围包括参加国际展览的入境展览物品及其包装材料、运输工具等。

（二）报检要求及其他检验检疫规定

（1）需进行检疫审批的动植物及其产品，应办理相应的检疫审批手续。

（2）入境展览物属于 ATA 单证册项下的展览品，可以持 ATA 单证册作为证明文件报检。检验检疫机构根据有关规定出具入境货物通关单。

（3）入境展品不必进行品质检验且免于 3C 认证。

（4）入境展览物品在展览期间必须接受检验检疫人员的监督管理，仅供用于展览，未经许可不得改作他用。展览会结束后，所有入境展览物品须在检验检疫人员监管下由货主或其代理人做退运、留购或销毁处理。

（5）留购的展览物品，其性质已由展品变为货物，报检人应重新办理报检手续。重新报检的要求和同类入境货物报检要求一致。检验检疫机构按标准进行检验，对合格的货物予以放行。

（6）退运的展览物品，需出具官方检疫证书的应在出境前向检验检疫机构报检，经检疫或除害处理合格后，出具有关证书，准予出境。

（三）报检时应提供的单证

展览物品入境前或入境时，货主或其代理人应持有关单证向报关地检验检疫机构报检。报检时，应填写入境货物报检单并提供外贸合同（或参展函电）、发票、提（运）单等有关单证。

二、鉴定业务报检

（一）残损鉴定

1. 鉴定范围

检验检疫机构根据需要对有残损的下列进口商品实施残损鉴定：

（1）列入《法检目录》的进口商品；

（2）法定检验商品以外的进口商品的收货人或其他贸易关系人，发现进口商品质量不合格或者残损、短缺，申请出证的；

（3）进口的危险品、废旧物品；

（4）实行验证管理、配额管理，并需由检验检疫机构检验的进口商品；

（5）涉嫌有欺诈行为的进口商品；

（6）收货人或者其他贸易关系人需要检验机构出证索赔的进口商品；

（7）双边、多边协议协定、国际条约规定或国际组织委托、指定的进口商品；

（8）相关法律、行政法规规定须经检验检疫机构检验的进口商品。

2．申报及鉴定要求

（1）申报人

进口商品的收货人或其他贸易关系人可以自行向检验检疫机构申请残损鉴定，也可以委托经检验检疫机构注册登记的代理报检企业办理申请手续。

（2）受理申报机构

法定检验进口商品发生残损需要实施残损鉴定的，收货人或其他贸易关系人应当向检验检疫机构申请残损鉴定；法定检验以外的进口商品发生残损需要实施鉴定的，收货人或其他贸易关系人可以向检验检疫机构或者经国家质检总局许可的检验机构申请残损检验鉴定。

（3）申报时间

进口商品发生残损或者可能发生残损需要实施残损鉴定的，收货人或其他贸易关系人应当向进口商品卸货口岸所在地检验检疫机构申请残损鉴定。

进口商品在运抵进口卸货口岸前已经发现残损或者其运载工具在装运期间存在、遭遇或者出现不良因素而可能使商品残损、灭失的，进口商品收货人或其他贸易关系人应当在进口商品运抵进口卸货口岸前申请，最迟应当于船舱或者集装箱的拆封、开舱、开箱前申请。

进口商品在卸货中发现或发生残损的，应当停止卸货并立即申请。

进口商品发生残损需要对外索赔出证的，进口商品的收货人或其他贸易关系人应当在索赔期届满20日前申请。

（4）鉴定地点

1）卸货口岸。进口商品有下列情形的，应当在卸货口岸申请残损鉴定：散装进口的商品有残损的；商品包装或商品外表有残损的、承载进口商品的集装箱有残损的。

2）商品到达地。进口商品有下列情形的，应当转至到达地实施检验鉴定：国家规定必须迅速运离口岸的；打开包装检验后难以恢复原状或难以装卸运输的；需在安装调试或使用中确定其致损原因、损失程度、损失数量和损失价值的；商品包装和商品外包无明显残损，需在安装调试或使用中进一步检验的。

（5）其他要求

1）需由检验检疫机构实施残损鉴定的进口商品，收货人或其他贸易关系人应当同时保护商品及其包装物料的残损现场现状，将残损商品合理分卸分放、收集地脚、妥善保管；对易扩大损失的残损商品或者正在发生的残损事故，应当及时采取有效施救措施，终止事故和防止残损扩大。

2）收货人或者其他贸易关系人在办理进口商品残损检验鉴定申请手续时，还应当根据实际情况并结合国际通行做法向检验检疫机构申请下列检验项目：监装监卸；船舱或集装箱检验；集装箱拆箱过程检验；其他相关检验项目。

3）检验检疫机构在实施残损鉴定时，发现申请项目的实际状况与检验技术规范、标准的要求不符，影响检验正常进行或者检验结果的准确性，应当及时通知收货人或者其他贸易关系人；收货人或者其他贸易关系人应当配合检验检疫工作。

4）检验检疫机构在实施残损鉴定过程中，收货人或其他贸易关系人应当采取有效措施保证现场条件和状况符合检验技术规范、标准的要求。检验检疫机构未依法做出处理意见之前，任何单位和个人不得擅自处理。如果现场条件或状况不符合规定或检验技术标准、规范要求，检验检疫机构暂停检验鉴定，责成收货人或其他贸易关系人及时采取有效措施，确保检验顺利进行。

5）涉及人身与财产安全、卫生、健康、环境保护的残损的进口商品申请残损检验鉴定后，申请人和有关各方应当按检验检疫机构的要求，分卸分放、封存保管和妥善处置；

6）对涉及人身财产安全、卫生、健康、环境保护等项目不合格的发生残损的进口商品，检验检疫机构责令退货或者销毁的，收货人或者其他贸易关系人应当按照规定向海关办理退运手续，或者实施销毁，并将处理情况报做出决定的检验检疫机构；

7）检验检疫机构实施残损检验鉴定应当实施现场勘查，并进行记录、拍照或录音、录像。有关单位和个人应当予以配合，并在记录上签字确认，如有意见分歧，应当备注。

3．应提供的单据

申请残损鉴定的，应提供合同、提（运）单、发票、装箱单、说明书、重量明细单、国外品质证书，还应根据具体情况提供理货残损单、铁路商务记录、空运事故记录或海事报告等证明货损情况的有关单证。另外，报检人还应提供货损情况说明，已与外商签署退换货赔偿协议的应附赔偿协议复印件。

（二）数量/重量检验鉴定

1．报检范围

数量/重量检验鉴定的报检范围与残损鉴定的范围基本一样：

（1）列入《法检目录》内的进出口商品；

（2）法律、行政法规规定必须经检验检疫机构检验的其他进出口商品；

（3）进出口危险品和废旧物品；

（4）实行验证管理、配额管理，并需由检验检疫机构检验的进出口商品；

（5）涉嫌有欺诈行为的进出口商品；

（6）双边、多边协议协定、国际条约规定，或者国际组织委托、指定的进出口商品；

（7）国际政府间协定规定，或者国内外司法机构、仲裁机构和国际组织委托、指定的进出口商品。

检验检疫机构根据国家规定对上述规定以外的进出口商品的数量、重量实施抽查检验。

2．报检要求

（1）进口报检时限、地点：

进口商品数量、重量检验的报检手续，应当在卸货前向海关报关地的检验检疫机构办理。

大宗散装商品、易腐烂变质商品、可用作原料的固体废物以及已发生残损、短缺的进口商品，应当向卸货口岸检验检疫机构报检并实施数量、重量检验。

（2）出口报检时限、地点：

1）散装出口商品数量、重量检验的报检手续，应当在规定的期限内向卸货口岸检验检疫机构办理；

2）包（件）装出口商品数量、重量检验的报检手续，应当在规定的期限内向商品生产地检验检疫机构办理；

3）对于批次或标记不清、包装不良，或者在到达出口口岸前的运输中数量、重量发生变化的商品，收发货人应当在出口口岸重新申报数量、重量检验。

（3）申报数、重量等检验项目的确定：

1）以数量交接计价的进出口商品，收发货人应当申报数量检验项目。对数量有明确要求或者需以件数推算全批重量的进出口商品，在申报重量检验项目的同时，收发货人应当申报数量检验项目；

2）以重量交接计价的进出口商品，收发货人应当申报重量检验项目；

3）对按照公量或者干量计价交接或者含水率有明确规定的进出口商品，在申报数量、重量检验时，收发货人应当同时申报水分检测项目；

4）进出口商品数量、重量检验中需要使用密度（比重）进行计重的，收发货人应当同时申报密度（比重）检测项目；

5）船运进口散装液体商品在申报船舱计重时，收发货人应当同时申报干舱鉴定项目。

（4）进口商品有下列情形之一的，报检人应当同时申报船舱计重、水尺计重、封识、监装监卸等项目：

1）海运或陆运进口的散装商品需要运离口岸进行岸罐计重或衡器鉴重，并依据其结果出证的；

2）海运或陆运出口的散装商品进行岸罐计重或衡器鉴重后需要运离检验地装运出口，并以岸罐计重或衡器鉴重结果出证的。

（5）收发货人在办理进出口商品数量、重量检验报检手续时，应根据实际情况并结合国际通行做法向检验检疫机构申请下列检验项目：

1）衡器鉴重；

2）水尺计重；

3）容器计重（包括船舱计重、岸罐计重、槽罐计重）；

4）流量计重；

5）其他有关的检验项目。

3．报检应提供的单据

报检人按规定填写出入境货物报检单后报检，并提供合同、发票、装箱单、提（运）单、理货清单或重量明细单等相关单据。

练 习 题

一、单项选择题

1. 珠海某公司委托深圳某公司进口一批设备，拟从广州口岸入境，最终运至东莞某加工厂。该批设备申请检验的地点是（　　）。

　　A．广州　　　　　　　B．深圳　　　　　　　C．珠海　　　　　　　D．东莞

2. 根据《出入境检验检疫报检规定》，输入植物、种子、种苗及其他繁殖材料的，报检时限是（　　）。

　　A．货物入境前 15 天　　　　　　　　B．货物入境前 7 天
　　C．货物到达口岸时　　　　　　　　　D．货物入境后 20 天内

3. 以下进口，必须在卸货口岸实施检验的是（　　）。

　　A．散装铁矿石　　　　　　　　　　　B．医疗器械
　　C．旧机电产品　　　　　　　　　　　D．需要进行安装调试的机电设备

4. 进口货物需对外索赔的，应在索赔有效期前不少于（　　）天报检。

　　A．15　　　　　　　　B．20　　　　　　　　C．30　　　　　　　　D．45

5. 根据《中华人民共和国进出口商品检验法》的有关规定，法定检验进口商品的收货人或其代理人，应当向（　　）的检验检疫机构报检。

　　A．报关地　　　　　　　B．目的地　　　　　　　C．使用地　　　　　　　D．生产地

6. 四川某生产企业委托浙江某公司从上海口岸进口一批货物（检验检疫类别为 M/N），报检人应当向（　　）检验检疫机构报检，货物通关后，向（　　）检验检疫机构申请检验。

　　A．浙江；四川　　　　B．四川；浙江　　　　C．四川；上海　　　D．上海；四川

7. 根据有关法律法规规定，输入动植物、动植物产品和其他检疫物，应当在（　　）实施检疫。未经检验检疫机构同意，不得卸离运输工具或抵运。

　　A．进境口岸　　　　　　B．卸货地　　　　　　C．使用地　　　　　　D．报关地

8. 根据有关法律法规规定，进口法定检验商品的收货人应在（　　）20 日内向检验检疫机构申请检验。

　　A．检验检疫机构受理报检后　　　　　B．海关放行后
　　C．货物到达目的地后　　　　　　　　D．货物销售、使用前

9. 法定检验的进口商品，应当在通关后（　　）日内，向检验检疫机构申请检验。

　　A．10　　　　　　　　B．15　　　　　　　　C．20　　　　　　　　D．30

10. 以下所列单证，明确规定了进口货物报检地点的是（　　）。

　　A．装运前检验证书　　　　　　　　　B．输出国官方检疫证书
　　C．原产地证书　　　　　　　　　　　D．进境动植物检疫许可证

11. 法定检验进口商品的收货人应向（　　）检验检疫机构报检。

　　A．入境口岸　　　　　　　　　　　　B．货物使用地
　　C．卸货地　　　　　　　　　　　　　D．报关地

12. 安徽某企业进口一套生产设备（检验检疫类别为 M/），进境口岸为厦门。在办理

该批货物检验检疫业务的过程中，按取得单证的先后顺序，以下排列正确的是（　　　）。

    A．价值鉴定证书；入境货物通关单

    B．入境货物检验检疫证明；入境货物调离通知单

    C．入境货物检验检疫证明；入境货物通关单

    D．入境货物调离通知单；入境货物检验检疫证明

13．新疆某外贸公司从韩国进口一批聚乙烯，拟从青岛口岸入境后转关至北京，最终运至陕西使用。该公司或其代理人应向（　　　）的检验检疫机构申请领取入境货物通关单。

    A．青岛   B．北京   C．新疆   D．陕西

14．某公司从瑞典进口一批植物种子（纸箱包装），进境口岸为天津，货物目的地为西安，入境报检时无须提供的单据是（　　　）。

    A．合同、发票、提单

    B．关于包装的声明或证书

    C．中华人民共和国进境动植物检疫许可证

    D．陕西检验检疫机构出具的"准许调入函"

15．厦门一公司从德国进口一批货物，运抵香港后拟经深圳口岸入境并转关至东莞，该公司应向（　　　）检验检疫局办理报检手续。

    A．厦门   B．深圳   C．广东   D．东莞

16．对于报关地与目的地不同的进境货物,应向报关地检验检疫机构申请办理（　　　），向目的地检验检疫机构申请办理（　　　）。

    A．进境流向报检；异地施检报检   B．进境一般报检；进境流向报检

    C．异地施检报检；进境流向报检   D．进境一般报检；异地施检报检

17．入境的动植物及其产品，在提供贸易合同、发票、产地证书的同时，还必须提供（　　　）官方出具的检疫证书。

    A．输出国家   B．输入国家   C．签订合同国家   D．第三国

18．根据有关法律法规规定，因科研等特殊需要输入禁止入境物的，必须提供（　　　）签发的特许审批证明。

    A．农业部   B．商务部

    C．卫生部   D．国家质检总局

19．（　　　）指法定入境检验检疫货物的收货人或其代理人持有关单证向卸货口岸检验检疫机构报检，获取入境货物通关单并通关后由进境口岸检验检疫机构进行必要的检疫处理，最后由目的地进行监管的报检。

    A．入境一般报检   B．入境流向报检

    C．入境特殊报检   D．异地施检报检

20．一般入境货物应在（　　　）向检验检疫机构报检；一般出境货物最迟应于报关或装运前（　　　）天报检。

    A．入境后，7   B．入境时，5

    C．入境前或入境时，7   D．入境前，10

21．异地施检报检时提供口岸局签发的（　　　）。

    A．入境货物调离通知单   B．入境货物检验检疫证明

    C．进口商品安全质量许可证   D．入境货物通关单

22．输入微生物、人体组织、生物制品、血液及其制品或种畜、禽及其精液、胚胎、受精卵的，应当在入境前（　　）天报检。

　　A．7　　　　　　　　B．10　　　　　　　　C．15　　　　　　　　D．30

23．入境一般货物报检时，应提供（　　）、报关单以及填制完成的报检单。

　　A．批文、装箱单、提单或运单

　　B．外贸合同、国外发票、装箱单、提单或运单

　　C．外贸合同、提单或运单

　　D．国外发票、品质保证书、提单或运单

24．报检入境废物时，除提供合同、发票、箱单，提单之外，还应提供（　　）签发的（　　）和经认可的检验检疫机构签发的装船前检验证书。

　　A．商务部，进口废物许可证　　　　　　　　B．海关总署，进口废物许可证

　　C．国家环保局，进口废物批准证书　　　　　D．国家质检总局，进口废物批准证书

25．口岸检验检疫机构发现禁止入境物的，按规定（　　）。

　　A．做退回或者销毁处理　　　　　　　　　　B．经处理后放行入境

　　C．予以没收　　　　　　　　　　　　　　　D．做销毁处理

26．进口汽车的收货人或其代理人应持有关单证在进境口岸或到达站办理报检手续，口岸检验检疫机构审核后（　　）。

　　A．签发检验证书　　　　　　　　　　　　　B．签发入境货物通关单

　　C．签发合格证书　　　　　　　　　　　　　D．签发出境货物通关单

27．对未列入《法检商品目录》的进口食品包装，按照（　　）。

　　A．非法定检验检疫商品监督抽查管理规定实施抽查检验

　　B．法定检验检疫商品监督抽查管理规定实施抽查检验

　　C．进口食品进行检验

　　D．一般法检商品进行检验

28．凡列入《中华人民共和国实施强制性产品认证的产品目录》（以下简称《强制性产品认证目录》）内的商品，（　　）。

　　A．必须经查验合格方可进口

　　B．必须取得科技部认可方可进口

　　C．必须经过指定的认证机构认证合格、取得指定认证机构颁发的认证证书、并加施认证标识后，方可进口

　　D．必须经国家质检总局认可方可进口

29．卫生处理指（　　）。

　　A．隔离、留验和就地诊验等医学措施，以及消毒、除鼠、除虫等卫生措施

　　B．消毒、除鼠、除虫等卫生措施

　　C．卫生检疫措施

　　D．无害化检疫处理措施

30．对检验检疫机构而言，出入境特殊物品指（　　）。

　　A．人体组织、生物制品、血液及其制品等物品

　　B．血液及其制品

　　C．人体组织

D. 微生物、人体组织、生物制品、血液及其制品等物品

31. 在国内市场销售的进口玩具，其安全、使用标识应当符合（　　　　）。

A. 国际玩具标准要求 　　　　　　　　 B. 出口国玩具标准要求

C. 我国玩具安全的有关强制性要求 　　 D. 我国行业标准的要求

二、多项选择题

1. 浙江某进出口公司进口一批成套设备，从上海口岸入境，运抵湖南长沙一工厂进行安装调试后投入使用。关于该批货物的报检，以下表述正确的有（　　　　）。

A. 应向浙江检验检疫机构申请入境一般报检

B. 应向上海检验检疫机构申请入境流向报检

C. 应在海关放行后 20 天内向上海检验检疫机构申请检验

D. 应在海关放行后 20 天内向长沙检验检疫机构申请检验

2. 以下所列入境货物，报检时须提供国外官方机构出具的检疫证书的有（　　　　）。

A. 可用作原料的废物 　　　　　　　　 B. 旧机电产品

C. 动物产品 　　　　　　　　　　　　 D. 新鲜水果

3. 关于法定检验的进口商品（检验检疫类别为 M/N），以下表述正确的有（　　　　）。

A. 应向报关地检验检疫机构报检

B. 应在目的地申请检验

C. 海关放行后，即可销售、使用

D. 未经检验合格的，不准销售、使用

4. 对于报关地与目的地不同的入境货物（检验检疫类别为 M/N），以下表述错误的有（　　　　）。

A. 报检人应向目的地检验检疫机构申领通关单

B. 报检人应在货物通关后规定时间内，向目的地检验检疫机构申请检验

C. 货物运抵目的地后无须申请检验

D. 逾期未申请检验的，将受到行政处罚

5. 以下进口货物，应在卸货口岸实施检验检疫的有（　　　　）。

A. 大宗散装货物 　　　　　　　　　　 B. 易腐烂变质货物

C. 可用作原料的固体废物 　　　　　　 D. 已发生残损、短缺的货物

6. 关于法定检验的进口商品，以下表述正确的有（　　　　）。

A. 应向报关地检验检疫机构报检 　　　 B. 应在目的地实施检验

C. 应在海关放行后 20 天内申请检验 　　 D. 未经检验的，不准销售、使用

7. 以下进口商品，根据新《中华人民共和国进出口商品检验法实施条例》规定，应在卸货口岸或国家质检总局指定地点检验的有（　　　　）。

A. 大宗散装商品 　　　　　　　　　　 B. 易腐烂变质商品

C. 可用作原料的固体废物 　　　　　　 D. 已发生残损、短缺的商品

8. 对于报关地与目的地属不同检验检疫机构辖区的一般入境货物，以下描述正确的有（　　　　）。

A. 应在报关地检验检疫机构办理入境报检手续，在目的地检验检疫机构申请品质检验

B. 报关地检验检疫机构签发入境货物调离通知单供报检人在海关办理通关手续

C. 在报关地卸货时发现包装破损的，应向目的地检验检疫机构申请检验出证

D. 实施电子转单后，可凭报关地检验检疫机构签发的入境货物调离通知单向目的地检验检疫机构申请检验

9. 某公司进口一批生羊皮，检验检疫机构在检验检疫过程中发现该批货物中混有部分生牛皮。下列表述正确的有（　　　　）。

A. 该公司应在货物使用前补办生牛皮的报检手续

B. 该公司应办理更改报检手续，将入境货物通关单上的货物分为两项

C. 检验检疫机构将依法对该公司进行处罚

D. 该批货物将被退运或销毁

10. 入境报检的方式包括（　　　　）。

A. 一般报检　　　　　　　　　　　　B. 流向报检

C. 特许报检　　　　　　　　　　　　D. 异地施检报检

11. 某企业从日本进口一批冻鱼，欲从大连口岸入境，通关后转运济南加工，下列表述正确的有（　　　　）。

A. 企业先到大连检验检疫局报检，取得入境货物调离通知单

B. 取得通关单后，企业可以销售使用

C. 货物通关后，企业联系济南检验检疫局施检

D. 若该批冻鱼在卸货时发生重量短少，应在入境口岸检验检疫机构报检

12. 郑州某公司从美国进口一批袋装化肥，未使用包装，报检时应提供的单据有（　　　　）。

A. 无木质包装声明　　　　　　　　　B. 美国官方的检疫证书

C. 合同、发票、装箱单、提单　　　　D. 进境动植物检疫许可证

13. 需要结合安装调试进行检验的（　　　　）货物，应向收货人所在地检验检疫机构检验检疫机构履行报检，申请检验。

A. 成套设备　　　　　　　　　　　　B. 机电仪器产品

C. 报检人申请的　　　　　　　　　　D. 在口岸开件检验后难以恢复包装的

14. 过境的转基因产品，货主或其代理人应当事先向国家质检总局提出过境许可申请，并提交以下资料（　　　　）。

A. 转基因产品过境转移许可证申请表

B. 输出国家或者地区有关部门出具的国（境）外已进行相应的研究证明文件或者已允许作为相应用途并投放市场的证明文件

C. 转基因产品的用途说明和拟采取的安全防范措施

D. 转基因产品的提单

15. 货主或其代理人应在货物入境前或入境时向口岸检验检疫机构报检，约定检疫时间。下列说法正确的是（　　　　）。

A. 输入种畜、禽及其精液、胚胎的，应在入境30日前报检

B. 输入其他动物的，应在入境15日前报检

C. 输入动物产品在入境时报检，种畜、禽的精液、胚胎除外

D. 所有动物及其产品均应在入境前5天内或入境时报检

16．进口转基因产品如有下列情况之一的，检验检疫机构通知货主或其代理人做退货或者销毁处理（　　　　）。

　　A．申报为转基因产品，但经检测其转基因成分与批准文件不符的

　　B．申报为非转基因产品，但经检测其含有转基因成分的

　　C．转基因产品数量不合格的

　　D．转基因产品重量不合格的

17．预包装食品的包装上应当有标签。标签应当标明下列事项（　　　　　）。

　　A．名称、规格、净含量、生产日期　　　　B．成分或者配料表

　　C．生产者的名称、地址、联系方式　　　　D．保质期

18．进口食品报检时应提交的单据有（　　　　）。

　　A．报检人按规定填写入境货物报检单并提供合同、发票、装箱单、提（运）单等相关外贸单据

　　B．进口食品原产地证书

　　C．输出国使用的农药、化肥、除草剂、熏蒸剂及生产食品的原料、添加剂、加工方法等有关资料及标准

　　D．进口食品的信用证

三、判断题

1．涉及品质检验且在目的港或到达站卸货时没有发现残损的，可在合同约定的目的地向检验检疫机构报检并实施检验。　　　　　　　　　　　　　　　（　　　）

2．食品进口和销售记录应当真实，保存期限不得少于3年。　　　　（　　　）

3．我国规定禁止或限制入境的动物、动物产品及其他检疫物等，即使持特许审批单也不允许报检。　　　　　　　　　　　　　　　　　　　　　　　（　　　）

4．对于实施标识管理的进境转基因产品，检验检疫机构核查标识，符合《农业转基因生物标识审查认可批准文件》的，准予进境；不按规定标识的，重新标识后方可进境；未标识的，不得进境。　　　　　　　　　　　　　　　　　　　　　（　　　）

5．检验检疫机构一律按照国际标准进行转基因项目检测。　　　　　（　　　）

6．进口124种入境人类食品和动物饲料添加剂及原料产品时，外包装上须印明产品用途（用于食品加工或动物饲料加工或仅用于工业用途），所印内容不一定与向检验检疫机构申报用途一致也可进口。　　　　　　　　　　　　　　　　（　　　）

7．检验检疫机构对进口化妆品生产企业实施卫生注册登记管理。　　（　　　）

8．《中华人民共和国食品安全法》由中华人民共和国第十一届全国人民代表大会常务委员会第七次会议于2009年2月28日通过并予以公布，自2009年6月1日起施行。

（　　　）

9．对于过境转基因产品的报检，国家质检总局自收到申请之日起60日内做出答复，对符合要求的，签发转基因产品过境转移许可证，并通知进境口岸检验检疫机构。（　　　）

10．凡以保健食品名义报检的进口食品必须报国家食品药品监督管理局审批合格后方准进口。　　　　　　　　　　　　　　　　　　　　　　　　　　（　　　）

11．预包装食品，指预先定量包装或者制作在包装材料和容器中的食品。（　　　）

12．进口商在签订进口合同后应到检验检疫机构办理检疫审批手续，取得准许入境的进境动植物检疫许可证。　　　　　　　　　　　　　　　　　　　（　　　）

13．已实施装运前检验的货物，入境时无须再报检。 （ ）

14．入境货物调离通知单是进口法检货物已向检验检疫机构报检并准予销售、使用的有效凭证。 （ ）

15．进口大型成套设备，须向目的地检验检疫机构申请检验。 （ ）

16．已实施装运前检验的入境货物，入境时检验检疫机构仍须实施检验。 （ ）

17．进口需要检疫审批的货物，必须在检疫许可证规定的口岸入境。 （ ）

18．某公司从美国进口一批苹果，从上海口岸入境，目的地合肥。该公司应向上海检验检疫机构报检，该货物必须由上海检验检疫机构检疫。 （ ）

19．北京某公司进口 10 辆日本汽车，货物到达天津口岸后，应直接向天津检验检疫局办理报检手续。 （ ）

20．法定检验范围以外的入境货物的收货人发现商品质量不合格的，可向检验检疫机构申请检验出证。 （ ）

21．对于法定检验的进口商品，如果合同中约定由买卖双方协商确定的国外检验机构进行检验，报检时应在报检单上注明，检验检疫机构不再进行检验。 （ ）

22．法定检验检疫的入境货物转异地检验的，口岸检验检疫机构不做检疫处理。 （ ）

23．入境废物到达口岸后，货主或其代理人应立即向口岸或到达站检验检疫机构报检，并由检验检疫机构根据货物不同性质特点实施卫生检验、检疫处理以及环保项目的检验，经检验检疫合格后方可签发入境货物通关单供货主办理通关放行手续。 （ ）

24．输入植物种子、种苗及其他繁殖材料的，应当在进境前 14 天报检。 （ ）

25．因科研等特殊需要，输入禁止入境物的，必须提供入境口岸检验检疫机构签发的特许审批证明。 （ ）

四、案例思考

1．2016 年 7 月，宁波检验检疫局对一批从葡萄牙进口的玩具进行检验时发现：该批玩具中含植物种子和危化品。根据《中华人民共和国进出口商品检验法》《中华人民共和国进出境动植物检疫法》《危险化学品安全管理条例》等有关规定，宁波检验检疫局及时出具检验检疫处理通知书，对上述植物种子和危化品实施了销毁处理。请你对该案例进行分析解读。

2．2016 年 9 月，宁波检验检疫局在对一辆来自中国香港的奔驰旅居车进行现场检验时，检验人员发现该辆车打刻的车架号锈蚀严重，车辆底盘比较陈旧，车型外观与 2015 年国家质检总局检验司第 70 号警示通报中的以旧充新奔驰旅居车相似，经过标签、轮胎、发动机号等细节比对，确认该辆奔驰旅居车与 2015 年上海口岸退运的为同一车辆。因此，宁波检验检疫局及时出具检验检疫处理通知书，要求企业对该辆车进行退运，同时根据《中华人民共和国进出口商品检验法》有关规定对货主进行了行政处罚。请你对该案例进行分析解读。

3．2016 年 9 月，宁波某进出口公司从巴基斯坦进口的一批废塑料，重量为 149.68t，货值 6.81 万美元。宁波检验检疫局按国家环控标准对该批货物进行了开、掏箱检验检疫，发现该批货物夹带有医疗废物、生活垃圾和土壤，不符合国家环控标准。宁波检验检疫局根据有关规定，出具了检验证书并做退运处理。请你对该案例进行分析解读。

项目四　出入境货物运输包装报检

项目背景：2016 年 6 月 8 日，国家质检总局决定废止 58 件规范出入境货物运输包装报检性文件，其中《出口商品运输包装检验管理办法（试行）》（国家商检局令 3 号）、《出口商品运输包装检验工作若干规定》（国检鉴[1991]293 号）及《进出口食品包装容器、包装材料实施检验监管工作管理规定》（国质检检[2006]135 号）被列入废止文件目录。这意味着进出口食品包装及出口普通货物包装检验监管业务被取消，但是其他出口商品货物运输包装容器，还需在商检机构或商检机构指定的检验机构报检，并进行检验检疫。作为报检员，张庭要清楚这些规定和要求，熟练地完成需要检验检疫的出入境货物运输包装的报检。

知识目标：了解出入境货物运输包装的报检范围；掌握出入境货物运输包装的报检流程，单证提交及其他特殊的检验检疫要求。

能力目标：能够按照报检要求办理各种货物包装的出入境报检的工作。

任务分解：

任务一　出境危险货物包装容器报检

任务二　出境小型气体容器报检

任务三　出境木质包装报检

任务四　入境木质包装报检

任务一　出境危险货物包装容器报检

任 务 导 入

2016 年 6 月 8 日，国家质检总局决定废止 58 件规范性文件，取消了对进出口食品包装及出口普通货物包装的法定检验监管。但出口危险货物的包装检验，按《海运出口危险货物包装检验管理办法》办理，不属于普通货物包装，仍需要法定检验监管。作为报检员，张庭要办理一批出境危险货物包装容器报检，为顺利完成这项任务，他必须思考下列问题，完成出境危险货物包装容器报检学习任务：

（1）出口危险货物包装容器性能检验报检和使用鉴定报检时应提供的单证有哪些？

（2）出口危险货物包装容器性能检验报检和使用鉴定的其他规定和要求有哪些？

（3）出口危险货物包装容器性能检验结果单和使用鉴定结果单的使用及用途是什么？

我国为加强对海运出口危险货物包装的检验和监督管理，保障生产、人身和运输安全，扩大出口，对《国际海运危险货物规则》（以下简称《国际海运危规》）规定范围内的海运出口危险货物的包装实行检验制度。

一、主管机关

各地检验检疫机构负责监督管理本地区的海运出口危险货物包装的检验工作，并办理出口危险货物包装的性能检验和使用鉴定。

二、出口危险货物包装容器性能检验

生产海运出口危险货物包装容器的企业，需要向检验检疫机构办理登记。生产企业必须按《国际海运危规》的要求，组织危险货物包装的生产，建立检验制度，配备检验人员和检验设备，加强质量管理和产品检验工作。生产企业在包装容器生产检验合格的基础上，向检验检疫机构申请性能检验。

1．报检范围

按照《中华人民共和国进出口商品检验法》的规定，为出口危险货物生产运输包装容器的企业，必须向检验检疫机构申请运输包装容器性能检验。危险货物指具有燃烧、爆炸、腐蚀、毒害以及放射性、辐射性等危险特性，可能危害生命、财产、环境的物质和物品。盛装这些物质或物品的容器，称为危险货物包装容器，均列入法定检验范围。

2．报检应提供的单据

（1）按规定填写并提供出境货物运输包装检验申请单；
（2）运输包装容器生产企业的出口危险货物运输包装容器质量许可证；
（3）该批运输包装容器的生产标准；
（4）该批运输包装容器的工艺规程和自检结果。在检验检疫机构定期鉴定的周期内，生产企业如需改变产品标准和加工工艺，应及时向检验检疫机构重新申请鉴定。

3．其他规定和要求

（1）国家对出口危险货物运输包装容器生产企业实行质量许可证制度。出口危险货物运输包装容器的生产企业须取得出口质量许可证，方可生产出口危险货物运输包装容器。
（2）空运、海运出口危险货物的运输包装容器由检验检疫机构按照《国际海运危规》和《危险物品安全航空运输技术细则》（以下简称《国际空运危规》）的有关规定实行强制性检验。经检验合格，方可用于包装危险货物。
（3）生产企业生产的包装容器，必须铸印或标明经商检机构批准的生产企业代号及批号。对性能稳定，并能完全达到《国际海运危规》要求的包装容器，生产企业可向检验检疫机构申请商检标识。
（4）出境货物运输包装性能检验结果单（如图4-1所示）的使用说明：经性能检验合格的危险货物运输包装容器，由检验检疫机构出具出境货物运输包装性能检验结果单（以下简称性能检验结果单）。性能检验结果单表明所列运输包装容器经检验检疫机构检验，并符合《国际海运危规》或《国际空运危规》的规定。

中华人民共和国出入境检验检疫

出境货物运输包装性能检验结果单

正 本

编号 4708003080000398

申请人	广州市前景进出口贸易有限公司			
包装容器名称及规格	双瓦楞纸箱 A=A 58×36×45CM	包装容器标记及批号	4708004850	
包装容器数量	-10000-	生产日期	自 2008 年 1 月 11 日至 年 月 日	
拟装货物名称	服装	状态	比重 =10=千克	
检验依据	SN/T0262-93 出口商品运输包装瓦楞纸箱检验规程	拟装货物类别(画"×")	□危险货物 ☒一般货物	
		联合国编号	***	
		运输方式	汽车运输	

检验结果

按《出口商品运输包装瓦楞纸箱检验规程》进行抽样,经性能检验各项指标达到规定要求,适合出口商品运输包装。出口运输条件:集装箱运输。

广州市前景进出口贸易有限公司

广州市前景进出口贸易有限公司

中华人民共和国检验检疫专用章 (4)

签字: 陈华　　　　日期: 2008 年 1 月 17 日

包装使用人	广州市前景进出口贸易有限公司

本单有效期 截止于 2009 年 7 月 17 日

分批使用核销栏	日期	使用数量	结余数量	核销人	日期	使用数量	结余数量	核销人

说明: 1. 当合同或信用证要求包装检验证书时,可凭本结果单向出境所在地检验检疫机关申请检验证书。

2. 包装容器使用人向检验检疫机关申请包装使用鉴定时,须将本结果单交检验检疫机关核实。

[3-2(2000.1.1)]

B 0047203

图 4-1　出境货物运输包装性能检验结果单

4. 性能检验结果单的用途

(1)性能检验结果单正本供出口危险货物的经营单位向检验检疫机构申请出口危险货物品质检验时使用。

（2）性能检验结果单正本供出口危险货物的经营单位向检验检疫机构申请出口危险货物运输包装容器的使用鉴定时使用。

（3）在性能检验结果单的有效期内，同一批号不同使用单位的出口危险货物运输包装容器，可以凭该单向检验检疫机构申请办理分证。

（4）经检验检疫机构检验合格的本地区运输包装容器销往异地装货使用时，必须附有当地检验检疫机构签发的性能检验结果单随该批运输包装容器流通。

（5）使用地出口危险货物生产企业在报检时，持性能检验结果单（正本）或分单（正本）办理品质检验或使用鉴定报检手续。

二、出口危险货物包装容器使用鉴定

性能检验良好的运输包装容器，如果使用不当，仍达不到保障运输安全及保护商品的目的。为履行《化学品全球分类与标记协调制度》（GHS），保证危险货物运输安全，有效应对欧盟、美国、日本等国家和地区针对 GHS 新制定的化学品安全管理技术措施，危险货物运输包装容器经性能检验合格后，危险货物生产企业对其使用的包装容器，应逐批向检验检疫机构申请办理使用鉴定。

1．报检范围

按照《中华人民共和国进出口商品检验法》规定，生产出口危险货物的企业，必须向检验检疫机构申请运输包装容器的使用鉴定。

2．报检应提供的单据

（1）出境货物运输包装检验申请单；

（2）出境货物运输包装性能检验结果单；

（3）危险货物说明；

（4）其他有关资料。

3．出境危险货物运输包装使用鉴定结果单的用途

经使用鉴定合格的危险货物运输包装容器，由检验检疫机构出具出境危险货物运输包装使用鉴定结果单（图 4-2，以下简称使用鉴定结果单）。使用鉴定结果单表明所列运输包装容器经检验检疫机构鉴定，可按《国际海运危规》或《国际空运危规》的规定盛装货物。

（1）外贸经营部门凭检验检疫机构出具的使用鉴定结果单验收危险货物。

（2）使用鉴定结果单是向港务部门办理出口装运手续的有效证件，港务部门凭使用鉴定结果单安排出口危险货物的装运，并严格检查包装是否与检验结果单相符，有无破损、渗漏、污染和严重锈蚀等情况，对未经鉴定合格并取得使用鉴定结果单的货物，港务部门拒绝办理出口装运手续。

（3）对同一批号、分批出口的危险货物运输包装容器在使用鉴定结果单有效期内，可凭该结果单在出口所在地检验检疫机构办理分证手续。

583

中华人民共和国出入境检验检疫

出境危险货物运输包装使用鉴定结果单

正　本

编号_____

申请人			
使用人			
包装容器名称及规格		包装容器标记及批号	
货物包装类别			
包装容器性能检验结果单号			
运输方式			
危险货物名称	（中文）	危险货物类别	
	（英文）	联合国编号	
危险货物状态		危险货物密度	
报检包件数量		单件容积	单件毛重
危险货物灌装日期	年　月　日		单件净重
检验依据			

鉴定结果

签字：　　　　　　日期：　　年　　月　　日

本结果单有效期	截止于　　　年　　月　　日						
分批出境核销栏	日期	出境数量	结余数量	核销人	日期	出境数量	结余数量	核销人

说明：1. 外贸经营单位必须持本结果单正本向有关运输部门办理危险货物出境托运手续。2. 当合同或信用证要求包装检验证书时，可凭本结果单向出境所在地检验检疫机关申请签发检验证书或根据需要办理分证。

[3-3(2000.1.1)]

AA1058466

图4-2　出境危险货物包装容器使用鉴定结果单

任务二　出境小型气体容器报检

任务导入

根据《商检法》和《国际海运危险货物规则》的有关规定，检验检疫机构对海运出境小型气体容器实施检验和管理。作为报检员，张庭要办理一批出境小型气体容器报检，为顺利完成这项任务，他必须思考下列问题，完成出境小型气体容器报检学习任务：

（1）出境小型气体容器的报检范围是什么？

（2）出境小型气体容器报检应提供的单证有哪些？

（3）出境小型气体容器报检的其他规定和要求有哪些？

一、报检范围

根据《商检法》和《国际海运危规》的有关规定，检验检疫机构对海运出口危险货物小型气体容器实施检验和管理。

实施检验的海运出口危险货物小型气体容器，指充灌有易燃气体的气体充灌容器，容量不超过 $1\,000\,cm^3$、工作压力大于 0.1MPa（100kPa）的气体喷雾器及其他充灌有气体的容器。

二、报检应提供的单据

（1）报检时须提供出境货物运输包装检验申请单，并提供相关外贸单据，如合同或销售确认书、发票、装箱单等；

（2）报检时须提供小型气体容器产品标准、性能试验报告和包装件厂检合格单（表4-1）。

表 4-1　出境危险货物包装容器使用鉴定厂检记录单

报检注册号：

申请单位（盖章）	湖北德众化工有限公司				
危险货物名称	氯甲基三氯硅烷		报验数量		1 只
危险货物状态	固态	比重	联合国编号		UN NO: 3390
单位包装毛重/净重（kg）			货物类别	危险货物	包装类别	Ⅰ类
鉴定项目	**鉴定结果**				
包装容器名称及规格	16L 开口钢桶 ∅ 282*280*0.5（MM）				
包装性能鉴定合格单号					
包装容器标记及批次	(un)　1A2/X40/S/12 CN/320814　PI：005				
单件包装灌装量	90%				
包装封口状况	封口牢固，密封可靠，无渗漏				
外包装容器状况	完好				
内包装容器状况	良好				
危险品标识	容器标记清晰、牢固、正确，货物名称及联合国编号相符				
包装容器外观	清洁、无污染物、无破损及变形。				
相容性试验（六个月）	合格				
判定依据	《国际海运危险货物规则》 《水路运输危险货物包装检验安全规范》（GB19270—2009）				
判定	合格				
备注	无				

检验时间：　　　　　　　　　　检验人员：　　　　　　　　　审核：

检验地点：

三、报检其他规定提示

（1）生产出口危险货物小型气体容器的生产企业应向当地检验检疫机构办理注册登记，经检验检疫机构考核合格并获得出口商品质量许可证，或取得出口商品质量体系（ISO9000）合格证书的生产厂方可从事出口危险货物小型气体容器的生产。

（2）已获准生产出口危险货物小型气体容器的生产企业在对本企业产品检验合格后，向检验检疫机构申请海运出口危险货物小型气体容器的包装检验。

（3）检验检疫机构依照《海运出口危险货物小型气体容器包装检验规程》及《国际海运危规》，对海运出口危险货物小型气体容器包装进行性能检验，经检验合格的签发出境货物运输包装性能检验结果单。

任务三　出境木质包装报检

任务导入

为规范木质包装检疫监督管理，确保出境货物使用的木质包装符合输入国家或者地区检疫要求，依据《中华人民共和国进出境动植物检疫法》及其实施条例，参照国际植物检疫措施标准第 15 号《国际贸易中木质包装材料管理准则》的规定，国家质检总局会同海关总署、商务部、国家林业局联合发布了 2005 年第 4 号联合公告，并制定了《出境货物木质包装检疫处理管理办法》，于 2005 年 3 月 1 日起实施。报检员张庭要办理出境木质包装报检，为顺利完成这一任务，他需要完成下列学习任务：

（1）掌握出境木质包装报检范围；

（2）熟悉出境木质包装除害处理申报；

（3）明确出境木质包装报检应提供的单据；

（4）了解出境木质包装报检的其他规定。

一、报检范围

出境货物木质包装应当按照国家质检总局规定的检疫除害处理方法实施检疫处理，并按照要求加施"IPPC"标识。检验检疫机构对出境货物使用的木质包装实施抽查检疫的检验检疫监督管理模式。

《出境货物木质包装检疫处理管理办法》所称木质包装是指用于承载、包装、铺垫、支撑、加固货物的木质材料，如木板箱、木条箱、木托盘、木框、木桶、木轴、木楔、垫木、枕木、衬木等。

经人工合成或者经加热、加压等深度加工的包装用木质材料（如胶合板、纤维板等）除外。薄板旋切芯、锯屑、木丝、刨花等以及厚度等于或者小于 6mm 的木质材料除外。

知识链接 4-1

IPPC 标识

IPPC 的英文全称是 International Plant Protection Convention，即国际植物保护公约（简称 IPPC）。2002 年 3 月国际植物保护公约组织发布了国际植物检疫措施标准第 15 号出版物《国际贸易中木质包装材料管理准则》（Guidelines for Regulating Wood Packing Material in International Trade），简称第 15 号国际标准，即为国际木质包装检疫措施标准。IPPC 标识用以识别符合 IPPC 标准的木质包装，表示该木质包装已经经过 IPPC 检疫标准处理。

木质包装上加盖 IPPC 标识的目的是确保全球农业安全，并采取有效措施防止有害生物随植物和植物产品传播和扩散，促进有害生物控制措施。国际植物保护公约为区域和国家植物保护组织提供了一个国际合作、协调一致和技术交流的框架和论坛。由于认识到 IPPC 在植物卫生方面所起的重要作用，WTO/SPS 协议规定 IPPC 为影响贸易的植物卫生国际标准（植物检疫措施国际标准，ISPMs）的制定机构，并在植物卫生领域起着重要的协调一致的作用。

我国从 2006 年起执行这一国际标准，2006 年 1 月 1 日至 6 月 30 日为过渡期。现在，入境的木质包装若无 IPPC 标识或 IPPC 标识不符合要求，可能连同货物一起被责令退运出境。

二、除害处理申报

出境货物木质包装在实施除害处理前应向检验检疫机构申报，经处理合格且加施标识的木质包装在出境时无需再单独报检。出境货物木质包装除害处理标识加施资格证书如图 4-3 所示。

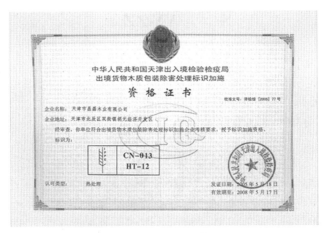

图 4-3　出境货物木质包装除害处理标识加施资格证书

出境货物木质包装应当按照《出境货物木质包装检疫处理管理办法》（国家质检总局第 69 号令）所规定的检疫除害处理方法实施处理（参见知识链接 4-2），并按照知识链接 4-3 的要求加施专用标识。

知识链接 4-2

出境货物木质包装除害处理方法

一、热处理（HT）

1. 必须保证木材中心温度至少达到56℃，持续30min以上。

2. 窑内烘干（KD）、化学加压浸透（CPI）或其他处理方法只要达到热处理要求，可以视为热处理。如化学加压浸透可通过蒸汽、热水或干热等方法达到热处理的技术指标要求。

二、溴甲烷熏蒸处理（MB）

1. 常压下，按下列标准处理

温度	剂量（g/m³）	最低浓度要求（g/m³）			
		0.5h	2h	4h	16h
≥21℃	48	36	24	17	14
≥16℃	56	42	28	20	17
≥11℃	64	48	32	22	19

2. 最低熏蒸温度不应低于10℃，熏蒸时间最低不应少于16h。

三、其他方法

国际植物检疫措施标准或输入国家/地区认可的其他除害处理方法。

知识链接 4-3

出境货物木质包装除害处理标识要求

（1）标识式样：

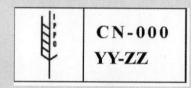

其中：

IPPC——《国际植物保护公约》的英文缩写；

CN——国际标准化组织（ISO）规定的中国国家编码；

000——出境货物木质包装标识加施企业的3位数登记号，按直属检验检疫局分别编号；

YY——除害处理方法，溴甲烷熏蒸——MB，热处理——HT；

ZZ——各直属检验检疫局2位数代码（如江苏局为32）。

（2）除上述信息外，标识加施企业可根据需要增加其他必要的信息。

（3）标识颜色应为黑色，采用喷刷或电烙方式加施于每件木质包装两个相对面的显著位置，保证其永久性且清晰易辨。

（4）标识为长方形，规格有三种：3cm×5.5cm、5cm×9cm及10cm×20cm，标识加施企业可根据木质包装大小任选一种，特殊木质包装经检验检疫机构同意可参照标记式样比例确定。

对木质包装实施除害处理并加施标识的企业（以下简称标识加施企业），应当向所在地检验检疫机构提出除害处理标识加施资格申请并提供以下材料：

（1）出境货物木质包装除害处理标识加施申请考核表（参见知识链接 4-4）；

（2）工商营业执照及相关部门批准证书复印件；

（3）厂区平面图，包括原料库（场）、生产车间、除害处理场所、成品库平面图；

（4）热处理或者熏蒸处理等除害设施及相关技术人员和管理人员的资料；

（5）木质包装生产防疫、质量控制体系文件；

（6）检验检疫机构要求的其他材料。

知识链接 4-4

申请编号

出境货物木质包装除害处理标识

加施资格申请考核表

企业名称（盖章）：

企业地址：

申请日期：

各地直属检验检疫机构对标识加施企业的热处理或者熏蒸处理设施、人员及相关质量管理体系等进行考核，符合要求的（知识链接 4-5），颁发除害处理标识加施资格证书（知识链接 4-6），并公布标识加施企业名单，同时报国家质检总局备案，标识加施资格有效期为三年；不符合要求的，不予颁发资格证书，并将不予颁发的理由书面告知申请企业（知识链接 4-7）。未取得资格证书的，不得擅自加施除害处理标识。

知识链接 4-5

出境货物木质包装除害处理标识加施企业考核要求

一、热处理设施

1. 热处理库应保温、密闭性能良好，具备供热、调湿、强制循环设备，如采用非湿热装置提供热源的，需安装加湿设备。

2. 配备木材中心温度检测仪或耐高温的干湿球温度检测仪，且具备自动打印、不可人为修改或数据实时传输功能。

3. 供热装置的选址与建造应符合环保、劳动、消防、技术监督等部门的要求。

4. 热处理库外具备一定面积的水泥地面周转场地。

5. 设备运行能达到知识链接 4-1 中热处理技术指标要求。

二、熏蒸处理条件及设施

1. 具备经检验检疫机构考核合格的熏蒸队伍或签约委托的经检验检疫机构考核合格的熏蒸队伍。

2. 熏蒸库应符合《植物检疫简易熏蒸库熏蒸操作规程》（SN/T1143—2002）的要求，密闭性能良好，具备低温下的加热设施，并配备相关熏蒸气体检测设备。

3. 具备相应的水泥硬化地面周转场地。

4. 配备足够的消防设施及安全防护用具。

三、厂区环境与布局

1. 厂区道路及场地应平整、硬化，热处理库、熏蒸库、成品库及周围应为水泥地面。厂区内无杂草、积水，树皮等下脚料集中存放处理。

2. 热处理库、熏蒸库和成品库与原料存放场所、加工车间及办公、生活区域有效隔离。成品库应配备必要的防疫设施，防止有害生物再次侵染。

3. 配备相应的灭虫药械，定期进行灭虫防疫并做好记录。

四、组织机构及人员管理

1. 建立职责明确的防疫管理小组，成员由企业负责人、相关部门负责人、除害处理技术人员等组成。防疫小组成员应熟悉有关检验检疫法律法规。

2. 配备经检验检疫机构考核合格的协管员，并要求其掌握木质包装检疫要求及除害处理效果验收标准，协助检验检疫机构做好监管工作。协管员应为防疫管理小组成员。

3. 主要管理和操作人员应经检验检疫机构培训并考核合格。除害处理技术及操作人员应掌握除害处理操作规程。

五、防疫、质量管理体系

1. 明确生产质量方针和目标，将除害处理质量纳入质量管理目标。

2. 制定原料采购质量控制要求，建立原料采购台账，注明来源、材种、数量等。

3. 制定木质包装检疫及除害处理操作流程及质量控制要求，进行自检和除害处理效果检查，并做好记录。

4. 制定标识加施管理及成品库防疫管理要求，并做好进、出库、销售记录，保证有效追溯产品流向。

5. 制定环境防疫控制要求，定期做好下脚料处理、环境防疫并做好记录。

6. 建立异常情况的处置和报告程序。

知识链接 4-6

中华人民共和国　　　　　　　出入境检验检疫局

出境货物木质包装除害处理标识加施

资格证书

企业名称：

企业地址：

　　经审查，你单位符合出境货物木质包装除害处理标识加施企业考核要求，授予标识加施资格。

　　标识为：

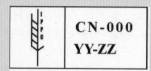

认可类型：□热处理　□熏蒸处理

认可编号：

发证日期：　　　　年　　　　月　　　　日

有效期至：　　　　年　　　　月　　　　日

××××出入境检验检疫局（印章）

知识链接 4-7

中华人民共和国　　　　　出入境检验检疫局
出境货物木质包装除害处理标识加施资格
考核告知书

检审告 [　　　] 　　号

企业名称：
住址或地址：

经过我局考核，你单位：

不符合申请出境货物木质包装除害处理标识加施资格的相关要求，考核不合格。

按照《中华人民共和国行政许可法》和《出境货物木质包装检疫处理管理办法》的相关规定，现将你单位的出境货物木质包装标识加施资格申请材料退给你们。

特此通知。

本局地址：
联系人：
联系电话：

（印章）
年　　　月　　　日

三、报检应提供的单据

出口企业使用加施 IPPC 标识的木质包装，如果输入国家或地区不要求出具植物检疫证书或熏蒸消毒证书，则出口商离境不需要向检验检疫机构申请木质包装的报检，但应接受检验检疫机构的监管和抽查。

对于重复使用的木质包装，使用企业应向当地检验检疫机构申报，以便检验检疫机构核查。木质包装和货物一起，在货物出口时报检，按规定填写出境货物报检单，并提供外贸合同、信用证、发票、装箱单等有关外贸单证。

根据植物检疫措施第 15 号国际标准，采标国家或地区不应继续要求出具植物检疫证书或熏蒸消毒证书。对于有特殊要求的国家或地区，检验检疫机构将根据需要出具相关证书。

四、其他规定和要求

（1）出口商应从获得标识加施资格的企业购买木质包装。标识加施企业名单可在国家质检总局网站或所在地检验检疫机构网站上查询，并自主选择购买经有效检疫处理的木质包装。

（2）出口商购买的木质包装无 IPPC 专用标识的，可委托已获得 IPPC 专用标识加施资格的检疫处理单位实施检疫处理，并加施 IPPC 专用标识。

（3）标识加施企业出现以下情况之一的，应当向检验检疫机构重新申请标识加施资格：

1）热处理或者熏蒸处理设施改建、扩建；

2）木质包装成品库改建、扩建；

3）企业迁址；

4）其他重大变更情况。

未重新申请的，检验检疫机构暂停直至取消其标识加施资格。

（4）标识加施企业应当将木质包装除害处理计划在除害处理前向所在地检验检疫机构申报，检验检疫机构对除害处理过程和加施标识情况实施监督管理。

任务四　入境木质包装报检

任 务 导 入

在办理了出境木质包装报检后，作为报检员的张庭，又要办理一批入境木质包装的报检，为顺利完成这一任务，他需要完成下列学习任务：

（1）掌握入境木质包装报检范围；

（2）熟悉入境木质包装除害处理申报；

（3）明确入境木质包装报检应提供的单据；

（4）了解入境木质包装报检的其他规定。

一、报检范围

进境木质材料可能携带有松材线虫、天牛科、小蠹科和长蠹科等林木有害生物。为保护国内农、林、牧业生态安全，我国明确规定进境木质包装应当报检，未按规定报检将受到行政处罚。

根据 2006 年 1 月 1 日起施行的《进境货物木质包装检疫监督管理办法》（国家质检总局第 84 号令）的有关规定，木质包装是指用于承载、包装、铺垫、支撑、加固货物的木质材料，如木板箱、木条箱、木托盘、木框、木桶（盛装酒类的橡木桶除外）、木轴、木楔、垫木、枕木、衬木等。木质包装不包括经人工合成或者经加热、加压等深度加工的包装用木质材料（如胶合板、刨花板、纤维板等）以及薄板旋切芯、锯屑、木丝、刨花等以及厚度等于或者小于 6mm 的木质材料。

二、除害处理

1．木质包装除害处理办法

（1）热处理（HT）。

1）必须保证木材中心温度至少达到 56℃，并持续 30min 以上。

2）窑内烘干（KD）、化学加压浸透（CPI）或其他方法只要能达到热处理要求，均可视为热处理。如化学加压浸透可通过蒸汽、热水或干热等方法达到热处理的技术指标要求。

（2）溴甲烷熏蒸处理（MB）。

1）常压下，按下列标准处理：

表 4-2　常压下的溴甲烷熏蒸处理标准

温度	剂量（g/m³）	最低浓度要求（g/m³）			
		0.5h	2h	4h	16h
≥21℃	48	36	24	17	14
≥16℃	56	42	28	20	17
≥11℃	64	48	32	22	19

2）最低熏蒸温度不应低于 10℃，熏蒸时间最低不应少于 16h。

3）来自松材线虫疫区国家或地区的针叶树木质包装暂按照以下要求进行溴甲烷熏蒸处理：

表 4-3　松材线虫疫区针叶树木质包装的溴甲烷熏蒸处理标准

温度	溴甲烷剂量（g/m³）	24h 最低浓度要求（g/m³）
≥21℃	48	24
≥16℃	56	28
≥11℃	64	32

注：最低熏蒸温度不应低于 10℃，熏蒸时间最低不应少于 24h。松材线虫疫区为：日本、美国、加拿大、墨西哥、韩国、葡萄牙及中国台湾、香港地区。

待 IPPC 对溴甲烷熏蒸标准修订后，按照其确认的标准执行。

（3）国际植物检疫措施标准或国家质检总局认可的其他除害处理方法。

（4）依据有害生物风险分析结果，当上述除害处理方法不能有效杀灭我国关注的有害生物时，国家质检总局可要求输出国家或地区采取其他除害处理措施。

2．标识要求

（1）标识式样如图 4-4 所示。

（2）输出国家或地区官方植物检疫机构或木质包装生产企业可以根据需要在标识上增加其他信息，如去除树皮以 DB 表示。

（3）标识必须加施于木质包装显著位置，至少应在相对的两面，标识应清晰易辨、永久且不能移动。

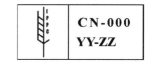

图 4-4　木质包装除害处理标识

（4）标识避免使用红色或橙色。

三、报检程序及要求

进境货物使用木质包装的，货主或其代理人应当向出入境检验检疫机构报检，未报检的，出入境检验检疫机构依照有关法律规定进行处罚。

1．报检时间及地点

入境前或入境时与进境货物一起向入境口岸检验检疫机构报检或申报。

2．报检应提供的单证

入境报检时，应填写入境货物报检单并提供合同、发票、提单等有关单证。

自 2006 年 9 月 15 日起，所有使用木质包装的进境货物，必须根据所用木质包装的标识加施情况，在入境货物报检单的"标识及号码"栏加注"有 IPPC 标识"或"无 IPPC 标识"（标记及号码如实申报）。对法定检验检疫的进境货物而未使用木质包装的，报检时须在报检单的"标记及号码"栏加注"未使用木质包装"声明，或者另出具声明文件。报检单上未注明木质包装使用情况或无相关声明的进境货物应不予受理报检。

四、报检的其他要求

2002 年 3 月，国际植物保护公约（IPPC）发布了国际植物检疫措施标准第 15 号《国际贸易中木质包装材料管理准则》，即为木质包装检疫措施国际标准。IPPC 是 WTO/SPS 指定的植物检疫措施国际标准的制定机构。

根据国家质检总局 2005 年第 11 号公告、国家质检总局 2005 年第 32 号公告、国家质检总局第 84 号令、国家质检总局 2006 年第 2 号公告、国家质检总局 2006 年第 105 号公告的有关规定，我国于 2006 年 1 月 1 日起正式实施木质包装国际标准。新规定要求进境货物使用的木质包装，应在输出国家或地区进行有效的检疫除害处理，并加贴国际植物保护组织（IPPC）专用标识。检验检疫机构按照以下具体情况进行处理：

（1）对已加贴 IPPC 专用标识的，按规定进行抽查。经抽查检疫发现活的有害生物的，对木质包装进行除害或销毁处理。

（2）对发现加贴的标识不符合 IPPC 式样，经抽查未检出活的有害生物的，予以放行；检出活的有害生物的，对木质包装进行除害或销毁处理。

（3）对无 IPPC 专用标识的，检验检疫机构要向进口企业或其代理人发出违规通知，并对木质包装进行查验。未检出活的有害生物的，予以放行；检出活的有害生物的，对木质包装进行除害或销毁处理。

（4）实施国际标准后，来自美、日、韩、欧盟国家和地区的木质包装应当在出境前进行除害处理并加施 IPPC 专用标识，不再要求输出国出具官方植物检疫证书、熏蒸/消毒证书、"使用非针叶树木质包装声明"等。如果未使用木质包装，进口商应出具无木质包装声明。

（5）采纳国际标准的新规定针对所有国家或地区。为降低松材线虫、天牛科、小蠹科和长蠹科等有害生物传入风险，我国近年来相继对来自美、日、韩、欧盟等国家和地区货物木质包装采取了加严检疫措施，但口岸截获情况表明：除美、日、韩、欧盟外，来自其他国家和地区的进境木质包装中也截获了大量有害生物。为此，采用国际标准后，我国要求所有国家或地区的输华木质包装均应按规定实施除害处理并加施 IPPC 专用标识，这样可以更有效地降低木质包装传播有害生物的风险，也符合 WTO/SPS 规则。

（6）进境船舶使用的垫舱木料同样存在传播有害生物的风险，因此对于卸离船舶上岸的垫舱木料，应实施规定的除害处理并加施 IPPC 专用标识，如未加施标识，或经检疫发现有害生物活体的或害虫为害迹象的，将在进境口岸实施除害处理。

（7）过境货物木质包装如果不是密封运输的，同样存在传播有害生物的风险，也应实施规定的除害处理并加施 IPPC 专用标识。

（8）来自我国香港、澳门、台湾地区的木质包装同样适用于国家质检总局发布的进境木质包装检疫管理规定。为便利通关，对于经我国港澳地区中转进境未使用木质包装的货物，货主或者其代理人可以向国家质检总局认定的我国港澳地区检验检疫机构申请对未使用木质包装情况进行确认并出具无木质包装证明文件。入境时，检验检疫机构审核证明文件，不再检查木质包装，必要时可以进行抽查。

（9）对于不符合进境检疫要求的木质包装，我国检验检疫机构将对木质包装进行除害处理或销毁处理。如果不便对木质包装进行拆解处理或违规情况严重的，将连同货物做退运处理。

练 习 题

一、单项选择题

1．从法国进口货物（未使用木质包装），报检时应提供由（ ）出具的无木质包装声明。

A．法国官方检疫部门　　　　　　　B．出品商
C．承运人　　　　　　　　　　　　D．收货人

2．下列描述正确的是（ ）。

A．欧盟输往我国的货物使用木质包装的，应提供出口商出具的植物检疫证书
B．欧盟输往我国的货物无木质包装的，应提供欧盟官方出具的无木质包装声明
C．我国输往欧盟的货物使用松材线虫疫区针叶树木质包装的，应申请《熏蒸/消毒证书》
D．我国输往欧盟的货物使用非针叶树木质包装的，可以根据需要申请《熏蒸/消毒证书》

3．来自美国、日本的货物使用非针叶树木质包装的，报检时应提供由（ ）出具的使用非针叶树木质包装声明。

A．输出国官方机构　　　　　　　　B．输出国民间机构
C．发货人　　　　　　　　　　　　D．收货人

4．进境货物使用的木质包装应加贴（ ）标识。

A．IPPC　　　　　　　　　　　　B．CCC
C．CIQ　　　　　　　　　　　　　D．ECIQ

5．为防止林木有害生物随木质包装传入，按照国际木质包装检疫标准，我国自2006年1月1日起，要求进境货物使用的木质包装，应在输出国家或地区进行有效的检疫除害处理，并加贴（ ）专用标识。

A．世界卫生组织　　　　　　　　　B．世界动物卫生组织
C．国际植物保护组织　　　　　　　D．世界粮农组织

6．生产危险货物出口包装容器的企业，必须向检验检疫机构申请包装容器的（ ）；生产出口危险货物的企业，必须向检验检疫机构申请包装容器的（ ）。

A．性能检验，使用鉴定　　　　　　B．使用鉴定，性能检验
C．性能检验，性能鉴定　　　　　　D．使用检验，使用鉴定

二、多项选择题

1．下列表述正确的是（ ）。

A．美国、日本输往中国的货物，使用针叶树木质包装的，入境报检时应提供由

美国、日本官方检疫部门出具的符合要求的植物检疫证书

  B．美国、日本输往中国的货物，使用非针叶树木质包装的，入境报检时应提供由出口商出具的使用非针叶树木质包装声明

  C．美国、日本输往中国的货物，未使用木质包装的，入境报检时应提供由出口商出具的无木质包装声明

  D．美国、日本输往中国的货物，未使用木质包装的，入境报检时不需要提供由出口商出具的无木质包装声明

2．下列业务中，报检时须提供关于包装情况的声明或证书的是（   ）。

  A．为北京某企业报检从荷兰进口的 200 株郁金香（检验检疫类别为 P/Q），考虑鲜花保鲜要求，在领取入境货物通关单后，告知货主可立即将货物空运至北京

  B．为某企业报检一批从澳大利亚进口的旧车床，在领取入境货物通关单后，告知货主可将货物运至目的地进行检验

  C．为某企业报检一批从泰国进口的香蕉（检验检疫类别为 P.R/Q.S），货物经韩国仁川转船，期间未更换包装。在口岸检验检疫机构检验检疫合格后，领取了入境货物检验检疫证明

  D．为长春某企业报检一批从法国进口的羊毛（检验检疫类别为 M.P/N.Q），在领取入境货物通关单后，告知货主即可将货物运至长春

3．这里的货物木质包装是指用于（   ），如木板箱、木条箱、木托盘、木框、木桶、木轴、木楔、垫木、衬木等。胶合板、纤维板等人造板材除外。

  A．承载   B．包装

  C．铺垫   D．支撑

4．某公司向美国出口一批非法定检验货物，采用纸箱包装，以下表述正确的有（   ）。

  A．该批货物无须办理报检手续

  B．该批货物须办理报检手续

  C．该公司应凭报关地检验检疫机构签发的通关单办理通关手续

  D．如果需要检验检疫证书，该公司应向产地检验检疫机构报检

5．某公司从英国进口一批棉布，纸箱包装，报检时应提供的单据有（   ）。

  A．合同、发票、装箱单、提单

  B．棉布的包装唛头、标签、吊牌等实物

  C．无木质包装声明

  D．包装性能检验结果

三、判断题

1．出口危险货物运输包装检验主要包括性能鉴定和使用鉴定。 （ ）

2．来自欧盟的货物，使用了非针叶树木质包装的，报检人在报检时应提供输出国家官方检疫部门出具的符合要求的检疫证书。 （ ）

3．从美国进口的商品，包装为塑料桶和胶合板，报检时应提供"无木质包装声明"。

                              （ ）

4．用于包装、铺垫、支撑、承载货物的木箱、木框、木契、胶合板等都属于检验检

疫中木质包装的范畴。　　　　　　　　　　　　　　　　　　　　　　　（　　）

5. 某公司向日本出口一批采用纸箱包装的羽绒服（检验检疫类别为/N），报检时无须提供的单据是无木质包装声明。　　　　　　　　　　　　　　　　（　　）

四、案例思考

2016 年 7 月，某进出口公司向国外出口 7 个集装箱装运的钢丝绳。在货物出运前，该公司新进上岗的装卸工人考虑到此批货物重量较大，为了方便客户利用铲车卸货，在夹板盘上加钉了未进行除害处理、未加施 IPPC 标识的实木条。该公司也未就该木质包装向当地检验检疫机构报检。货物到达目的国后，该国海关在查验过程中发现，包装物中混有实木包装且未加施 IPPC 标识，强制将全部货物做退运处理。

这桩由一根实木条引发货物退运案，给我们什么启示？

项目五 进出境集装箱、出入境交通工具的报检

项目背景：国际货物贸易是通过运输工具装载而从一个国家或地区运往另一个国家或地区。运输工具流动性大，来自不同国家和港口，其携带有害生物的风险较高，因而成为传带疫情的重要载体。集装箱运输是交通运输现代化的重要标志。与集装箱运输相伴随的一个重要问题是，集装箱能够导致一些病媒生物及动植物有害生物的国际传播。根据《国境卫生检疫法》和《动植物检疫法》的规定，出入境运输工具，如船舶、飞机、火车、汽车，以及出入境集装箱应依法接受检疫。

作为报检实习员，张庭要清楚集装箱及各类运输工具在出入境报检时的类型、有关规定和检验检疫申报的方法、检验检疫的流程等，其中船舶和集装箱的出入境检验检疫是整个项目的重点。在完成本项目的学习之后，张庭应能够熟练地完成不同出入境集装箱及各类运输工具的报检工作。

知识目标：通过本项目学习，熟悉出入境集装箱、交通运输工具的检验检疫的范围；清楚出入境集装箱、交通运输工具的报检要求，掌握出入境集装箱、交通运输工具的检验检疫程序。

能力目标：能办理出入境集装箱、交通运输工具的报检。

任务分解：

任务一　进出境集装箱报检

任务二　出入境船舶报检

任务三　出入境航空器报检

任务四　出入境列车、汽车及其他车辆报检

任务一　进出境集装箱报检

任务导入

张庭所在的公司欲办理集装箱的进出境报检，其实习指导教师请他了解进出境集装箱报检的相关知识，完成下列学习任务：

（1）熟悉集装箱检验检疫概述；

（2）掌握入境集装箱报检及检验检疫；

（3）掌握出境集装箱报检及检验检疫。

一、集装箱检验检疫的概述

出入境集装箱是指国际标准化组织所规定的集装箱，包括入境、出境、过境集装箱，根据是否载货又分为重箱和空箱。目前，世界上普通使用的是 6.15m（20ft）和 12.3m（40ft）

两种标准集装箱，以 6.15m 集装箱为一个标准单位。集装箱作为具有一定规格和强度的专为周转使用的大型货箱，可多次使用，用于装载进出口货物。从动植物检疫的观点看，集装箱具有包装物和运输工具的双重属性。

（一）集装箱检验检疫的目的

集装箱作为一种特殊的装载容器或运输设备，可反复装运并往返世界各地，其结构上有一部分属于植物产品的范畴，因此在集装箱运输中可能带有啮齿动物、蚊、蝇、蟑螂等病媒生物和植物危险性病、虫、杂草以及其他有害生物，可能带有土壤、动植物残留物及被有毒有害物质污染。

因此，为防止传染病、寄生虫病和植物危险性病、虫、杂草以及其他有害生物通过集装箱及集装箱货物传入、传出，保护农、林、牧、渔业生产和人体健康，保证集装箱运输的货物质量，促进对外贸易的发展，《商检法》《动植物检疫法》《国境卫生检疫法》及其实施条例中分别规定了：凡装载动植物、动植物产品和其他检疫物的进出境、过境集装箱，箱内货物带有植物性包装物或铺垫物的进境集装箱，以及来自动植物疫区的进境集装箱（含空箱和实箱）均应实施动植物检疫。

据部分口岸检验检疫机构的统计，来自疫区的集装箱占进境集装箱的 55%，进境集装箱带虫率达 10%；集装箱空箱带有稻草等植物残留物、生活垃圾和土壤的占 40%；在进境的集装箱检验检疫中，检出非洲大蜗牛、谷斑皮蠹、双钩异翅长蠹、菜豆象等植物危险性有害生物 80 多种，还从进境集装箱所带泥土中分离出多种线虫，多次发现大量活蟑螂、鼠和成群的蚊等。在对装载出口易腐变质食品的集装箱实施法定检验过程中，发现其中 5%的集装箱存在着箱体破损，密封状况不良，箱内不清洁，严重污染及上航次装载有毒有害危险品等不符合装载技术条件的现象和一些欺诈行为。

（二）集装箱检验检疫内容

集装箱检验检疫内容分为以下几类。

1．集装箱适载性检验

对装运出口易腐烂变质食品、冷冻品的集装箱，在装运前必须实施清洁、卫生、冷藏效能、密固状况等适载性检验。

检验内容：箱体、箱门完好，箱号清晰，安全铭牌齐全；箱体无有毒有害危险品标识；箱内清洁、卫生、无有毒有害残留物，且风雨密封状况良好；箱内温度达到冷藏要求，符合《商检法》及其实施条例的规定。

2．集装箱鉴定

集装箱鉴定包括集装箱载损鉴定、集装箱货物的装箱鉴定、集装箱货物的拆箱鉴定、集装箱承租鉴定、集装箱退租鉴定、集装箱的单项鉴定等项目。

3．集装箱检疫

集装箱检疫主要是检查集装箱是否来自疫区；是否被人类传染病和动物传染病病原体污染；是否带有植物危险性病、虫、杂草以及其他有害生物；有无啮齿动物、蚊、蝇、蟑螂等病媒生物；是否被有毒有害物质污染；是否清洁；是否带有土壤、动植物残留物；有无废旧物品、特殊物品、尸体、棺柩等，并按规定实施卫生除害处理。

《进出境集装箱检验检疫管理办法》规定的集装箱检疫范围为：

① 所有进出境的集装箱都必须实施卫生检疫；

② 装载动植物、动植物产品和其他检疫物的进出境集装箱，实施动植物检疫；

③ 带有植物性包装物、铺垫物的进境集装箱，实施动植物检疫；

④ 来自动植物疫区的集装箱，实施动植物检疫。

（三）集装箱检验检疫要求及检验方法

1. 集装箱检疫要求

（1）集装箱箱体表面标有集装箱所用裸露木材已按照有关规定进行免疫处理的免疫牌（标识）；

（2）集装箱未携带啮齿动物及蚊、蝇、蟑螂等病媒昆虫；

（3）集装箱未被人类传染病和国家公布的一、二类动物传染病、寄生虫病病原体污染；

（4）集装箱未携带植物危险性病、虫、杂草以及其他有害生物；

（5）集装箱未携带土壤、动物尸体、动植物残留物。

2. 集装箱检验方法

集装箱检验方法分为：

（1）箱体外表检疫查验；

（2）箱内检疫查验。

其具体查验方法后面会做具体介绍。

（四）集装箱的卫生除害处理

进出境集装箱有下列情况之一的，应做卫生除害处理：

（1）来自检疫传染病或监测传染病疫区的；

（2）被传染病污染的或可能传播检疫传染病的；

（3）携带有与人类健康有关的病媒昆虫或啮齿动物的；

（4）检疫发现有国家公布的一、二类动物传染病、寄生虫病名录及植物危险性病、虫、杂草名录中所列病虫害和对农、林、牧、渔业有严重危险的其他病虫害的，发现超过规定标准的一般性病虫害的；

（5）装载废旧物品或腐败变质有碍公共卫生物品的；

（6）装载尸体、棺柩、骨灰等特殊物品的；

（7）输入国家或地区要求做卫生除害处理的；

（8）国家法律、行政法规或国际条约规定必须做卫生除害处理的。

集装箱卫生除害处理的方法主要有熏蒸、消毒、杀虫等。

二、入境集装箱的报检

（一）报检范围

（1）所有入境集装箱应实施卫生检疫；

（2）来自动植物疫区的，装载动植物、动植物产品和其他检验检疫物以及箱内带有植物性包装物或铺垫材料的集装箱，应实施动植物检疫；

（3）法律、行政法规、国际条约规定或者贸易合同约定的其他应当实施检验检疫的集装箱，按照有关规定和约定实施检验检疫。

（二）报检要求

1．入境实箱报检要求

报检人应在办理报关手续前向进境所在地检验检疫机构办理申请，装载非法检货物的集装箱，必须填写出/入境集装箱报检单（图 5-1）；法检货物的集装箱，必须填写出/入境货物报检单及进境集装箱重箱检疫原始记录（表 5-1）向入境口岸检验检疫机构报检，未经检验检疫机构许可不得提运或拆箱。报检时应并提供集装箱数量、规格、号码，到达或离开口岸的时间，货物的种类、数量和包装材料等情况，以及合同、提单等有关单据。

中华人民共和国出入境检验检疫
出/入境集装箱报检单

报检单位(加盖公章)：　　　　　　　　　　　　　　　　　　　　＊编　　号

报检单位登记号：　　　　联系人：　　　电话：　　　报检日期：　年　月　日

收货人	（中文）			
	（外文）			
发货人	（中文）			
	（外文）			
集装箱规格及数量	集装箱号码	拟装/装载货物名称	包装/铺垫物种类及数量

运输工具名称号码		启运/到达国家或地区	
启运及经停地点		装运/到货日期	
提单/运单号		目的地	
集装箱停放地点		＊检验检疫费	
拆/装箱地点		总金额(人民币元)	
需要证单名称	□集装箱检验检疫结果单 □熏蒸/消毒证书 □	计费人	
		收费人	

报检人郑重声明： 　1．本人被授权报检。 　2．上列填写内容正确属实。 　　　　　　签名：＿＿＿＿＿	领　取　证　单	
	日期	
	签名	

注：1．有"＊"号栏由出入境检验检疫机关填写；2．凡需要出入境货物通关单以及申请委托检验业务的，不适用于本单，一律填写出入境货物报检单。

[1-9(2001.1.1)]

图 5-1　出入境集装箱报检单

表5-1　进境集装箱重箱检疫原始记录

报检号：

船名/航次：			提单号：		
报检集装箱数：			启运国家或地区：		
货物名称：			收货人（代理）：		

	时间：		地点：		抽查数量：
现场检疫	检出情况	1. 箱表携带土壤、杂草及其他有害生物　□无□有： 2. 啮齿动物及其痕迹、蚊、蝇、蟑螂等医学媒介生物　□无□有： 3. 夹带废旧物品、生活垃圾及其他有毒有害物质　□无□有： 4. 箱内土壤、杂草、动物尸体、动植物残留物等　□无□有： 5. 其他			

	名称	学名（拉丁文）	死（活）	检出量	备注
截获疫情					

检疫评定	□经检疫合格，同意进境。 □经检疫处理，符合检验检疫要求，同意进境。 □			
	检疫员：　　　　　　　　　年　　月　　日			
	审核人：　　　　　　　　　年　　月　　日			

2．入境空箱报检要求

进境集装箱承运人、货主或其代理人（简称报检人）办理海关手续前，必须向进境口岸检验检疫机构申报，必须填写入境集装箱报检单。未经检验检疫机构许可，不得提运或拆箱。报检时，应提供集装箱数量、规格、号码、到达或离开口岸时间，装箱地点和目的地，并随附相关单证。

（三）入境集装箱检验检疫程序

1．装载法定检验检疫商品的进境集装箱

检验检疫机构受理报检后，集装箱结合货物一并实施检验检疫，检验检疫合格的准予放行，并统一出具入境货物通关单。经检验检疫不合格的，按规定处理。需要实施卫生除害处理的，签发"检验检疫处理通知书"，完成处理后应报检人要求出具"熏蒸/消毒证书"。

2．装载非法定检验检疫商品的进境集装箱和进境空箱

检验检疫机构受理报检后，根据集装箱箱体可能携带的有害生物和病媒生物种类以及

其他有毒有害物质情况实施检验检疫，实施检验检疫后，对不需要实施卫生除害处理的，应报检人的要求出具"集装箱检验检疫结果单"（表5-2）；对需要实施卫生除害处理的，签发"检验检疫处理通知书"，完成处理后应报检人要求出具"熏蒸/消毒证书"。

3. 应在进境口岸实施检验检疫及监管的进境、过境集装箱

（1）口岸结关的、装载废旧物品的以及国家有关法律法规规定必须在进境口岸查验的集装箱，口岸检验检疫机构可根据工作需要指定监管地点对其集装箱实施检验检疫或做卫生除害处理。

（2）对过境集装箱，实施监管。经口岸检查集装箱外表发现有可能中途撒漏造成污染的，报检人应按检验检疫机构的要求，采取密封措施;无法采取密封措施的，不准过境。发现被污染或危险性病虫害的，应做卫生除害处理或不准过境。

（3）对已在口岸启封查验的进境集装箱，查验后要施加 CIQ 封识，出具集装箱检验检疫结果单，并列明所查验的进境集装箱原、新封识号。

4. 入境转关分流的集装箱

（1）指运地结关（转关）的进境集装箱，由指运地检验检疫机构实施检验检疫。口岸检验检疫机构实施口岸登记后，根据集装箱外表可能传带的有害生物种类实施检验检疫，主要检查有无非洲大蜗牛和土壤等，一般在进境口岸结合对运输工具的检验检疫、箱体卸运或进入堆场后检验检疫进行。

（2）口岸检验检疫机构应将在指运地检验检疫的进境集装箱的流向等有关资料信息及时通报有关检验检疫机构，以便加强对进境集装箱的检验检疫和监管工作。有关检验检疫机构应将逃漏检的情况及时反馈口岸检验检疫机构。

表 5-2　集装箱检验检疫结果单

No.

申请人					
船名/航次			货名		
目的地			检验日期		
检验结果					
检验项目					结果
箱体、箱门完好，箱号清晰，安全铭牌齐全。					
箱体无有毒有害危险品标识；箱内清洁、卫生，无有毒有害残留物，且风雨密状况良好。					
未发现病媒生物。					
未发现活害虫及其他有害生物。					
集装箱数量	×20' D/C		×40' D/C		×45' D/C
规格	集装箱号	规格	集装箱号	规格	集装箱号
以上集装箱符合验箱要求，申报无诈。 （盖章）					
验箱地点/日期			协检人员		
检验检疫审核人员			审核日期		

（四）入境集装箱重箱检疫查验包括的内容

（1）核查箱号、封识号与报检单据是否一致，查看集装箱箱体是否完整，检查集装箱外表是否带有非洲大蜗牛、种子、杂草籽、土壤等。

（2）检查箱体、货物、包装、铺垫物、填充物等有无啮齿动物、鼠咬痕、鼠粪、鼠迹等，检查货物空隙、货物表面有无飞行或附着的蚊、蝇、游离蚤、蜱、螨、蜚蠊等，箱内有无积水及可能滋生的蚊幼虫。若有发现，须及时采样进行鉴定。

（3）检查箱内有无动物尸体、动植物残留物、检疫性有害生物、土壤等。若有发现，须采样做分类鉴定。

（4）检查集装箱内是否夹带旧服装、旧麻袋、旧塑料器具等废旧物品，是否夹带工业、生活垃圾等。

（5）对可能被致病微生物污染的集装箱，应进行微生物检测。

（6）对装载放射源、可能超过放射性豁免水平的矿产品以及其他法律法规、国际条约、贸易合同规定必须进行放射性检测货物的集装箱，应实施放射性检测。

（7）对装载有毒有害化学物品或可能被有毒有害化学物品污染的集装箱，应进行化学污染检查。

（8）对入境集装箱重箱进行现场抽查，表 5-3 为进出境集装箱抽查通知单，入境集装箱重箱现场抽查的箱数应不低于本批集装箱数量的 5%。有下列情况的，应加大抽查数量：①可能被病原微生物污染或有传染性嫌疑的；②来自疫区的；③可能匿有医学媒介生物的。

表 5-3　进出境集装箱抽查通知单

企业名称：　　　　　　　　　　　　　　　　　　　　　　　　报检号：

报检箱数：			航次：		船名：
重箱	废物原料箱	箱数： ×20' ×40' ×45'	拟抽检箱： （注：装运进口废物原料的集装箱按进口废物原料电子监管系统指定的箱号随同货物一并检验检疫，不再另行安排抽查。）		
	其他箱	箱数： ×20' ×40' ×45'	拟抽检箱：		
空箱		箱数： ×20' ×40' ×45'	拟抽检箱：		
请报检单位将上述集装箱调至指定检验检疫场地，并及时联系检验检疫机构人员实施检验检疫。					
检验检疫人员：　　　　　电话：　　　　　日期：					
备注：					

本通知单一式两份，检验检疫机构和报检人各执一份。

（五）入境集装箱空箱检疫查验包括的内容

（1）核查箱号，查看集装箱箱体是否完整。

（2）检查集装箱箱体是否标有免疫牌。

（3）检查集装箱外表是否带有非洲大蜗牛、种子、杂草籽、土壤等。

（4）检查箱内有无鼠、蚊、蝇、蟑螂等医学媒介生物以及其他有害生物，有无鼠粪、鼠迹、鼠咬痕、鼠巢等。若有发现，须及时采样进行鉴定。

（5）检查箱内有无动物尸体、动植物残留物、检疫性有害生物、土壤等。若有发现，须采样做分类鉴定。

（6）检查箱内有无被病原微生物或理化因子污染。如有发现，须采样送实验室检验。

（7）检查集装箱内是否夹带旧服装、旧麻袋、旧塑料器具等废旧物品，是否夹带工业、生活垃圾等。

三、出境集装箱的报检

（一）报检范围

（1）所有出境集装箱，包括出境和过境的实箱及空箱，必须实施卫生检疫。

（2）装载动植物、动植物产品和其他检验检疫物的集装箱，应实施动植物检疫。

（3）装运出口易腐烂变质食品、冷冻品的集装箱，应实施清洁、卫生、冷藏、密固等适载检验。

（4）输入国要求实施检验检疫的集装箱，按要求实施检验检疫。

（5）法律、行政法规、国际条约规定或者贸易合同约定的其他应当实施检验检疫的集装箱，按有关规定、约定实施检验检疫。

（二）报检要求

（1）出境集装箱的承运人、货主或其代理人在集装箱装货前向所在地检验检疫机构报检。如果是在出境口岸装载拼装货物的集装箱，须向出境口岸报检。未经许可，集装箱不准装运。

（2）报检人填写出境货物报检单（装载法检货物）或出境集装箱报检单（装载非法检货物）以及随附的集装箱配载清单等单据和相关资料向所在地检验检疫机构报检。出境空集装箱，报检人应该填写出境集装箱报检单，向出境地口岸检验检疫机构报检。

（3）装运出口易腐烂变质食品、冷冻品的集装箱，承运人或者装箱单位必须在装货前申请适载性检验，未经检验合格的集装箱不得装运。

（三）出境集装箱检验检疫程序

（1）对装载出口动物、动物产品和其他检疫物的集装箱以及输入国家或地区要求和国家法律法规或国际条约规定必须实施检验检疫的集装箱，经检验检疫机构实施检验检疫并取得证书后方可装运。

（2）不需要实施卫生除害处理的集装箱，检验检疫机构实施卫生检验检疫后，应报检人的要求出具"集装箱检验检疫结果单"。需要实施卫生除害处理的集装箱，检验检疫机构受理报检后签发"检验检疫处理通知书"，完成处理后，检验检疫机构签发"熏蒸/消毒证书"。

（3）出境口岸检验检疫机构凭启运口岸检验检疫机构出具的"集装箱检验检疫结果单"或"熏蒸/消毒证书"放行。

（4）集装箱检验检疫的有效期为21天，逾期需要重新检验检疫。

（5）出境新造集装箱的检验检疫程序和要求：

1）不使用木地板的新造集装箱，作为商品空箱出口时不实施检验检疫；

2）对使用了木地板的新造集装箱，作为商品空箱出口时，报检的规定如下：

① 使用的木地板为进口木地板，且进口时附有用澳大利亚检验检疫机构认可的标准做永久性免疫处理的证书，并经检验检疫机构检验合格的，出口时可凭检验检疫合格证书放行，不实施检验检疫。

② 使用木地板为国产木地板，且附有已用澳大利亚检验检疫机构认可的标准做永久性免疫处理的证书的，出口时，凭该处理证明放行，不实施检验检疫。

③ 使用进口木地板，没有进口检验检疫合格证书；或使用国产木材，没有用澳大利亚检验检疫机构认可的标准做永久性免疫处理的，实施出境动植物检疫。

（四）出境集装箱检疫检查包括的内容

出境集装箱检疫采取货物检疫和场站协检相结合的模式。

出境集装箱检疫的主要内容包括：

（1）核查箱号，查看集装箱箱体是否完整。

（2）检查外表是否带有土壤等。

（3）检查箱内有无鼠、蚊、蝇、蟑螂等医学媒介生物以及其他有害生物，有无鼠粪、鼠迹、鼠咬痕、鼠巢等。若有发现，须采样做分类鉴定。

（4）检查箱内有无动物尸体、动植物残留物、检疫性有害生物、土壤等。若有发现，须采样做分类鉴定。

（5）检查箱内有无被病原微生物或理化因子污染。如有发现，须采样送实验室检验。

知识链接 5-1

出境集装箱适载检验也可合格保证

出境集装箱适载检验是《商检法》赋予检验检疫机构的重要职责，对装运出口易腐烂变质食品、冷冻品的集装箱，明确承运人、装箱单位或者其代理人在装运前向出入境检验检疫机构申请清洁、卫生、冷藏、密固等适载性能检验。《进出境集装箱检验检疫管理办法》（国家质检总局第17号令）等规定的实施，细化了对出境集装箱适载检验的监管工作，其中对集装箱储存场站实施考核登记，并提出了集装箱储存场站应当具备的条件，以确保出境集装箱适载检验工作顺利开展。在对集装箱储存场站考核登记的基础上，厦门检验检疫局对出境集装箱适载检验采取"集装箱场站集中预检+电子申报+视频监控+监督抽查+电子核放"的检验模式，通过信息化管理系统实现出境集装箱适载检验"快检快放"。

2016年6月8日，国家质检总局第55号公告废止了《进出境集装箱场站登记细则》（国质检[2001]60号），对进出境集装箱储存场站不再实施考核登记管理（存放废物原料的集装箱场站除外）。

取消进出境集装箱储存场站考核登记，意味着开展出境集装箱适载业务的企业无需准入门槛，这种情况下，检验检疫机构如何履行出境集装箱适载性能检验的法定职责，确保出境集装箱适载性？有学者提出出境集装箱适载检验监管与出口货物的检验监管有一定相似度，可以借鉴出口商品检验监管的合格保证模式，构建适载检验合格保证模式。

《出入境集装箱检验检疫规程》（SN/T 1102—2002）指出，出境集装箱适载性能检验是根据拟装货物的性质，通过视检方式完成对集装箱清洁、卫生、密固、冷藏性能的检验，其中冷藏性能检验需要借助专用的冷藏集装箱冷藏性能检测设备。基于这一工作特点，可对出境集装箱检验监管采取"预检+合格保证+抽批检验+事后监管"的合格保证模式。

任务二　出入境船舶报检

任务导入

张庭所在的公司要办理一批入境船舶的报检，其实习指导教师让他学习出入境船舶报检的相关知识。为了顺利完成出入境船舶的报检，他要完成以下学习任务：

（1）掌握出入境船舶报检的范围；

（2）明确出入境船舶报检要求；

（3）了解出入境船舶检疫及监督管理等。

一、入境船舶的报检与检疫

（一）入境船舶报检范围

（1）所有入境的国际航行船舶，必须实施卫生检疫。国际航行船舶简称为船舶，是指进出中华人民共和国国境口岸的外国籍船舶和航行国际航线的中华人民共和国国籍船舶。

（2）来自动植物疫区的国际航行船舶，在入境时，无论是否装载动植物、动植物产品和其他检疫物，都必须在口岸进行动植物检疫。动植物疫区是指动植物疫情发生或流行的区域。

（二）入境船舶报检要求

1．入境船舶报检时间

入境船舶必须在最先抵达口岸的指定地点接受检疫，办理入境检验检疫手续。

船方或其代理人应在船舶预计抵达口岸 24h 前（如不足 24h，应在驶离上一口岸时），向入境口岸检验检疫机构报检，填报有关入境检疫申请书，并将船舶在航行中发现的检疫传染病、疑似检疫传染病，或者有人非因意外伤害而死亡且死亡不明的情况，立即向入境口岸检验检疫机构报告。

2．入境船舶报检所需单证

办理船舶进境手续，提交以下单证：

（1）总申报单；

（2）货物申报单；

（3）旅客名单（无旅客免交）；

（4）船员名单；

（5）船用物品申报单；

（6）船员物品申报单；

（7）食品、饮用水、压舱水清单；

（8）航海健康申报书；

（9）船舶免于卫生控制措施/船舶卫生控制措施；

（10）交通工具卫生证书；

（11）船员的预防接种证书和健康证书；

（12）航海日志。

报检后船舶动态或报检内容有变化的，船方或其代理人应及时向检验检疫机构更正。

3．入境船舶按规定悬挂检疫信号旗

根据《国境卫生检疫法》的规定，入境检疫的船舶，必须按照规定悬挂检疫信号，在检疫机关发给入境检疫证前，不得降下检疫信号。

白天船舶入境时，应在船舶的明显处悬挂国际通语信号旗："Q"字旗，表示本船没有染疫，请发给入境检疫证；"QQ"字旗，表示本船有染疫或疑似有染疫，请即刻实施检疫。

夜间船舶入境时，应在船舶明显处垂直悬挂下列灯号：红灯三盏，表示本船没有染疫，请发给入境检疫证；红、红、白、红四盏灯，表示本船有染疫或疑似染疫，请即刻实施检疫。

（三）入境船舶检疫方式

船舶的入境检疫，必须在最先到达的国境口岸的检疫锚地或者经检验检疫机构同意的指定地点实施。目前采用的检疫方式可分为锚地检疫、随船检疫、靠泊检疫和电讯检疫。

1．锚地检疫

锚地检疫指入境卫生检疫船舶必须在港口的卫生检疫锚地或者经出入境检验检疫机构同意的指定地点实施卫生检疫，尤其适用于来自疫区的或首次抵达的船舶。

检验检疫机构对存在下列情况之一的船舶应当实施锚地检疫：

（1）来自检疫传染病疫区的；

（2）有检疫传染病人、疑似检疫传染病病人，或者有人非因意外伤害而死亡并死因不明的；

（3）发现有啮齿动物异常死亡的；

（4）未持有有效的"船舶免于卫生控制措施/船舶卫生控制措施"的；

（5）装载活动物的；

（6）废旧船舶；

（7）船方申请锚地检疫的；

（8）没有申请随船检疫、靠泊检疫和电讯检疫的；

（9）检验检疫机构工作需要的。

2．电讯检疫

对持有我国检验检疫机构签发的有效的交通工具卫生证书，并且没有实施锚地检疫所列情况的船舶，经船方或代理人申请，可以实施电讯检疫。电讯检疫必须是持有有效的交通工具卫生证书的国际航行船舶在抵港前24h，通过船舶公司或船舶代理向港口或锚地所在地检验检疫机构以电报形式报告。

3．靠泊检疫

靠泊检疫指不在检疫锚地实施船舶入境检疫，而让其入港靠好码头后实施入境检疫，其前提是船舶来自非疫区且船上没有病人和其他特殊情况。

对未持有我国检验检疫机构签发的有效的交通工具卫生证书，并且没有实施锚地检疫所列情况或者因天气、潮水等原因无法实施锚地检疫的船舶，经船方或者代理人申请，可以实施靠泊检疫。

4．随船检疫

对旅游船、军事船、要人访问所乘船舶等特殊船舶以及遇有特殊情况的船舶，如船上有病人需要救治、特殊物资急需装卸、船舶急需抢修等，经船方或者其代理人申请，可以实施随船检疫。但前提是来自非疫区、没有染疫嫌疑、持有有效的免予除鼠证书的船舶。

检验检疫机构对经检疫判定没有染疫的入境船舶，出具船舶入境卫生检疫证；对经检疫判定染疫、染疫嫌疑或者来自传染病疫区应当实施卫生处理或者有其他限制事项的入境船舶，在实施相应的卫生处理或者注明应当接受的卫生处理事项后，签发船舶入境检疫证。

对来自动植物疫区的入境船舶，在入境口岸应实施动植物检验。经检疫合格或经除害处理合格的，由口岸检验检疫机构根据不同情况，分别签发运输工具检疫证、运输工具检疫处理证书方能准予入境。

（四）入境船舶的监督管理

（1）船舶在口岸停留期间，未经检验检疫机构许可，不得擅自排放压舱水、移下垃圾和污物等，任何单位和个人不得擅自将船上自用的动植物、动植物产品及其他检疫物带离船舶；

（2）船舶在国内停留及航行期间，未经许可不得擅自启封动用检验检疫机构在船上封存的物品；

（3）检验检疫机构对船舶上的动植物性铺垫材料进行监督管理，未经检验检疫机构许可不得装卸。

二、出境船舶的报检与检疫

（一）出境船舶报检范围

所有出境的船舶都需要向检验检疫机构报检。

（二）出境船舶报检要求

1. 出境船舶报检时间和地点

出境的船舶必须在最后离开的出境港口接受检疫。

船方或者其代理人应在船舶离境前 4h 内向出境口岸检验检疫机构申报，办理出境检验检疫手续。

已办理手续但出现人员、货物的变化或者因其他特殊情况 24h 内不能离境的，须重新办理手续。船舶在口岸停留时间不足 24h 的，经检验检疫机构同意，船方或者其代理人在办理入境手续时，可以同时办理出境手续。

2. 出境船舶报检所需单证

（1）总申报单；

（2）货物申报单；

（3）旅客名单（无旅客免交）；

（4）船员名单；

（5）载货清单；

（6）航海健康申报书；

（7）如装运出口易腐烂变质食品、冷冻品的船舱，应提交运输工具检疫证书。

（三）出境船舶检验检疫程序

检验检疫机构审核船方提交的出境有关材料或者登轮检疫，符合有关规定的，签发交通工具出境卫生检疫证书。

装载出境动植物、动植物产品和其他检疫物的船舶，经口岸检验检疫机构查验合格后方可装运。如发现有危险性病虫害或一般生活害虫超过规定标准的，需经除害处理后，由口岸检验检疫机构签发运输工具检疫处理证书，准予装运。运输工具检疫处理证书只限本次出境有效。

（四）出境船舶的监督管理

（1）检验检疫机构对航行或者停留于口岸的船舶实施监督管理，对卫生状况不良和可能导致传染病传播或者病虫害传播扩散的因素提出改进意见，并监督指导采取必要的检疫处理措施。

（2）船舶应当具备并按照规定使用消毒、除虫、除鼠药械及装置。

（3）来自国内疫区的船舶，或者在国内航行中发现检疫传染病、疑似检疫传染病，或者有人非因意外伤害而死亡并死因不明的，船舶负责人应当向到达口岸检验检疫机构报告，接受临时检疫。

（4）检验检疫机构对从事船舶食品、饮用水供应的单位以及从事船舶卫生除害处理、船舶生活垃圾、泔水、动植物废弃物等收集处理的单位实行卫生注册登记管理。

（5）对从事船舶代理、船舶物料服务的单位实行登记备案管理。其从业人员应当按照检验检疫机构的要求接受培训和考核。

任务三　出入境航空器报检

任 务 导 入

张庭所在的公司要办理入境航空器的报检，其实习指导教师请他学习出入境航空器报检的有关知识。为顺利完成这次报检，他需要完成下列学习任务：

（1）掌握出入境航空器报检的范围；

（2）明确出入境航空器报检要求；

（3）了解出入境航空器报检程序。

一、入境航空器报检

（一）报检范围

所有入境航空器都要向检验检疫机构申报，并实施卫生检疫；来自动植物疫区的航空器，装载入境或过境动物的航空器，都需实施动植物检疫。入出境航空器是指国际航行的客机、货机、专机、包机和其他飞行器，以下统称为飞机。

（二）报检要求

（1）来自非检疫传染病疫区并且在飞行中未发现检疫传染病、疑似传染病，或者有人因意外伤害而死亡并死因不明的飞机，经出入境检验检疫机构同意，可通过地面航空站向检验检疫采用电讯方式进行报检，其申报内容为：飞机的国籍、航班号、机型、机号、识别标识、预定到达时间、出发站、经停站、机组及旅客人数，以及飞机上是否载有病人或在飞行途中是否发现病人或死亡人员，若有应提供病名或者主要症状、患病人数、死亡人数等。飞机到达后，向检验检疫机构提交总申报单、旅客名单及货物舱单。

（2）来自检疫传染病疫区的飞机，在飞行中发现检疫传染病、疑似传染病，或者有人因意外伤害而死亡并死因不明时，机长应当立即通知到达机场的航空站向检验检疫机构申报，并在最先到达的国境口岸的指定地点接受检疫。向检验检疫机构申报的内容为：飞机的国籍、航班号、机型、机号、识别标识、预定到达时间、出发站、经停站、机组及旅客人数，以及飞机上是否载有病人或在飞行途中是否发现病人或死亡人员，若有应提供病名或者主要症状、患病人数、死亡人数等。

（三）入境航空器检疫程序

（1）飞机到达后，检疫人员首先登机，机长或其授权代理人必须如实回答检疫人员有关旅客健康状况及机上卫生状况的询问。然后，检疫人员根据来自不同地区的飞机和机上旅客的健康情况采取不同的处理措施。

（2）对于来自黄热病疫区的飞机，机长或其授权代理人须主动出示有效的灭蚊证书。检疫人员根据不同地区的飞机及飞机上旅客的健康状况采取不同的处理措施。

（3）对于来自动植物疫区的飞机，在入境口岸实施动植物检疫，重点对飞机的食品配餐间、旅客遗弃的动植物及其产品、动植物废弃物等区域进行检疫和防疫处理。经检验检疫合格或经除害处理合格的，由口岸检验检疫机构根据不同情况，分别签发运输工具检疫证、运输工具检疫处理证书方能准予入境。

（4）装载入境动物的飞机抵达口岸时，未经口岸检验检疫机构防疫消毒和许可，任何人不得接触和移动动物。口岸检验检疫机构采取现场预防措施，对上下飞机的人员、接近动物的人员、装载动物的飞机以及被污染的场地，由口岸检验检疫做防疫消毒处理。对饲喂入境动物的饲料、饲养用的铺垫材料以及排泄物等做消毒、除害处理。

二、出境航空器报检

（一）报检范围

所有出境航空器都必须实施卫生检疫。

（二）报检要求

实施卫生检疫的航空站，应当在出境检疫的飞机起飞前，向检验检疫机构提交申报单、货物舱单和其他有关检疫证件，并向检验检疫机构通知飞机的国籍、航班号、机型、机号、识别标识、预定起飞时间、经停站、目的站、机组及旅客人数。

（三）出境航空器检验检疫程序

（1）检疫人员在航空器起飞前 1.5h 携带检查箱登机检疫，按照配餐间、客舱、货物行李舱顺序进行查验，检验机组人员、乘务员健康证书以及预防接种证书。由检验检疫机构确认机上卫生状况符合《国境卫生检疫法》的要求，确认机上无确诊或疑似检疫传染病人，确认机上的中国籍员工均持有检验检疫机构签发的健康证书，并区别前往国的要求进行必要的卫生处理。

（2）检验检疫机构对符合上述要求的飞机签发交通工具出境卫生检疫证书并予以放行。如果该航空器因卫生处理不能按原定时间起飞，应当及时通知航空站。

任务四　出入境列车、汽车及其他车辆报检

张庭所在的公司要办理一票出境汽车的报检，其实习指导教师请他学习出入境汽车报检的相关知识，为顺利完成这次报检，他需要完成以下学习任务：

（1）掌握出入境列车及其他车辆的报检要求；

（2）熟悉出入境列车检验检疫程序；

（3）熟悉出入境汽车及其他车辆检验检疫程序。

一、出入境列车、汽车及其他车辆报检要求

（一）出入境列车的报检要求

出入境列车在到达或者出站前，车站有关人员应向检验检疫机构提前通报列车预定到达时间或预定发车时间、始发站点或终点站、车次、列车编组情况、行车路线、停靠站台、旅客人数、司乘人员人数、车上有无疾病发生等事项。

（二）出入境汽车及其他车辆的报检要求

边境口岸出入境车辆包括汽车、摩托车、手推车、自行车、牲畜车等。

固定时间的客运汽车在出入境前由有关部门提前通报预计到达时间、旅客人数等；装载的货物应按规定提前向检验检疫机构申报货物种类、数量及重量、到达地等。

二、出入境列车及其他车辆检验检疫

（一）出入境列车检验检疫程序

客运列车到达车站后，检疫人员首先登车，列车长或者车辆负责人应当口头申报车上人员的健康情况及列车上鼠、蚊、蝇等卫生情况。由检疫人员分别对软包、硬包、软座、硬座、餐车、行李车及邮车进行检查。检查结束前任何人不准上下列车，不准装卸行李、货物、邮包等物品。货运列车重点检查货运车厢及其货物卫生状况、可能传播传染病的病媒昆虫和啮齿动物的携带情况。

入境、出境检疫的列车，在查验过程中发现检疫传染病或疑似检疫传染病，或者因卫生问题需要进行卫生处理时，应将延缓开车时间、须调离便于卫生处理的行车路线、停车地点等有关情况通知车站负责人。

对于来自疫区的入境列车，在入境口岸均应实施动植物检疫，重点对列车的食品配餐间、旅客遗弃的动植物及其产品、动植物性废弃物等区域进行检疫和防疫处理。经检验检疫合格或经除害处理合格的，由口岸检验检疫机构根据不同情况，分别签发运输工具检疫证、运输工具检疫处理证书方能准予入境。

装载入境动物的列车，抵达口岸时，未经口岸检验检疫机构防疫消毒和许可，任何人不得接触和移动动物。

装载过境动物的列车到达口岸时，口岸检验检疫机构对列车和装载容器外表进行消毒。

装载出境动植物、动植物产品和其他检疫物的列车的检验检疫程序，同装载出境动植物、动植物产品和其他检疫物的船舶的检验检疫程序。

（二）出入境汽车及其他车辆的检验检疫程序

检验检疫机构对大型客车应派出检疫人员登车检查，旅客及其携带的行李物品应在候车室或检查厅接受检查。

对入境货运汽车，根据申报实施卫生检疫查验或必要的卫生处理，来自动植物疫区的，由入境口岸检验检疫机构做防疫消毒处理。检疫完毕后签发运输工具检疫证书。

装载入境动物的汽车及其他车辆，抵达口岸时，未经口岸检验检疫机构防疫消毒和许可，任何人不得接触和移动动物。

装载过境动物的汽车及其他车辆的检验检疫程序，同装载过境动物的列车的检验检疫程序。

装载出境动物的汽车及其他车辆，须在口岸检验检疫机构监督下进行消毒处理合格后，由口岸检验检疫机构签发运输工具检疫处理证书，准予装运。

练 习 题

一、单项选择题

1．装载出口（   ）的集装箱，装载前须申请实施适载检验。

    A．轻工产品   B．机电产品   C．矿产品   D．食品

2．以下进口货物，其装运集装箱必须在装货前实施适载检验的是（   ）。

    A．易燃烧爆炸物品   B．易腐烂变质食品

    C．易破碎损坏物品   D．易挤压变形物品

3．某公司进口了一批来自动植物疫区的货物（检验检疫类别为 M/），集装箱装载，在入境口岸通关，以下表述错误的是（   ）。

    A．该批货物须向入境口岸检验机构报检

    B．报检时应填写入境货物报检单和出入境集装箱报检单

    C．集装箱须实施卫生检疫

    D．集装箱须实施动植物检疫

4．某公司出口一批速冻蔬菜（检验检疫类别是 P.R/Q.S），对装载该批货物的集装不需实施（   ）。

    A．卫生检疫   B．动植物检疫   C．适载检验   D．熏蒸处理

5．来自动植物疫区的，装载动植物、动植物产品和其他检验检疫物的，以及箱内带有植物性包装物或铺垫材料的集装箱，应实施（   ）。

    A．抽查   B．例行检查   C．检验   D．动植物检疫

6．出境集装箱应在装货前向（   ）报检，未经检验检疫机构许可，不准装运。

    A．所在地检验检疫机构   B．县级以检验检疫机构

    C．指定的检验检疫机构   D．市级以上检验检疫机构

7．需要实施卫生除害处理的出境集装箱，检验检疫机构受理报检后签发（   ），完成处理后应报检人要求出具（   ）。

    A．检验检疫结果单；出境货物通关单

    B．出境货物换证凭单；熏蒸/消毒证书

    C．检验检疫处理通知书；熏蒸/消毒证书

    D．检验检疫处理通知书；出境货物通关单

8．装运经国家批准进口的废物原料的集装箱，应当由（   ）实施检验检疫。

    A．启运地检验检疫机构   B．进境口岸检验检疫机构

    C．合同指定的检验检疫机构   D．目的地检验检疫机构

9．指运地结关的进境集装箱，由（   ）实施登记后，根据集装箱外表可能传带的有害生物种类实施检验检疫。

    A．进境口岸检验检疫机构   B．离境口岸检验检疫机构

    C．启运地检验检疫机构   D．指运地检验检疫机构

10．集装箱箱体外表动植物检疫，主要检查有无（   ）等，并对来自动植物传染源国家和地区的集装箱箱体外表实施防疫消毒。

    A．非洲大蜗牛和土壤   B．细菌性枯萎病

    C．大豆疫病   D．松材线虫

11．使用（   ）新造集装箱，且附有已用澳大利亚检验检疫机构认可的标准做永久性免疫处理的证明的，出口时可凭该处理证明放行，不实施出境检疫，不收费。

    A．木地板   B．国产木地板

    C．进口木地板   D．澳大利亚木地板

12．我国法律法规规定，接受入境检疫的船舶必须按照规定悬挂检疫信号等候查验，夜间悬挂红灯三盏表示（   ）。

    A．本船没有染疫，请发给入境检疫证

    B．本船有染疫嫌疑，请立刻实施检疫

    C．本船有染疫，请即刻实施检疫

    D．本船染疫严重，请采取隔离措施

13．来自动植物疫区的运输工具，应向（   ）检验检疫机构申请检疫。

    A．入境口岸   B．装货口岸   C．离境口岸   D．卸货口岸

14．入境船舶的报检时间是（   ）。

    A．抵达口岸后   B．抵达口岸时

    C．预计抵达口岸 12h 前   D．预计抵达口岸 24h 前

15．接受入境检疫的船舶，在卫生检疫机关发给入境检疫证前，不得降下（   ）。

    A．国旗   B．船旗   C．检疫信号   D．方便旗

16．"Q" 字旗表示（   ）。

    A．本船没有染疫，请发给入境检疫证   B．本船有染疫嫌疑

    C．本船不能确认有无染疫   D．本船染疫严重

17．装载货物的汽车获得检验检疫机构签发的（   ）后方可入境。

    A．入境货物通关单   B．运输工具放行通知单

    C．进口机动车辆随车检验单   D．运输工具检疫证书

18．航行目的地是（   ）的出境船舶，船方在口岸检验检疫机构办理出境检疫手续时应提供船上所有人员的黄热病预防接种证书。

    A．纽约   B．多伦多   C．东京   D．里约热内卢

19. 来自动植物疫区的入境运输工具，由入境口岸检验检疫机构做防疫消毒处理，检疫完毕后签发（   ）。

    A. 入境货物通关单   B. 运输工具检疫证书

    C. 运输工具检疫许可证   D. 交通工具卫生证书

20. 下列（   ）适用电讯检疫。

    A. 有染疫嫌疑的船舶

    B. 来自传染病疫区的船舷

    C. 除鼠或免予除鼠证书过期的船舶

    D. 有中国检验检疫机构签发的有效期内船舶卫生证书的船舶

二、多项选择题

1. 以下所列集装箱，必须实施检验检疫的有（   ）。

    A. 入境集装箱空箱   B. 过境集装箱空箱

    C. 过境集装箱实箱   D. 入境集装箱实箱

2. 大连某生产企业进口一批冷冻食品（检验检疫类别为 P.R/Q.S），出境口岸为大连。在办理报检业务过程中，应向检验检疫机构申请的单证有（   ）。

    A. 出境货物通关单   B. 集装箱检验检疫结果单

    C. 出境货物换证凭单   D. 动植物检疫许可证

3. 某公司进口一批来自动植物疫区的货物（检验检疫类别为 M/），集装箱装载以下表述正确的是（   ）。

    A. 该批货物不须向入境口岸检验检疫机构报检

    B. 该批货物须向入境口岸检验检疫机构报检

    C. 货物到达入境口岸时，集装箱应实施动植物检疫

    D. 货物到达入境口岸时，集装箱无须实施动植物检疫

4. 装载入境动植物、动植物产品的集装箱须实施（   ）。

    A. 卫生检疫   B. 动植物检疫   C. 适载检验   D. 品质检验

5. 某企业进口一批货物（检验检疫类别为 P/Q），海运集装箱装运。以下表述正确的有（   ）。

    A. 集装箱须实施适载检验   B. 集装箱须实施卫生检疫

    C. 集装箱须实施卫生除害处理   D. 集装箱须实施动植物检疫

6. 以下进境集装箱，装有植物性包装铺垫材料的进境装箱必须实施动植物检疫的有（   ）。

    A. 来自动植物疫区的新造集装箱

    B. 装载动植物、动植物产品和其他检疫物的集装箱

    C. 装有植物性包装铺垫材料的进境集装箱

    D. 来自非动植物疫区的空集装箱

7. 装载动植物、动植物产品的进出境集装箱必须实施（   ）。

    A. 卫生检疫   B. 动植物检疫   C. 适载鉴定   D. 熏蒸消毒

8. 上海某企业进口一批货物（检验检疫类别为 P/Q），海运集装箱装运，以下表述正确的有（   ）。

    A. 集装箱须实施卫生检疫   B. 集装箱须实施动植物检疫

C．集装箱须实施适载检验　　　　　　　D．集装箱须实施卫生除害处理

9．以下所列出口货物，其装运集装箱无需实施适载检验的有（　　　　）。

A．冷冻食品　　　　　B．服装　　　　　　C．陶瓷制品　　　　D．玩具

10．以下集装箱，须经消毒、除鼠、除虫或者其他卫生处理，方准入境的有（　　　　）。

A．来自检疫传染病疫区的集装箱

B．被检疫传染病污染的集装箱

C．发现与人类健康有关的啮齿动物或病媒昆虫的集装箱

D．可能传播检疫传染病的集装箱

11．以下对装载法定检验检疫商品的进境集装箱表述不正确的有（　　　　）。

A．集装箱和货物分别实施检验检疫，货物检验检疫合格的，出具入境货物通关单

B．集装箱结合货物一并实施检验检疫，检验检疫合格的准予放行，并统一出具
入境货物通关单

C．集装箱检验检疫合格的，出具入境货物通关单

D．需要实施卫生除害处理的，签发检验检疫情况通知单，完成处理后应报检人
要求出具熏蒸/消毒证书

12．以下对进境转关分流的集装箱表述正确的有（　　　　）。

A．指运地结关（转关）的进境集装箱，由指运地检验检疫机构实施检验检疫

B．指运地结关（转关）的进境集装箱，申请人应到指运地检验检疫机构报检

C．口岸检验检疫机构一般在进境口岸结合对运输工具的检验检疫、箱体卸运或
进入堆场后检验检疫进行

D．口岸检验检疫机构应将在指运地检验检疫的进境集装箱的流向等有关资料信
息及时通报有关检验检疫机构

13．运输工具的动植物检疫范围包括（　　　　）。

A．装载入境动物的运输工具

B．装载出境的动植物、动植物产品和其他检疫物的运输工具

C．装载过境的动植物、动植物产品和其他检疫物的运输工具等

D．来自动植物疫区的船舶、飞机、火车、入境的车辆、入境供拆船用的废旧船舶

14．船舶在入境检疫时船方应向口岸检验检疫机构提供的资料有（　　　　）。

A．航海健康申报书　　　　　　　　　　B．船员名单

C．预防接种证书和健康证书　　　　　　D．航海日志

15．接受入境检疫的船舶表示本船没有染疫悬挂的检疫信号是（　　　　）。

A．"Q"字旗　　　　　　　　　　　　　B．"QQ"字旗

C．红灯三盏　　　　　　　　　　　　　D．红、红、白、红四盏灯

16．来自疫区的飞机在飞行时，若发现（　　　　），机长应立即通知到达机场的航空
站向检验检疫机构申报。

A．检疫传染病

B．飞行途中发现病人

C．疑似检疫传染病

D．有人非因意外伤害死亡并死因不明

17．边境口岸出入境车辆是指汽车、（　　　　）等。

189

A．摩托车　　　　B．船舶　　　　C．自行车　　　　D．牲畜车

18．来自疫区的入境运输工具经检疫合格或经除害处理合格的，由口岸检验检疫机构根据不同情况，分别签发（　　　　）方能准许入境。

A．运输工具检疫证书　　　　　　　B．运输工具检疫处理证书

C．检验检疫处理通知书　　　　　　D．交通工具卫生证书

19．对于来自动植物疫区的入境飞机，在入境口岸均应实施动植物检疫，重点对飞机的（　　　　）进行检疫和防疫处理。

A．食品配餐间　　　　　　　　　　B．旅客遗弃的动植物产品

C．动植物性废弃物等区域　　　　　D．旅客行李

20．检疫时发现运输工具中装有危险性病虫害的，可做（　　　　）处理。

A．封存　　　　　　　　　　　　　B．除害

C．销毁　　　　　　　　　　　　　D．不准带离运输工具

三、判断题

1．所有进出境集装箱均应实施卫生检疫。　　　　　　　　　　　　（　　　）

2．装运进口易腐烂变质食品的集装箱，须申请性能检验和使用鉴定。（　　　）

3．装载动植物的出境集装箱都应实施动植物检疫。　　　　　　　　（　　　）

4．装载速冻蔬菜的出境集装箱必须实施熏蒸消毒。　　　　　　　　（　　　）

5．对装运出口易腐烂变质食品的船舱和集装箱，承运人或装箱单位必须在装货前申请检验。未经检验合格的，不准装运。　　　　　　　　　　　　　　　（　　　）

6．来自动植物疫区的，装载动植物、动植物产品和其他检验检疫物的，以及箱内带有植物性包装物或辅助材料的集装箱，应实施卫生检疫，其他集装箱不实施卫生检疫。（　　　）

7．入境集装箱必须向入境口岸检验检疫机构报检，未经许可不得提运或拆箱。（　　　）

8．进境集装箱的报检人应在办理报关手续后，向进境口岸检验检疫机构报检；出境集装箱的报检人应在装货前向检验检疫机构报检。　　　　　　　　　　（　　　）

9．进境集装箱报检人应当在放行后向进境口岸检验检疫机构报检，未经检验检疫机构许可，不得提运或拆箱。出境集装箱应在装货前向所在地检验检疫机构报检，未经检验检疫机构许可不准装运。　　　　　　　　　　　　　　　　　　（　　　）

10．装载非法定检验检疫货物的集装箱，入境报检时应填写出/入境集装箱报检单。
　　　　　　　　　　　　　　　　　　　　　　　　　　　　　　　（　　　）

11．经检验检疫机构检验检疫符合装运条件的集装箱，不能及时装货时，应由申请人自己加封，妥善保管。　　　　　　　　　　　　　　　　　　　（　　　）

12．对不使用木地板的新造集装箱，仅作为商品空箱出口时，不实施检验检疫。
　　　　　　　　　　　　　　　　　　　　　　　　　　　　　　　（　　　）

13．新造集装箱使用的进口木地板没有澳大利亚进口检验检疫合格证明的，应实施出境动植物检疫，并收取相应检疫费用。　　　　　　　　　　　　　（　　　）

14．口岸检验检疫机构对在到达本口岸已由国外其他口岸实施卫生处理的交通工具不再实施卫生处理。　　　　　　　　　　　　　　　　　　　　　　（　　　）

15．入境船舶在领到卫生检疫机关签发的入境检疫证后，方可降下检疫信号。（　　　）

16．接受入境检疫的船舶，夜间在明显处垂直悬挂红、红、白、红四盏灯作为灯号，表示本船没有染疫，请发给入境检疫证。　　　　　　　　　　　　　（　　　）

17．出入境列车的检疫申报不可由车站人员向检验检疫机构办理。　　　　（　　）

18．运输工具在装载出境动物前，应当在口岸检验检疫机构监督下进行消毒处理。
　　　　　　　　　　　　　　　　　　　　　　　　　　　　　　　　　（　　）

19．装载动物的运输工具抵达口岸时，上下运输工具或者接近动物的人员，应当接受口岸检验检疫机构实施的防疫消毒，并执行其采取的其他现场预防措施。　（　　）

20．装载动物的运输工具抵达口岸时，未经口岸检验检疫机构防疫消毒和许可，任何人不得上下运输工具。　　　　　　　　　　　　　　　　　　　　　　　（　　）

四、案例思考题

1．某年4月5日，常熟检验检疫局在对来自法国的进口集装箱及货物实施现场查验时，在箱内底部及货物包装木托架上截获约5kg泥土，检疫人员及时对该集装箱及货物做了有效的除害处理。

2．某年6月19日，顺德检验检疫局在对来自我国台湾地区载有机器设备的9个进口集装箱进行检疫查验时，发现箱内昆虫飞舞，并在货柜的地板上，尤其是在防潮薄膜严密包裹的机器内有大量死虫，经鉴定有白蚁类、蝉类、蟓象、蝇类。按有关规定对该批集装箱进行了卫生除害处理。

3．某年11月10日，南海检验检疫局在对来自我国台湾地区装载纸包装聚酯变形丝的集装箱进行检疫查验时，发现该集装箱箱门口有动物粪便，纸包装箱有被动物撕咬的痕迹。于是，立即进行现场拍照封柜，实施熏蒸处理。熏蒸完毕后，在该集装箱内纸箱顶层发现一只死猫，经检验检疫，未发现该猫带有异常病菌，最后将其做掩埋处理。

问题： 请结合上述3个案阐述集装箱在哪些情况下，应当实施卫生除害处理？卫生除害处理的方式主要有哪几种？

项目六　出入境人员、人员携带物及邮寄物报检

项目背景：随着经济全球化和国际交往的日益频繁，出入境人员、人员携带物及邮寄物数量激增。

为防止传染病、寄生虫病、危险性病虫杂草及其他有害生物随进出境人员、人员携带物及邮寄物传入及传出我国国境，保护人民健康和农林渔牧业安全，检验检疫机构对出入境人员、人员携带物及邮寄物实施卫生健康检查、预防接种和动植物检验检疫。

知识目标：掌握出入境人员、人员携带物、伴侣动物、出入境快件和出入境邮寄物的报检的规定及要求。

能力目标：能按出入境人员、人员携带物、伴侣动物、出入境快件和出入境邮寄物的报检的规定及要求，在规定的时间内备齐相应的单证，办理出入境人员、人员携带物及邮寄物的报检。

任务分解：

任务一　出入境人员检疫申报

任务二　出入境人员携带物报检

任务三　出入境人员伴侣动物报检

任务四　出入境快件报检

任务五　出入境邮寄物报检

任务一　出入境人员检疫申报

任务导入

2015年5月韩国发现了首名中东呼吸综合征患者（MERS），2015年6月4日，韩国的 MERS 确诊患者总数已增至 35 人，其中包括两例死亡患者。他们中有医疗官员，有 MERS 患者家属，还有曾与 MERS 患者同住一个病房的病人。但韩国卫生部表示，还有两名 MERS 患者并没有与已知的病毒携带者直接接触，这意味着可能还存在潜在未被发现的病例。一些病毒携带者在被确诊之前曾去多家医院就诊。MERS 病毒持续在韩国肆虐，韩国政府的防疫能力受到严峻考验。不过，韩国政府称还没有证据表明病毒在当地居民区蔓延开来。韩国卫生部表示，已经对超过1600人进行了隔离观察。随着中国对外交流的发展，越来越多的中国人去国外工作、学习、旅游，也有越来越多的外国人来到中国工作、学习、旅游，所以为了防止传染病的传入，出入境人员须接受必要的检验检疫。

2015年7月从韩国回来的张庭要在规定的时间内完成相关检疫，按照规定回到中国公司上班。张庭的实习指导教师，请张庭结合上述案例，弄清楚为什么要对出入境人员实施检验检疫，以及如何进行出入境人员检疫申报，他要完成下列学习任务：

（1）明确出入境人员健康检查的对象；
（2）掌握出入境人员申报要求；
（3）了解国际预防接种。

一、出入境人员健康检查的对象

（一）健康检查对象

应接受健康检查的出入境人员包括：
（1）申请出国或出境一年以上的中国籍公民；
（2）在境外居住 3 个月以上的中国籍回国人员；
（3）来华工作或居留一年以上的外籍人员；
（4）国际通行交通工具上的中国籍员工。

（二）健康检查重点项目

健康检查的重点项目应视检查对象的不同而有所不同，具体为：
（1）中国籍出境人员。重点检查检疫传染病、监测传染病，还应根据去往国家的疾病控制要求、职业特点及健康标准，着重检查有关项目，增加必要的检查项目。
（2）回国人员。除按照国际旅行人员健康检查记录表中的各项内容检查外，重点应进行艾滋病抗体监测、梅毒等性病的监测。同时根据国际疫情增加必要的检查项目，如疟疾血清学监测或血涂片检验、肠道传染病的粪检等。
（3）来华外籍人员。验证外国签发的健康检查证明，对可疑项目进行复查，对项目不全的进行补项。其重点检查项目是检疫传染病、监测传染病和外国人禁止入境的五种传染病，即艾滋病、性病、麻风病、开放性肺结核、精神病。
（4）国际通行交通工具上的中国籍员工。除按照国际旅行人员健康检查记录表中的各项内容检查外，重点进行艾滋病抗体监测、梅毒等性病的监测。

二、出入境人员检疫申报要求

（一）常态管理

（1）当国内外未发生重大传染病疫情时，出入境人员免于填报出/入境健康申明卡。
（2）有发热、呕吐等症状、患有传染性疾病或精神病，携带微生物、人体组织、生物制品、血液及其制品、动植物及其产品等须主动申报事项的出入境人员须主动口头向检验检疫人员申报，并接受检验检疫。

（二）应急管理

当国内外发生重大传染病疫情时，出入境人员必须逐人如实填报出/入境健康申明卡，并经检验检疫机构设立的专用通道通行。

三、国际预防接种

（一）国际预防接种的对象

（1）中国籍出境人员；

（2）外籍人员及我国港澳台同胞；

（3）国际海员和其他途径国际口岸的交通工具上的员工；

（4）边境口岸的有关人员。

（二）国际预防接种的项目

预防接种的项目可分为 3 类：

（1）根据世界卫生组织和《国际卫生条例》有关规定确定的预防接种项目，目前黄热病预防接种是国际旅行中唯一要求接种的项目；

（2）推荐的预防接种项目；

（3）申请人自愿要求的预防接种项目。

（三）国际预防接种的禁忌证明

预防接种禁忌证明是签发给患有不宜进行预防接种的严重疾病的旅行者的一种证书。前往正在流行《国际卫生条例》规定的烈性传染病的疫区，或被世界卫生组织确定为某种传染病常年疫区的地区，需要有某种预防接种，有些国家也要求入境旅行者应具有某种有效的预防接种，否则将受到留验等卫生处理措施。由于这些人所患疾病为需要接种疫苗的禁忌症，因此，经申请人申请及提供的有关疫病诊断证明，检验检疫机构将给予签发预防接种禁忌证明。

任务二　出入境人员携带物报检

任 务 导 入

王森的父母是在抗战时期移居台湾。去年王森的父亲由于病重去世，他的遗愿就是死后要把骨灰送回到浙江老家。王森尊重父亲的遗愿，在父亲去世后就带着骨灰乘坐飞机回大陆。但是在登记的时候被告知，如果携带骨灰登机，必须对携带物进行申报。王森不满，与机场相关人员发生了争执。在听了相关检疫要求以后，王森积极配合，顺利登机。

张庭的实习指导教师请他结合上述案例，学习出入境人员携带物申报的相关知识，他要完成下列学习任务：

（1）掌握出入境人员携带物申报范围；

（2）明确出入境人员携带物申报要求；

（3）了解携带物的检验检疫程序。

一、出入境人员携带物申报范围

携带动植物、动植物产品和其他检疫物入境的，应在入境时在海关申报单上填报检疫内容并主动向海关申报；或直接向口岸出入境检验检疫机构报检，并在报检单上如实填写报检内容，接受口岸出入境检验检疫机构的检疫。

携带物，是指出入境人员包括旅客、交通员工和享有外交、领事特权与豁免权的人员携带或随所搭乘的车、船、航空器等交通工具托运的物品。

携带物申报范围：

（1）入境动植物、动植物产品和其他检疫物；

（2）出入境生物物种资源、濒危野生动植物及其产品；

（3）出境的国家重点保护的野生动植物及其产品；

（4）出入境的微生物、人体组织、生物制品、血液及血液制品等特殊物品（以下简称特殊物品）；

（5）出入境的尸体、骸骨等；

（6）来自疫区、被传染病污染或者可能传播传染病的出入境的行李和物品；

（7）国家质检总局规定的其他应当向检验检疫机构申报并接受检疫的携带物。

二、出入境人员携带物申报要求

（1）入境人员携带上述检验检疫范围内的物品入境时，在入境时必须如实填写入境检疫申明卡，主动向口岸检验检疫机构申报。

（2）携带植物种子、苗木及其他植物繁殖材料入境的，须提供事先经进境口岸直属检验检疫局备案的引进种子、苗木检疫审批单或引进林木种子、苗木和其他繁殖材料检疫审批单。

（3）因科学研究等特殊需要携带禁止进境物入境的，须提供国家质检总局出具的进境动植物特许检疫许可证。

（4）携带特殊物品入境的，须提供入/出境特殊物品卫生检疫审批单。

（5）携带尸体、骸骨、骨灰、棺柩出入境的，须提交境外公证机构出具的公证书、死亡医学证明书、原墓葬地点证明等相关资料。

三、携带物的检验检疫程序

（1）口岸检验检疫机构受理申报后，对所申报的内容和相关材料进行物证审核。对于国家规定允许携带并且数量在合理范围之内的携带物以现场检疫为主，经现场检疫未发现病虫害的，随检随放。

现场检疫不能得出结论的，需要截留做实验室检测以及现场检疫认为必须做除害处理的，则做截留处理，检疫人员签发出入境人员携带物留检/处理凭证交给物主，经检疫合格或除害处理后放行，通知物主领回。

（2）携带入境的动物、动物产品和其他检疫物，经检疫合格或除害处理后合格的，允许携带入境；检验检疫不合格又无有效办法处理或经除害处理后不合格的，限期退回或销毁处理，并由口岸检验检疫机构签发出入境人员携带物留检/处理凭证。

（3）携带国家禁止携带进境物进境的，做退回或者销毁处理。

（4）出入境人员携带的特殊物品，经检验检疫合格后予以放行。

（5）尸体、棺柩、骸骨、骨灰经检疫和卫生检查合格的签发尸体/棺柩/骸骨/骨灰入/出境许可证，予以放行；不合格的则做卫生处理或予以退回。

（6）携带出境的动植物、动植物产品和其他检疫物，物主有要求的，检验检疫机构实施检疫。检疫合格的，签发检疫证书。

任务三　出入境人员伴侣动物报检

任 务 导 入

　　十年前李先生由于一次车祸导致眼睛失明，从此就很少出门，性格也越来越孤僻。去年年底他的一位朋友告诉他日本有很好的导盲犬，如果有了导盲犬就可以扩大活动范围，让他的人生更加多彩。在家人的劝说下，李先生去了日本，在那里挑了一条适合自己的导盲犬带回中国。由于导盲犬具有特殊的功能，所以不适合托运。那么李先生要怎么样才能把导盲犬顺利带回国呢？

　　张庭的实习指导教师让他结合上述案例，学习出入境人员伴侣动物申报相关知识，完成下列学习任务：

（1）掌握出入境人员伴侣动物申报要求；

（2）明确出入境人员伴侣动物检疫申报需提供的单证、办理时限；

（3）了解出入境人员伴侣动物检疫流程。

一、入境人员伴侣动物报检与检疫

（一）入境人员伴侣动物申报要求

（1）入境人员携带或托运伴侣动物进境时，每人只限 1 只（只限于猫、犬），还须持有输出国（或地区）官方兽医检疫机关出具的检疫证书和狂犬疫苗注射证明。

知识链接 6-1

入境伴侣动物检疫申请条件

（1）进境伴侣动物携带人，具有进出境身份证明（如护照）。

（2）携带入境的活动物仅限犬或者猫，并且每人每次限带 1 只。

（3）携带宠物入境的，携带人应当向检验检疫机构提供输出国家或者地区官方动物检疫机构出具的有效检疫证书和疫苗接种证书；宠物应当具有芯片或者其他有效身份证明。

（4）携带人进境托运伴侣动物，应提供提货单。

（5）输出国家或者地区官方动物检疫机构出具的有效检疫证书中的收货人、提货单中收货人姓名须与进境携带人所持护照姓名一致。

（6）携带导盲犬等工作犬进境，除提供上述文件外，还需提供专业训练证书，且训练证书上的主人姓名应与进境携带人的残障人士证明上的姓名一致。

（2）未能提供有效检疫证书和其他单证的，检验检疫机构应当对入境动物予以暂时截留，并出具留验/处理凭证。

（3）暂时截留的入境动物应当在检验检疫机构指定的隔离场所隔离，截留隔离期限不超过 30 天。

（二）入境人员伴侣动物检疫申报需提供的单证、办理时限

入境伴侣动物检疫申报需提供的单证如下：

（1）进境伴侣动物携带人国际旅行证件（如护照）复印件；

（2）输出国家或者地区官方动物检疫机构出具的伴侣动物有效检疫证书和疫苗接种证书复印件；

（3）伴侣动物身份证明复印件；

（4）托运伴侣动物提货单；

（5）导盲犬等工作犬的专业训练证书复印件；

（6）提供上述材料时须交验原件。

入境伴侣动物检疫申报后，检验检疫机构办理时限 35 个自然日（包含隔离检疫时间）；因个人自身原因导致无法按时完成文件审核和现场检查的，或现场检查发现的不符合项未能完成整改的，延长时间不计算在规定时限内。

（三）入境人员伴侣动物检验检疫流程

（1）入境口岸检验检疫机构对入境伴侣动物实施现场检疫，检疫合格的当场予以放行。

（2）对未能提供相关有效单证而暂时截留的，在截留期限内补交相关有效单证并办理相关手续后放行；出入境人员凭留验/处理凭证在暂时截留期限内领取暂时截留的伴侣动物。

（3）有下列情况之一的，按照有关规定予以限期退回或者做销毁处理：

1）与所提交单证不符的；

2）未能提供相关有效单证而暂时截留，而在截留期限内未能补交的；

3）经检疫不合格又无有效卫生除害处理方法的；

4）伴侣动物数量超过限额的。

对截留（包括暂时截留）后经检疫合格限期领取或者限期退回的伴侣动物，逾期不领取、不办理退回手续，或者出入境人员书面声明自动放弃的，检验检疫机构可根据有关规定处理。

（四）入境人员伴侣动物检疫内容

1. 入境检疫查验

由口岸检验检疫机构实施伴侣动物入境检疫查验。

（1）临床检疫：伴侣动物进境时，施检部门需进行临床检疫。现场检疫内容主要为查对有关单证，检查伴侣动物的精神状况、体温、体毛、眼结膜、淋巴、肛门、呼吸等临床特征，对伴侣动物拍照；施检部门对伴侣动物装运笼具及周围地面进行消毒。

（2）填写以下记录：进境伴侣动物检验检疫原始记录 1 份；隔离检疫申请表 1 份（携带人填写）；隔离检疫通知单；隔离检疫工作联系函（一式两份，口岸留存一份，传真一份至目的地检验检疫机构）。

（3）签发入境货物通关单，或签发出入境人员携带物留验/处理凭证。

（4）携带人不能向检验检疫机构提供输出国家或者地区官方动物检疫机构出具的检疫证书和疫苗接种证书或者超过限额的，由检验检疫机构做限期退回或者销毁处理。

（5）对仅不能提供疫苗接种证书的工作犬，经携带人申请，检验检疫机构可以对工作犬接种狂犬病疫苗。

（6）做限期退回处理的，携带人应当在规定的期限内持检验检疫机构签发的截留凭证，领取并携带宠物出境；逾期不领取的，视为自动放弃。

2．隔离检疫

（1）来自狂犬病发生国家或者地区的宠物，应当在检验检疫机构指定的隔离场隔离检疫 30 天（截留期限计入在内）。来自非狂犬病发生国家或者地区的宠物，应当在检验检疫机构指定隔离场隔离 7 天，其余 23 天在检验检疫机构指定的其他场所隔离。携带宠物属于工作犬，如导盲犬、搜救犬等，携带人提供相应专业训练证明的，可以免予隔离检疫。

（2）携带人入境后应尽快携带伴侣动物、隔离检疫通知单、检疫证书、疫苗接种证书、护照等，3 日内到口岸检验检疫机构或目的地检验检疫机构办理报检手续。

（3）隔离检疫期间，检验检疫机构对隔离检疫的伴侣动物实行监督检查，伴侣动物不得与外界其他动物（特别是伴侣动物）接触，所在地检验检疫机构将不定期派员到携带人居住地为伴侣动物做临床检查或电话询问伴侣动物健康状况。

3．后续处置

（1）隔离检疫合格的，签发入境检验检疫合格证明并放行。隔离检疫不合格的，做捕杀销毁处理；

（2）对于不主动报检并接受检验检疫的携带人，检验检疫机构将相关人员列入诚信黑名单。

4．特殊说明

（1）居住地不在入境地的携带人，伴侣动物入境时凭有关材料向入境口岸检验检疫机构申报，入境口岸查验后在指定隔离场隔离 30 天，如携带人申请在居住地隔离，则须征得居住地检验检疫机构同意后，由居住地检验检疫机构实施为期 30 天的隔离检疫。

（2）口岸对伴侣动物的入境检疫查验只是一个申报放行程序，后续还有报检与隔离检疫环节，对隔离检疫合格的，通过检验检疫机构出具入境检验检疫合格证明后方认为伴侣动物正式入境。

二、出境人员伴侣动物报检与检疫

（一）出境人员伴侣动物检疫申报要求

（1）携带伴侣动物出境的，出境人员在离境前，需持家庭所在地县级以上兽医卫生防疫检验部门出具的动物健康证书及狂犬病疫苗接种证书到离境口岸检验检疫机构申报。

出境伴侣动物检疫申请条件

（1）出境伴侣动物携带人，具有出境身份证明（如护照等进出境证明）；

（2）携带伴侣动物（犬、猫）出境前须在动物防疫部门许可的动物医院接受狂犬病免疫，并获得"狂犬病免疫证"；

（3）如果入境国家或地区有特殊要求（如出具"狂犬病免疫效价测定报告书"），建议依照进境国家或地区要求自行办理相关手续。

（2）检验检疫机构将出具检疫证书和狂犬病免疫证书，供出境人员在入境国家或地区入境时使用。

（二）出境人员伴侣动物检疫申报需提供的单证、办理时限

出境伴侣动物检疫申报需提供以下单证：

（1）出境伴侣动物携带人国际旅行证件（如护照）复印件；

（2）疫苗接种证书复印件；

（3）狂犬病免疫效价测定报告书（如果携带人携带伴侣动物的入境国家或地区需等特殊要求，建议依照进境国家或地区要求自行办理相关手续）。

出境伴侣动物检疫申报后，检验检疫机构办理时限为 5 个工作日。

（三）出境人员伴侣动物检疫办理流程

（1）携带人携带动物（每人每次限带一只犬或猫）及持有效的疫苗接种证书（狂犬病免疫证）、"狂犬病免疫效价测定报告书"（入境国家有要求的）和护照等国际旅行证件，前往所在地检验检疫机构报检，并接受动物健康检查和验证。临床检疫主要检查伴侣动物的精神状况、体温、体毛、眼结膜、淋巴、肛门、呼吸等临床特征。

（2）单证符合规定要求和临床检疫合格的，所在地检验检疫机构签发动物卫生证书，动物卫生证书自签发之日起 14 天有效。

携带人持动物卫生证书前往口岸检验检疫机构办理通关手续。

任务四　出入境快件报检

任务导入

随着信息化的发展，人们的消费已经跨出国门。阿里巴巴的天猫国际购、淘宝的国际代购、微信的国际代购让人们的购物更加便捷。随着全球购的突飞猛进发展，出入境快件的数量急增，快件中夹带国家禁止快递出入境的动植物及其产品、其他检疫物及特殊物品的现象呈现上升趋势，外来有害生物及有毒有害物质传入我国的风险性随之加大。为了防

止传染病、寄生虫病、危险性病虫害随邮寄物品传入、传出国境，保护我国农、林、牧、渔业生产安全和人体健康，加强邮寄物检验检疫的任务非常艰巨。《商检法》及其实施条例、《动植物检疫法》及其实施条例、《国境卫生检疫法》及其实施细则、《食品安全法》及其实施条例、《出入境快件检验检疫管理办法》等有关法律、法规和部门规定，出入境检验检疫机构依法对出入境快件实施检验检疫。

张庭所在的公司要办理一票入境快件报检业务，为顺利完成这项任务，张庭的实习指导教师要他学习出入境快件报检的相关知识，完成下列学习任务：

（1）掌握出入境快件检验检疫范围；

（2）明确出入境快件报检要求；

（3）明确出入境快件报检时间；

（4）了解出入境快件提供的单证。

一、出入境快件检验检疫范围

（1）根据《动植物检疫法》及其实施条例和《国境卫生检疫法》及其实施细则，以及有关国际条约、双边规定应当实施动植物检验检疫和卫生检疫的；

（2）列入《法检目录》内的；

（3）属于实施强制性认证制度、进口安全质量许可制度、出口质量许可制度以及卫生注册登记制度管理的；

（4）其他有关法律法规规定应当实施检验检疫的。

二、出入境快件报检要求

（1）快件运营人必须经检验检疫机构备案登记后，方可按照有关规定办理出入境快件的报检手续。

（2）快件出入境时，应由快件运营人及时向所在地检验检疫机构办理报检手续，凭检验检疫机构签发的出境货物通关单或入境货物通关单向海关办理报关手续。

（3）快件运营人可以通过电子数据交换（EDI）的方式申请办理报检，检验检疫机构对符合条件的，予以受理。

三、出入境快件报检时间

检验检疫机构对快件运营人实行备案制度。快件运营人备案后，按照有关规定办理出入境快件的报检手续。

快件出入境时，快件运营人及时向所在地检验检疫机构办理报检手续，凭检验检疫机构签发的出境货物通关单或入境货物通关单向海关办理报关手续。

（1）入境快件的申报及卫生处理应当在入境快件到达海关监管区前完成，入境快件的报检手续应当在申报海关前完成。

（2）出境快件在其运输工具离境 4h 前向离境口岸检验检疫机构完成报检手续。

四、出入境快件提供的单证

快件运营人在申请办理出入境快件报检时，应该向检验检疫机构提供以下文件：

（1）报检单、总运单、每一批快件的分运单、发票等有关单证；

（2）输入动物、动物产品、植物种子、种苗及其他繁殖材料的，应提供相应的检疫审批许可证和检疫证明；

（3）因科研等特殊需要，输入禁止进境物的，应提供国家质检总局签发的特许审批证明；

（4）属于微生物、人体组织、生物制品、血液及其制品等特殊物品的，应提供国家相关部门出具的准出入证明、入/出境特殊物品卫生检疫审批单及其有关资料；

（5）属于实施强制认证制度、国家实行民用商品出入境验证制度和卫生备案登记制度管理的，应提供有关证明；

（6）其他法律法规或者有关国际条约、双边协议有规定的，应提供相应的审批证明文件。

任务五　出入境邮寄物报检

任务导入

随着经济全球化和国际交往的日益频繁，出入境邮寄物数量急增，邮寄物中夹带国家禁止出入的动植物及其物品、其他检疫物及特殊物品的现象呈上升趋势，外来有害生物及有毒有害物质传入我国的风险性随之加大，加强邮寄物检验检疫的任务非常重要。

张庭所在的公司要办理一票入境邮寄物报检业务，为顺利完成这项任务，张庭的实习指导教师要他学习出入境邮寄物的相关知识，完成下列学习任务：

（1）掌握邮寄物检验检疫范围；

（2）熟悉邮寄物检疫审批；

（3）了解邮寄物检验检疫。

一、邮寄物报检范围

邮寄物检验检疫的范围包括通过邮政寄递的下列物品：

（1）进境的动植物、动植物产品及其他检疫物；

（2）进出境的微生物、人体组织、生物制品、血液及其制品等特殊物品；

（3）来自疫区的、被检疫传染病污染的或者可能成为检疫传染病传播媒介的邮包；

（4）进境邮寄物所使用或携带的植物性包装物、铺垫材料；

（5）含属许可证制度管理或须加贴检验检疫标识方可入境的物品；

（6）其他法律法规、国际条约规定需要实施检疫的进出境邮寄物；

（7）可能引起生物恐怖的可疑进出境邮寄物。

二、邮寄物检疫审批

以下邮寄物，收件人或寄件人须办理检疫审批手续：

（1）邮寄进境植物种子、苗木及其繁殖材料，收件人须事先按规定向有关农业或林业主管部门办理检疫审批手续，因特殊情况无法事先办理的，收件人应向进境地口岸直属局申请补办检疫审批手续。

邮寄进境植物产品需办理检疫审批手续的，收件人须事先向国家质检总局或经其授权的进境口岸所在地直属检验检疫局办理检疫审批手续。

（2）因科研、教学等特殊原因，需邮寄进境《中华人民共和国禁止携带、邮寄进境的动物、动物产品和其他检疫物名录》和《中华人民共和国进境植物检疫禁止进境名录》所列禁止进境物的，收件人须事先按照有关规定向国家质检总局申请办理特许审批手续。

（3）邮寄《中华人民共和国禁止携带、邮寄进境的动物、动物产品和其他检疫物名录》以外的动物产品，收件人须事先向国家质检总局或经其授权的进境口岸所在地直属检验检疫局办理检疫审批手续。

（4）邮寄物属微生物、人体组织、生物制品、血液及其制品等特殊物品，收件人或寄件人须向进出境口岸所在地或产地直属检验检疫局申请办理检疫审批手续。

三、邮寄物检验检疫

（一）入境检疫

1．申报

邮寄物入境后，邮政部应及时通知检验检疫机构实施现场检疫，并向检验检疫机构提供入境邮寄物清单。

由国际邮件互换局直分到邮局营业厅的邮寄物，由邮局通知收件人限期到检验检疫机构办理检疫手续。对需检疫审批的邮寄物，收件人向检验检疫机构提交检疫审批的有关单证。

快递邮寄物，由快递公司、收件人或其代理人限期到检验检疫机构办理检疫手续。

2．检疫

对需拆包检验的邮寄物，由检验检疫人员和邮政部门工作人员双方共同拆包。重封时，应加贴检验检疫封识。

如需做进一步检疫的邮寄物，由检验检疫机构同邮政部门办理交接会签手续后封存，带回检验检疫机构，并通知收件人。收件人应限期办理审批和报检手续。

3．放行和处理

（1）检验检疫机构对来自疫区或者被检疫传染病污染的进境邮寄物，实施卫生处理，并签发有关单证。

（2）入境邮寄物经检验检疫机构检疫合格或经检疫处理合格的，由检验检疫机构在邮件显著位置加盖检验检疫印章放行，由邮政机构运递。

（3）进境邮寄物有下列情况之一的，做退回或销毁处理：

① 未按规定办理检疫审批或未按检疫审批的规定执行的；

② 中华人民共和国国家质量监督检验检疫总局有关公告规定禁止邮寄进境的；

③ 单证不全的；

④ 在限期内未办理报检手续的；

⑤ 经检疫不合格又无有效处理方法的；

⑥ 其他需做退回或销毁处理的。

（二）出境检疫

1．申报

出境邮寄物有下列情况之一的，寄件人须向检验检疫机构报检，由检验检疫机构实施现场和实验室检疫：

（1）寄往与我国签订双边植物检疫协定的国家，或输入国家有检疫要求的；

（2）出境邮寄物中有微生物、人体组织、生物制品、血液及其制品等特殊物品的；

（3）寄件人有检疫要求的；

2．检疫

出境邮寄物经检疫或经检疫处理合格的，检验检疫机构出具有关单证，由邮政机构运递。检疫不合格又无有效处理方法的，不准邮寄出境。

练 习 题

一、单项选择题

1．旅客携带物检验检疫以（　　）为主。

　　A．医院检验　　　　　　　　　　B．现场检疫

　　C．任意检疫手段　　　　　　　　D．其他检疫手段

2．携带植物种子、苗木以及其他繁殖材料进境的，（　　）。

　　A．可以免办检疫审批手续　　　　B．事先办理检疫审批手续

　　C．可以事后随时补办检疫审批手续　D．在报检的同时办理检疫审批手续

3．旅客携带伴侣犬、猫进境，须持有输出国（或地区）官方兽医检疫机关出具的检疫证书和（　　）。

　　A．动物注册证明　　　　　　　　B．宠物注册证明

　　C．宠物健康证书　　　　　　　　D．狂犬病免疫证书

4．检验检疫机构对快件运营人实行（　　）。

　　A．出口质量许可制度　　　　　　B．分类管理制度

　　C．备案登记制度　　　　　　　　D．审批认证制度

5．出入境快件由（　　）向检验检疫机构办理报检手续。

　　A．发货人　　　　　　　　　　　B．代理报检单位

　　C．快件运营人　　　　　　　　　D．收货人

6. 出境快件在其运输工具离境（　　）前，快件运营人应向离境口岸检验检疫机构办理报检。

  A．4h   B．5h   C．6h   D．8h

7. 邮寄物入境后，邮政部门应向检验检疫机构提供进境邮寄物清单，由检验检疫人员实施现场检疫。现场检疫时，对需拆验的邮寄物，由检验检疫人员和（　　）双方共同拆包。

  A．海关员工   B．公安人员   C．邮政人员   D．收件人

二、多项选择题

1. 应接受健康检查的出入境人员包括（　　）。

  A．申请出国或出境一年以上的中国籍公民

  B．在境外居住 2 个月以上的中国籍回国人员

  C．来华工作或居留一年以上的外籍人员

  D．国际交通工具上的中国籍员工

2. 健康检查的重点项目有（　　）。

  A．传染病   B．艾滋病抗体

  C．性病   D．开放性肺结核

3. 下列关于携带伴侣动物出入境说法正确的有（　　）。

  A．最多可以携带两只伴侣动物出入境

  B．出境时持县级以上检疫部门出具的有关证书向检验检疫机构申报

  C．口岸检验检疫机构对伴侣动物在指定场所进行为期 45 天的隔离检疫

  D．进境时向海关申报，并持有输出国或地区官方出具的检疫证书及相关证明

4. 应实施检验检疫的出入境快件包括（　　）。

  A．根据《中华人民共和国进出境动植物检疫法》及其实施条例和《中华人民共和国国境卫生检疫法》及其实施细则，以及有关国际条约、双边规定应当实施动植物检验检疫和卫生检疫的

  B．列入《出入境检验检疫机构实施检验检疫的进出境商品目录》内的

  C．属于实施强制性认证制度、出口质量许可制度以及卫生注册登记制度管理的

  D．其他有关法律法规规定应当实施检验检疫的

5. 进出境邮寄物检疫的范围包括（　　）。

  A．动植物、动植物产品及其他检疫物的国际邮寄物品

  B．来自疫区的被传染病病体污染的或可能成为传染病传播媒介的国际邮寄物品

  C．微生物、人体组织、生物制品、血液及其制品等特殊物品的国际邮寄物品

  D．通过邮政渠道运递并需实施检疫的其他国际邮寄物品

6. 携带、邮寄进境的动植物、动植物产品和其他检疫物，经检疫不合格又无有效方法做除害处理的，做（　　）处理。

  A．没收   B．销毁   C．退回   D．罚款

7. 进境邮寄物有下列（　　）情况之一的，做退回或销毁处理。

  A．单证不全的

  B．经检疫不合格又无有效处理方法的

C．在限期内未办理检疫审批或报检手续的

D．《中华人民共和国国家质量监督检验检疫总局公告》规定禁止邮寄进境的

三、判断题

1．对出入境的旅客、员工个人携带的行李和物品，不实施卫生处理。　　（　　）

2．入境人员随身从境外带入境内的自用物品无需办理强制性产品认证。　　（　　）

3．快件出入境时，应由具备报检资格的快件运营人及时向所在地检验检疫机构办理报检手续，凭检验检疫机构签发的检验检疫处理通知书向海关办理报关。　　（　　）

4．快件运营不可通过电子数据交换（EDI）的方式申请报检。　　（　　）

5．出境快件在其运输工具离境 6h 前，快件运营人应向离境口岸检验检疫机构办理报检手续。　　（　　）

6．邮寄物属微生物、人体组织、生物制品、血液及其制品等特殊物品，收件人或寄件人须向国家质检总局申请办理检疫审批手续。　　（　　）

7．入境、出境的微生物、人体组织、生物制品、血液及其制品等特殊物品的携带人、托运人或者邮递人，必须向卫生检疫机关申报并接受卫生检疫。　　（　　）

四、案例思考题

櫻花是日本国花，櫻花的品种在日本最多。林业大学的王教授一直从事櫻花的研究，最近得知日本新培育出一种櫻花品种，所以王教授想让日本的朋友给他快递一些种子。日本朋友能快递日本櫻花的种子吗？如果能，王教授需要办理哪些检验检疫手续？

参 考 文 献

[1] 国家质检总局报检员资格考试委员会. 报检员资格全国统一考试教材[M]. 北京：中国标准出版社，2013.

[2] 中国出入境检验检疫协会. 报检员资格全国统一考试教材 2013 年版[M]. 北京：中国标准出版社，2013.

[3] 报检水平测试委员会. 报检水平测试第一册报检基础知识[M]. 北京：中国标准出版社，2014.

[4] 报检水平测试委员会. 报检水平测试第二册报检职业技能[M]. 北京：中国标准出版社，2014.

[5] 童宏祥. 报检实务[M]. 上海：上海财经大学出版社，2010.

[6] 熊正平，黄君麟. 报检实务[M]. 北京：北京交通大学出版社，2010.

[7] 王斌义. 报检员业务操作指引[M]. 北京：对外经济贸易大学出版社，2004.

[8] 王桂英，赵阔. 出入境报检操作实务[M]. 北京：中国海关出版社，2011.

[9] 国家质检总局报检员资格考试委员会. 报检员资格全国统一考试教材[M]. 北京：中国标准出版社，2012.

[10] 国家质检总局报检员资格考试委员会. 报检员资格全国统一考试教材[M]. 北京：中国标准出版社，2011.

[11] 国家质检总局报检员资格考试委员会. 报检员资格全国统一考试教材[M]. 北京：中国标准出版社，2010.